SEDENTARISMO, CHOCOLATE, SUEÑO, DIETA, ALCOHOL, SEXO, TABACO, CAFÉ, AYUNO, GRASA, AZÚCAR, COLESTEROL, SAL, ESTRÉS, VACUNAS, AUTOESTIMA...

# LA LISTA DE LA LONGEVIDAD

Rompe los mitos y descubre cómo vivir una vida larga y rebosante de salud

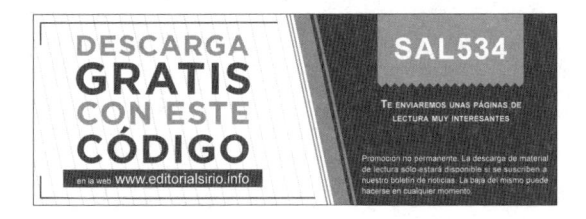

Este libro es solo una guía general y nunca debe ser un sustituto de la pericia de un profesional médico cualificado que se ocupe de los hechos, las circunstancias y los síntomas de cada caso en particular. La información nutricional, médica y relativa a la salud que se presenta en este libro se basa en las investigaciones, la formación y la experiencia profesional del autor, y es verdadera y completa según sus conocimientos. Sin embargo, el objetivo de este libro es constituir solamente una guía informativa; no tiene la intención de reemplazar o revocar el consejo dado por el médico personal del lector. Puesto que cada persona y situación es única, el autor y el editor instan al lector a consultar con un profesional de la salud cualificado antes de utilizar cualquier procedimiento cuya adecuación le suscite cualquier duda. El autor, el editor y sus distribuidores no son responsables de los efectos adversos o las consecuencias derivadas del uso de la información contenida en este libro. Es responsabilidad del lector consultar con un médico u otro profesional de la salud cualificado con respecto a su cuidado personal. Este libro contiene referencias a productos que pueden no estar disponibles en todas partes. La intención es que la información que se ofrece sea útil; sin embargo, no hay garantías de que dicha información conduzca a obtener los resultados deseados. Se citan marcas de medicamentos con fines meramente instructivos; ello no implica que ni el autor ni el editor las respalden.

Título original: The Longevity List
Traducido del inglés por Francesc Prims Terradas
Diseño de portada: Editorial Sirio, S.A.
Diseño y maquetación de interior: Toñi F. Castellón

© de la edición original
  Merlin Thomas
  Exisle Publishing Ltd

© de la presente edición
  **EDITORIAL SIRIO, S.A.**
  C/ Rosa de los Vientos, 64
  Pol. Ind. El Viso
  29006-Málaga
  España

www.editorialsirio.com
sirio@editorialsirio.com

I.S.B.N.: 978-84-17399-14-6
Depósito Legal: MA-1680-2018

Impreso en Imagraf Impresores, S. A.
c/ Nabucco, 14 D - Pol. Alameda
29006 - Málaga

Impreso en España

Puedes seguirnos en Facebook, Twitter, YouTube e Instagram.

*Cualquier forma de reproducción, distribución, comunicación pública o transformación de esta obra solo puede ser realizada con la autorización de sus titulares, salvo excepción prevista por la ley. Diríjase a CEDRO (Centro Español de Derechos Reprográficos, www.cedro.org) si necesita fotocopiar o escanear algún fragmento de esta obra.*

Dr. Merlin Thomas

# LA
# LISTA
# DE LA
# LON
# GE
# VI
# DAD

Rompe
los mitos
y descubre
cómo vivir
una vida larga
y rebosante
de salud

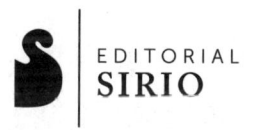

Editorial
SIRIO

# Índice

Introducción ............................................................. 9

¿De veras tengo que...

1 ... renunciar al chocolate? ................................. 17
2 ... beber menos alcohol? ................................... 47
3 ... tomar menos cafeína? .................................. 77
4 ... rebajar la cintura? ........................................ 99
5 ... levantarme del sofá? .................................... 131
6 ... comer menos grasa? .................................... 157
7 ... ingerir menos azúcares añadidos? ............... 187
8 ... prescindir del almidón? ............................... 209
9 ... comer más fruta y verdura? ........................ 239
10 ... reducir el nivel de colesterol? .................... 261
11 ... reducir la presión arterial? ........................ 289
12 ... respirar aire fresco? ................................... 315
13 ... tomar más el sol? ...................................... 339
14 ... evitar resfriarme? ...................................... 375
15 ... evitar los accidentes? ................................ 407
16 ... lidiar con el estrés? ................................... 429
17 ... encontrar el amor? .................................... 469

Para leer más sobre ................................................. 493
Sobre el autor .......................................................... 501

# Introducción

Hace muchos años jugaba al críquet. En este complicado juego, el mayor éxito es anotar cien carreras en una sola entrada. Fue algo que nunca logré. En realidad, jamás me acerqué a esa marca, y rara vez creaba problemas a los anotadores cuando me llegaba el turno de batear.

No era que fuese descuidado o que no me importase mi rendimiento. De hecho, me importaba mucho. Estaba desesperado por no hacer *out*. Practicaba y me esforzaba mucho. Leí las historias de todos los grandes bateadores del siglo, los que podían anotar cien casi a voluntad, una y otra vez. Copié sus elecciones en cuanto a qué buscar y qué evitar. Visualicé que tenía el mismo éxito que ellos. En mi mente, alcanzaba cada hito con facilidad y disfrutaba de los elogios de mis compañeros. Tenía las mejores intenciones. Sin embargo, cada vez que salía a batear me enviaban de vuelta al pabellón, con toda la razón, mucho antes de la hora.

Tal vez ocurría, sencillamente, que el juego era injusto. O tal vez podía culpar a mis padres o abuelos. Mis compañeros de equipo estaban dotados con la destreza acumulada de generaciones pasadas, lo cual me recordaban a menudo. Estaba en su sangre. Estaba en sus genes. ¿Cómo podía competir yo con eso?

Cuando me sacaban, solía argumentar que la oposición había sido tan fuerte que incluso los mejores habrían sucumbido. O que había tenido la mala suerte de recibir un lanzamiento de tal potencia que nadie podría haberlo resistido, no sin la intervención directa de Dios. ¿Qué posibilidades tenía? ¿Podía ser que Dios hubiese fichado por el otro equipo?

Culpaba al destino. Culpaba al karma. Culpaba a la mala suerte. Culpaba a la inexpugnable tríada compuesta por estos tres factores, que conspiraban contra mí.

Sin embargo, a pesar de la calidad de mi contribución, nuestro equipo tuvo un éxito extraordinario. Barrimos a todos nuestros contrincantes en la competición juvenil y ganamos fácilmente la final de la temporada.

El secreto de nuestro éxito era un bateador que tenía un talento singular. Era intrépido, extravagante y tranquilo bajo presión, y aprovechaba su suerte. Su extraordinaria habilidad para anotar aún no ha sido igualada hoy por hoy. Yo no tenía ni idea de cómo lo hacía.

Recuerdo que entré a batear el primer día de la final, estando el partido avanzado. Habíamos perdido nueve *wickets* y otro fallo supondría el final de las entradas para nuestro ilustre equipo.

En el otro extremo del campo estaba mi famoso compañero. Su cuenta ya había pasado de los noventa y estaba bateando como si pudiera llegar fácilmente a los mil.

Cuando entré en el campo, hablamos. Mejor dicho, él me dio el consejo más importante que me había dado nunca nadie. Me preguntó:

—¿Sabes cuál es el secreto para anotar cien?

Yo había leído todos los libros sobre el tema en el vano intento de resolver este enigma, así que estaba preparado para ofrecer una respuesta inmediata:

—El secreto para anotar cien es no hacer *out* —le respondí confiado.

—Así es —dijo, frunciendo el ceño—. El secreto para que *yo* llegue a cien es que *tú* no hagas *out*.

INTRODUCCIÓN

Todos deberíamos llegar a cien. Es decir, todos deberíamos vivir un siglo, si me permites la metáfora. Y como en el caso del críquet, me gustaría hacer mi contribución a tus cien.

## EL DESTINO, EL KARMA Y LA MALA SUERTE

A menudo pensamos en nuestras expectativas para una larga «entrada» (para una larga vida) en estos términos exactamente.

A veces nos preguntamos si somos prisioneros de nuestro destino. ¿Acaso se pone en marcha una cadena de sucesos sin que nosotros tengamos nada que ver? Desde este punto de vista, si se da un determinado conjunto de condiciones, esto solo puede conducir a una cosa. Aunque pueda parecer que tenemos elección, todos los caminos conducen finalmente al mismo punto. Lo que vaya a ocurrir será inevitable. Será nuestro destino.

Por ejemplo, la mayoría de las personas piensan en su genética de forma fatalista; la conciben como una especie de destino irrevocable que no pueden eludir por más que lo intenten. «Mis genes hicieron que pasara esto. No podemos elegir a nuestros padres». El resultado de este planteamiento es la idea de que si dispusiéramos de las herramientas que nos permitiesen secuenciar nuestro ADN en toda su extensión, podríamos leer nuestro futuro, como en las películas. Además, si supiésemos cuál es nuestro destino con la suficiente antelación, seriamos capaces de hacer algo al respecto de forma preventiva; por ejemplo, se podría hacer una mastectomía doble a una mujer que tuviese todos los genes del cáncer de mama.

Pero aunque los genes pueden influir significativamente en el curso de nuestras vidas, y aunque el concepto de destino genético puede aplicarse, en parte, al caso de algunas enfermedades hereditarias raras, en general lo importante no son nuestros genes, sino lo que *hacemos* con ellos. Casi siempre hay un margen de maniobra importante, lo que significa que incluso quienes portan ciertos genes nocivos pueden conseguir buenos resultados. Del mismo modo, alguien con buenos genes puede encontrarse con que las cosas se tuercen de muy mala manera.

Antes de la era de la genética (y de otras fuerzas internas que nos ubican en un camino), la fuente más importante del destino era Dios. Más específicamente, Dios había predeterminado qué debía o no ocurrir. Cualquier problema significativo que pareciese estar completamente fuera de nuestro control, como las enfermedades y los accidentes importantes, se atribuía a un designio divino en la misma medida en que hoy responsabilizamos a los genes.

Sin embargo, en otras situaciones, lo que nos sucede parece ser el resultado directo de lo que hemos hecho o dejado de hacer. Hay justicia en el universo. Cosechamos lo que sembramos. Esto se suele llamar *karma*, y se dice que cada individuo es responsable de su propio karma y sus frutos. Desde este punto de vista, todo lo que hacemos o pensamos tiene consecuencias, o, en otras palabras, todas las consecuencias tienen una causa. Representa que nos daríamos cuenta de ello si fuésemos lo bastante inteligentes o si tuviésemos la tecnología que nos permitiese verlo. «¿Me ha pasado esto por algo que hice mal, doctor? ¿O por algo que no hice?». La enfermedad y el envejecimiento ¿son las consecuencias acumuladas del mal karma? ¿Son el equivalente moderno de una maldición por todo lo malo que hemos hecho o por lo bueno que no hemos hecho?

Esencialmente, el karma no es una dinámica del destino, sin más (es decir, una vez que ponemos a rodar una pelota por una pendiente, es inevitable que llegue abajo). El karma puede ser mitigado o cancelado por medio de ciertas acciones o intenciones, especialmente por los esfuerzos de autocontrol y austeridad. Los remedios a menudo se ven de esta manera: para restablecer la salud debemos tragar la píldora amarga, seguir la dieta punitiva o el régimen de ejercicios correspondiente, llevar una vida austera en la que nos privamos del chocolate, el azúcar y otros placeres. Es como si nuestro castigo pudiese contrarrestar el mal karma de nuestras transgresiones del pasado.

## INTRODUCCIÓN

Finalmente, algunas cosas que nos suceden nos parece que se deben a la pura mala suerte, como cuando una teja se desprende de un tejado y nos da en la cabeza. «¡Caramba, sí que eres gafe! Mira que pasar por ese punto de la calle exactamente en el mismo momento en que la teja se soltó... ¿Cuáles eran las posibilidades?».

Toda suerte funciona de esta manera; se produce la intersección aleatoria de distintas vías causales. Todo lo que hizo falta fue que estuvieras allí en ese momento. Y que un segundo hecho, el desprendimiento de la teja, se cruzase en tu camino. Esta es la razón por la cual a la suerte a menudo también se la llama *coincidencia* (la incidencia de sucesos muy diferentes en el mismo momento y en el mismo lugar). Las coincidencias parecen notables debido a que parecen producirse muy de vez en cuando (¿con qué frecuencia golpean cabezas humanas las tejas que se desprenden?). Y cuando se dan esas circunstancias decimos que lo ocurrido se ha debido a la suerte (a la mala suerte, en este caso) y le damos cierta importancia. Pero es igualmente probable que si la teja hubiese caído en algún momento en que no hubiésemos estado por ahí nunca lo habríamos sabido, o no le habríamos dado ninguna importancia.

Sin la suerte nada confluye, y nunca tienen lugar coincidencias sin su concurso. Sin embargo, era inevitable que la teja mal pegada cayera del tejado algún día. Ese era su destino. Por la forma en que fue puesta en el tejado, era algo que debía ocurrir. Por supuesto, el obrero que instaló mal la teja tiene ahora un gran problema. Él será el culpable; no se te acusará a ti de estar andando por la calle en ese momento. Pero fue la aleatoriedad o la mala suerte lo que hizo que la teja te golpeara.

Las personas a menudo piensan que han tenido mala suerte al enfermar. ¡Y tienen buenas razones para pensar así! Han comido todo lo que era correcto comer, han hecho ejercicio y han cuidado la mente. Han caminado por el lado soleado de las calles. Y de pronto se encuentran mal. ¡Qué mala suerte! Y es verdad; digan lo que digan los médicos, la mayor parte de las enfermedades sobrevienen por azar y no se puede predecir, en gran medida, si van a afectarnos o cuándo van a hacerlo.

Pero el hecho de que una determinada enfermedad sea el fruto de una coincidencia aleatoria no significa que no tenga una causa o que no se hubiese podido hacer nada para evitarla. El obrero que colocó las tejas en el tejado podría haber hecho un mejor trabajo, y eso podría haber salvado tu cabeza. Del mismo modo, la probabilidad de que un fumador empedernido desarrolle cáncer de pulmón es de una entre diez. La culpa es del tabaco, pero la suerte juega un gran papel a la hora de determinar si la persona padecerá la enfermedad.

El componente de la suerte rara vez aparece en las conversaciones que mantienen los médicos con sus pacientes. Imagina que un médico le dijese a un fumador con cáncer: «Oh, usted ha tenido mala suerte». La suerte no forma parte de la conversación porque la mayoría de la gente piensa que no es más que una excusa barata para justificar la falta de comprensión, como ocurre con las supersticiones. Sin embargo, la suerte es real. Es un factor aleatorio, pero real. Y es una razón tan importante para «seguir en el campo de juego o que te saquen de él» como lo son las habilidades o el destino.

Pero también nos es posible cambiar nuestra suerte. Cuantas más tejas hubiese colocado mal el obrero, mayores eran las probabilidades de que una cayese en la cabeza de alguien. Ocurre lo mismo en el caso del fumador: cuantos más cigarrillos fume, mayores serán las probabilidades de que desarrolle cáncer de pulmón. Así pues, aunque las coincidencias se produzcan por azar, el karma y el destino proporcionan el sustrato causal sobre el cual puede manifestarse la suerte. De esta manera, todos podemos forjarnos nuestra propia suerte en nuestro camino hacia anotar cien carreras sin hacer *out*.

## LA LISTA DE VERIFICACIÓN

Una de las formas en que solemos empezar a hacer lo que hay que hacer es escribir una lista. Yo lo hice.

## INTRODUCCIÓN

Al cerebro humano le encantan las listas. Son como la comida preparada: requieren poca elaboración antes de que el cerebro pueda consumirlas y digerirlas sin masticar demasiado sus contenidos. La información que transmiten ya está organizada, es fácil de recordar, es sucinta, es directa. Las listas tienen un comienzo y (afortunadamente) un final.

El objetivo de las listas es sintetizar muchas ideas en un esquema escrito en una hoja que puede ser del tamaño de una servilleta de papel. Cada punto es una puerta de entrada a un universo mental completamente diferente; cada uno de ellos aparece claramente separado de los demás.

Los seres humanos podemos facilitarnos la vida de muchas maneras. En general, optamos por muy pocas de ellas. Por ejemplo, en el curso de mis investigaciones encaminadas a la escritura de este libro, lo único realmente útil que hice fue escribir la lista mencionada.

No hay que ser un genio para hacer una lista; todas las personas con las que he hablado alguna vez ha elaborado una muy similar a la mía. Incluso la Organización Mundial de la Salud dispone de una lista de los factores más importantes que todos deberíamos tener en cuenta para mejorar nuestras expectativas en cuanto a nuestra salud.

Hay un millón de cosas más que podríamos pensar en hacer en favor de la propia salud y el propio bienestar. De todos modos, en general, solo hay algunos factores que creemos que son realmente importantes, o al menos lo suficientemente importantes como para que veamos justificado incluirlos en nuestra lista, o como para que los prediquemos con convicción a otras personas, a nuestros hijos por ejemplo. Casi con toda seguridad, el orden de tus prioridades será distinto del mío, de modo que puedes confeccionar tu propia lista y ahondar solamente en las partes de este libro que quieras explorar.

Cada capítulo está dedicado a examinar por qué determinado elemento se ha vuelto tan importante para nuestra salud que estamos más que dispuestos a ponerlo en nuestra lista como prioritario. También analiza por qué nos sentimos culpables cuando actuamos en contra de ellos; es como si, probablemente, hubiésemos hecho algo malo y esperásemos, en cierta medida, que eso tenga consecuencias.

Este libro puede exponerte los porqués, pero no los cómos. Depende de cada persona cómo alcanzar los objetivos que están en su lista. No existe una solución genérica, una panacea o un remedio universal. A todos se nos dan bien ciertas cosas y se nos dan mal otras.

Diga lo que diga la publicidad, una talla única nunca le va bien a todo el mundo. Esto no significa que no haya nunca nada que encaje adecuadamente. Significa que necesitamos tomarnos un tiempo para descubrir qué es lo apropiado en nuestro caso y qué no lo es. Hacer una lista de verificación es una buena forma de empezar.

# ¿De veras tengo que...

# 1

## ... renunciar al chocolate?

Pregunta: *¿Por qué es malo el chocolate?*
Respuesta: No lo es (excepto para los perros).

P: *¿Es mejor el chocolate negro que el blanco?*
R: En realidad, el chocolate blanco no es chocolate.

P: *El chocolate no es más que grasa y azúcar, ¿no?*
R: No; es mucho más.

P: *¿Hay circunstancias en las que el chocolate sea bueno?*
R: El chocolate siempre es bueno. Somos nosotros quienes a veces somos «malos».

P: *¿Por qué me hace sentir tan bien el chocolate?*
R: ¡Porque es chocolate!

P: *¿Puede mejorar mi vida sexual el chocolate?*
R: Depende de a quién se lo des; también depende de cuándo se lo des y de por qué se lo das.

No hay nada como el chocolate. Cuando buscamos un lujo exclusivo y hedónico, su sabor, textura, aroma y presentación son difíciles de superar.

En promedio, consumimos alrededor de cuatro kilos y medio de chocolate por persona, todos los años. Y a menudo incluso más. Después de comer nuestros huevos de Pascua de chocolate, tenemos el Día de la Madre, el Día del Padre (que en Australia se celebra el primer domingo de septiembre), Halloween (o Todos los Santos) y Navidad, por no mencionar el día de San Valentín. ¡Sabemos que comemos demasiado de todo! Pero ¿por qué, cuando pensamos en todo aquello de lo que deberíamos prescindir para mejorar nuestra salud, lo primero a lo que nos planteamos renunciar es al chocolate?

## UN PEDAZO DE CIELO

El chocolate se elabora con las semillas del árbol del cacao; generalmente se las llama *granos de cacao*. Durante milenios, los productos procedentes del cacao se han considerado artículos valiosos y exclusivos, hasta el punto de que los antiguos aztecas usaban los granos de cacao como un tipo de moneda. También los utilizaban para preparar una determinada bebida caliente, por lo que, literalmente, bebían su dinero si podían permitírselo.

Carlos Linneo, botánico y físico sueco que proporcionó su nombre científico a muchos seres vivos, llamó al árbol del cacao *Theobroma cacao*. *Theobroma* proviene de las palabras griegas *theo* (que significa 'dios') y *broma* (que significa 'bebida'); Linneo estaba sugiriendo, pues, que los dioses beben cacao. En toda América Central, los mayas creían que el chocolate caliente era la bebida preferida de sus dioses, al igual que el *soma* era la bebida preferida de los dioses de la mitología hindú y la ambrosía la de las deidades griegas. Sin embargo, a diferencia de estas otras bebidas míticas, cuyo secreto fue preservado estrictamente, de modo que los humanos mortales no podían conocerlo, la receta confidencial del empleo del cacao fue filtrada al pueblo maya. El responsable de ello fue Quetzalcóatl.

## El fruto prohibido

Quetzalcóatl era el dios-serpiente emplumada de la mitología azteca. En parte tenía la forma de un pájaro, y en parte de una serpiente de cascabel. Pero también era el dios del aprendizaje y el conocimiento.

En una de sus visitas desde el cielo, proporcionó a los humanos mortales el conocimiento relativo a cómo hacer chocolate. Como era de esperar, los otros dioses se disgustaron; creían que el populacho era demasiado poco refinado como para poder apreciar esa porción de cielo.

Como ocurrió en el jardín del edén, la media serpiente fue ridiculizada y castigada por dejar que esa información confidencial pasase a ser conocida por los humanos y por regalar un fruto prohibido que anteriormente había estado destinado al deleite exclusivo de los dioses.

Por deferencia hacia los dioses, los humanos aceptaron contraer un compromiso. Estuvieron de acuerdo en que solo la realeza «divina» y las clases altas podían beber chocolate, y únicamente en ocasiones festivas especiales. Las cosas no han cambiado mucho.

El encanto de su misterio exótico, sus orígenes sobrenaturales, el buen gusto y la exclusividad explican en parte por qué Occidente, y posteriormente todo el mundo, se enamoró del chocolate.

El cacao llegó a Europa en el siglo XVII. Se convirtió en la primera bebida estimulante que despertó un interés masivo, hasta que, más adelante, el café y el té tomaron el relevo. Puesto que llegaba en muy pocas cantidades desde lugares muy distantes, era un producto muy caro. Después del oro, el cacao fue el bien más preciado que importó Europa desde el Nuevo Mundo.

Como era de esperar, dada su condición de producto superexclusivo, el chocolate no tardó en convertirse en la bebida de moda de la aristocracia curiosa y mundana. Cualquiera que pudiera permitírselo quería su parte, a pesar de que actualmente encontraríamos casi imbebible el chocolate que se preparaba en esos tiempos. Al principio por lo menos, se trataba de aparentar; era un símbolo de estatus elevado, como hoy pueden serlo los diamantes o un automóvil lujoso. Dar chocolate a una mujer era una forma de decir que merecía un trato de princesa, porque toda princesa que se preciase comía chocolate, o al menos esperaba que su príncipe tuviera dinero suficiente para comprárselo.

No queriendo perderse una buena fiesta celestial, el clero también quedó fascinado por el chocolate. Pero cuando se prescribían períodos de ayuno estricto, este manjar dificultaba la sujeción a la norma; todos conocemos la sensación. Para resolver este dilema, el obispo de Roma decretó que tomar chocolate no significaba que los devotos habían roto su ayuno. Al menos oficialmente, el chocolate no era pecaminoso.

Eran tiempos de cambio para Europa. Habían quedado atrás los días oscuros caracterizados por una subsistencia frugal. La clase media estaba proliferando; quienes pertenecían a ella tenían dinero y ganas de reducir las diferencias sociales. La revolución del consumismo se extendió como un tsunami por un campo llano. La ingesta de chocolate como bebida alzó el vuelo, y ocurrió lo mismo con otros productos que habían sido exclusivos y que se pusieron de moda, el azúcar, el tabaco, el té y el café sobre todo. Consumir chocolate fue una de las medidas adoptadas por algunos en su intento de mejorar su posición social.

## Las primeras chocolaterías

Desde los orígenes de la civilización, siempre ha habido lugares públicos de reunión, en los que contar chismes y comer y beber en comunidad. Esos sitios eran las tabernas (*public houses* en inglés, llamadas *pubs* para abreviar).

Pero el advenimiento de una nueva bebida (el chocolate) y de una clientela mucho más distinguida hizo necesario un nuevo tipo de establecimiento. Así nacieron las chocolaterías. Todas las personas importantes, duques, condes y lords pasaron a tener un lugar en el que reunirse. Las chocolaterías originales eran centros de libertinaje; en ellas se fumaba, se fraguaban conspiraciones, había escándalos, se realizaban apuestas, se manejaban asuntos políticos y se hacían negocios. Eran magníficos lugares en los que reponerse de las resacas. Y no se permitía la entrada a las mujeres.

---

Pero si beber chocolate nos hacía parecer y sentir modernos en el siglo XVII, ¿cómo puede ser que esta práctica conserve el mismo atractivo hoy en día? Las modas como las pelucas, los sombreros y los pantis han venido y se han ido, y vienen y se van de nuevo. Pero el chocolate ha sido un compañero constante, a pesar de que el advenimiento de la producción en masa ha implicado que casi todos los seres humanos del planeta puedan acceder a él. Si todo el mundo puede obtener un poco de chocolate cuando quiere, su atractivo debe de basarse en algo más que en el placebo perdurable de la moda y el lujo.

## EL CHOCOLATE, UN PLACER CALIENTE

Otra razón obvia por la cual el chocolate se ha vuelto tan popular es la búsqueda del placer, conocida como *hedonismo*. Sin duda, beber y comer chocolate aporta un placer tanto físico como mental.

El cacao probablemente no era tan sabroso al principio. La combinación de ingredientes que hoy llamamos chocolate no tiene nada que ver con la bebida agria de cacao que se consumía en la Europa del siglo XVII. Una taza típica de chocolate sabía probablemente mucho peor que cualquier café instantáneo disponible en la actualidad.

Pero estaba caliente. Y en un mundo en el que no existía la calefacción central, sentaba bien calentarse desde dentro. Además, el chocolate de la época era espumoso. Durante mucho tiempo, la espuma fue considerada lo mejor del chocolate. Incluso los mayas se aseguraban de que su bebida de chocolate generase una espuma deliciosamente sensual en el momento de verterla de la olla a la taza; después la vertían de la taza a la olla, y en el proceso de estos vertidos la espuma aumentaba.

A medida que más y más personas comenzaron a tomarla, la agria bebida de chocolate fue evolucionando, lentamente, hacia algo más que un brebaje aceptable. Se le añadieron, ocasionalmente, canela, vainilla, chile y otras especias. Y luego vino el azúcar. Los mayas a veces habían utilizado miel, pero fue la adición del azúcar de caña lo que transformó el cacao en la superestrella del chocolate que es hoy en día.

Resulta que el chocolate es una forma muy versátil de suministrar azúcar. Como se verá en capítulos posteriores, a los seres humanos de todo el mundo les gusta disfrutar de algo dulce. Pero no demasiado dulce. Es por eso por lo que el chocolate es casi perfecto. La mayoría de los chocolates modernos son en realidad una fina capa de chocolate que cubre un generoso relleno de azúcar. Pero debido a que el chocolate contiene algunos componentes químicos muy amargos, es posible disimular una sustancia intensamente dulce como la leche malteada con el chocolate negro. De repente, casi todo el mundo puede disfrutar de los Maltesers (bolitas de leche malteada recubiertas de chocolate con leche) sea o no goloso. Por el contrario, el relleno dulce por sí solo tendría muy pocos compradores.

El siguiente avance se produjo cuando los ingenieros del cacao descubrieron formas de hacer que el chocolate sólido fuese adecuado para el almacenamiento y la producción en masa y, al mismo tiempo, lo suficientemente suave para que se derritiese con facilidad en la boca.

## El origen de la tableta de chocolate

Los granos de cacao se fermentan y se tuestan como los de café. Luego se dejan colgando en grandes bolsas en una sala caliente, lo que permite que la manteca de cacao, blanca, se derrita y gotee de los granos. Los sólidos que quedan en las bolsas se secan y se trituran, lo que da lugar al polvo de cacao, también conocido simplemente como cacao.

La mayor parte de las sustancias químicas y antioxidantes están en el polvo de cacao, que tiene un sabor amargo y que era lo que se utilizaba para preparar la bebida caliente original. La manteca de cacao se consideraba, históricamente, un producto de desecho, carente de sabor.

De todos modos, la manteca de cacao tenía algunas propiedades interesantes. Se podía almacenar durante más de un año y no se volvía rancia. Era aterciopelada y tenía un olor bastante agradable. A temperatura ambiente, incluso se volvía sólida y adoptaba la forma de su recipiente; pero podía licuarse si se calentaba ligeramente por encima de la temperatura corporal.

En retrospectiva, parece obvio qué había que hacer con esa sustancia. Pero no fue hasta 1847 cuando Joseph Fry concibió la reunificación de la manteca de cacao extraída y el cacao en polvo. Añadió un poco de azúcar para conseguir un sabor más agradable, y nació la tableta de chocolate.

No está claro si Fry fue un visionario o si la creación de su producto obedeció a una mera estrategia económica. En cualquier caso, efectuó una contribución revolucionaria a las artes culinarias; probablemente la más importante que haya salido de Inglaterra, por encima incluso de la fritura de pescado con patatas fritas (los famosos *fish and chips*) o el queso *cheddar*.

---

Esta química perfecta se debe a la forma en que las moléculas de grasa están densamente unidas en el chocolate. Esto mantiene el chocolate sólido a temperatura ambiente, como ocurre con la mantequilla. Y, al igual que la mantequilla, el chocolate se derrite a medida que se calienta. El proceso de derretimiento es muy lento si la temperatura es cercana a la corporal (entre 34 °C y 38 °C). Esto permite que el chocolate se reblandezca poco a poco y no se convierta en líquido enseguida, lo cual da lugar a una deliciosa sensación de derretimiento que solo la grasa puede lograr, a medida que se calienta acercándose a la temperatura corporal en la boca. Además, nuestros dedos no se manchan durante los pocos segundos que tardamos en llevarnos el chocolate a los labios, lo cual no tiene nada que ver con lo que ocurre con el hielo, que en un momento dado es un sólido congelado y al siguiente se ha convertido en un charco. Chupar hielo es una experiencia completamente diferente de la maravillosa y cálida sensación de dejar que el chocolate se derrita en la boca.

El hecho de que el chocolate se derrita y solidifique con tanta facilidad implica que podemos verterlo en moldes que tengan casi cualquier forma (incluso en un huevo hueco) y esperar a que se endurezca, al menos hasta que llegue a nuestros labios. Podemos tener tanto una fuente de chocolate líquido como un castillo de chocolate sólido, lo cual no sería posible con casi ningún otro ingrediente culinario. Ni siquiera la mantequilla derretida puede recuperar perfectamente su forma original.

## Los lacasitos*

El derretimiento del chocolate solo era un gran problema en los días muy calurosos o si se llevaba en el bolsillo. La solución inteligente consistió en aislar el chocolate con una capa fina y crujiente de azúcar, que no se derrite con facilidad pero sí se disuelve rápidamente cuando se mezcla con la humedad de la boca. Este fue el origen de las grageas de chocolate cubiertas con azúcar tipo lacasitos.

El éxito de los lacasitos (que aún no eran conocidos con este nombre ni eran idénticos a los actuales) fue revolucionario. Gracias a ellos, incluso los soldados podían llevar chocolate consigo sin que el rifle o el dedo del gatillo pasasen a estar pegajosos.

Cabe mencionar a Forrest Mars sénior. Mientras trabajaba para Inglaterra en la década de 1930, había inventado los Maltesers, unas bolas de leche malteada cubiertas de chocolate. Sin embargo, durante la Guerra Civil española vio a soldados comiendo grageas en las que el chocolate estaba alojado de forma segura en el interior del recubrimiento dulce. A su regreso a Estados Unidos, patentó rápidamente su propio proceso y en 1941 comenzaron a producirse los primeros M&M's (versión estadounidense de los lacasitos).

---

* Aunque Lacasitos es el nombre de una marca creada en 1982, en este apartado utilizo esta denominación, concebida como genérica, para que el lector pueda identificar fácilmente el tipo de producto del que se está hablando. (N. del T.)

La primera M representaba al mismo Mars. La segunda, a Bruce Murrie, hijo del dueño de los chocolates Hershey. Había una guerra en Europa en ese momento, por lo que solo Hershey tenía asegurado el suministro de chocolate. Pronto el chocolate resistente al calor y fácil de transportar se incluyó en las raciones de los soldados estadounidenses. Y el resto es historia.

---

A través de la experimentación continua, Lindt, Cadbury, Nestlé y otros empresarios del chocolate descubrieron nuevas formas de hacer que el cacao en polvo fuese menos amargo, por medio de añadirle más azúcar o leche evaporada, o de alcalinizarlo para erradicar los componentes amargos. Al irse eliminando progresivamente los aspectos negativos, el chocolate se fue convirtiendo en la delicia que hoy conocemos y adoramos.

## LOS EFECTOS DEL CHOCOLATE EN EL CEREBRO

Además de ser un lujo exclusivo y de proporcionar un dulce placer al derretirse en la boca, otra razón importante por la que el chocolate ganó popularidad fue que era considerado una droga exótica que alteraba la mente, y se vendía como tal.

Parte de este efecto es claramente psicológico. Todos nos sentimos bien después de habernos permitido un pequeño lujo delicioso. Una pequeña indulgencia, o la percepción de que hemos sido un poco autoindulgentes, puede levantarnos el estado de ánimo y alterar la química de nuestro cerebro. Esto ocurre especialmente en el caso del chocolate.

Además del componente psicológico, el chocolate contiene unas sustancias químicas alteradoras de la mente que afectan al cerebro humano y a la forma en que funciona. Así como el café aporta cafeína (ver el capítulo tres), el chocolate proporciona al cerebro otra droga potente, la teobromina. Su constitución química coincide con la de la cafeína en un 98 % aproximadamente. De modo que la teobromina tiene un efecto estimulante sobre el cerebro similar al de una taza de té o café, lo cual nos ayuda a concentrarnos, mejora nuestro estado de ánimo y estimula nuestro optimismo.

Está prohibido suministrar tanto cafeína como teobromina a los caballos de carreras, puesto que ambas mejoran el rendimiento. La mayoría de los consumidores de té, café y chocolate estarían de acuerdo en que estas sustancias mejoran el rendimiento, ya que un trozo de chocolate o una taza de té o café es lo único que los ayuda a superar la modorra del principio de la tarde.

La teobromina tiene otras características en común con la cafeína. Por ejemplo, ambas pueden ocasionar acidez estomacal en algunas personas, al relajar el esfínter que mantiene los ácidos en el estómago; ello permite el reflujo gastroesofágico, que nos hace sentir ardor en el pecho (afortunadamente, este efecto no se debe a que le ocurra algo al corazón).

## ¡No les des chocolate a los perros!

Al igual que la cafeína, la teobromina es muy tóxica para los perros. Incluso una pequeña porción de chocolate negro puede ocasionarles síntomas graves y potencialmente mortales. Esto puede considerarse una prueba definitiva de que el chocolate es una droga que altera la mente.

La razón por la cual el chocolate negro es venenoso para los perros es que estos no disponen, en el hígado, de la enzima que descompone la teobromina y la cafeína, por lo que incluso las pequeñas dosis pueden acumularse rápidamente.

Los seres humanos, por el contrario, tenemos esta enzima en abundancia, por lo que menos del 10 % de la teobromina que ingerimos llega a nuestro torrente sanguíneo, y mucho menos a nuestro cerebro. Por ello, los humanos somos prácticamente inmunes al envenenamiento por chocolate.

Los gatos tampoco tienen la enzima, pero son inequívocamente carnívoros, y prefieren lamer el sudor de tu brazo a probar el chocolate. En cambio, los perros, como los humanos, se comen casi cualquier cosa que se les dé. Pero incluso si el chocolate no fuese tóxico para nuestras mascotas, ¿por qué íbamos a desperdiciarlo dándoselo?

---

Solo se encuentran altos niveles de teobromina en los productos procedentes del cacao en polvo; las cantidades son mucho menores en la manteca de cacao, rica en grasa. Esto significa que el chocolate caliente elaborado con cacao en polvo contiene más teobromina que el chocolate a la taza (que es, básicamente, chocolate con leche desmenuzado hecho con manteca de cacao).

Puesto que tiene más cacao que manteca, una sola tableta de chocolate negro contiene, por lo general, suficiente teobromina para afectar a nuestra mente. Sin embargo, a pesar de su aspecto oscuro, el chocolate holandés contiene menos teobromina, ya que el proceso holandés, además de quitar el amargor, elimina algo de esta sustancia.

El chocolate con leche convencional también contiene cantidades menores de teobromina, ya que se compone de casi cuatro veces menos cacao en polvo que el chocolate negro. Por este motivo, generalmente necesitaríamos comer cuatro veces más chocolate con leche que chocolate negro para obtener el mismo efecto. En cuanto al chocolate blanco, se elabora exclusivamente con manteca de cacao, y casi no contiene teobromina. Algo de teobromina también se encuentra en el té y en la nuez de cola; de ahí el efecto estimulante de los refrescos de cola.

Debido a las muchas similitudes que hay entre la cafeína (presente en el té y el café) y la teobromina (presente en el chocolate), las personas que no beben té o café son, en general, más sensibles a los efectos estimulantes del chocolate negro en el cerebro. Puesto que el chocolate se expandió por la Europa renacentista antes de que lo hicieran el café y el té, su efecto estimulante resultó sorprendente.

El chocolate ha sido considerado históricamente una bebida de mujeres, y el café de hombres. Y, de hecho, las mujeres son un poco más sensibles que los hombres a sus efectos, especialmente cuando están embarazadas, así como también a los de la cafeína presente en el café y el té. Sin embargo, el café es más amargo, incluso comparado con el chocolate caliente, y las mujeres son, en general, más golosas que los hombres.

No es sorprendente que los niños sean más sensibles a los efectos de la teobromina que los adultos. Esta es una de las múltiples razones por las que muchos de nosotros tenemos debilidad por el chocolate, pues recordamos los potentes efectos que tenía sobre nuestro estado de ánimo cuando éramos pequeños.

Además de teobromina, el chocolate también contiene pequeñas cantidades de serotonina. La serotonina es una sustancia química natural que se encuentra en el cerebro humano; la utilizan las células cerebrales para comunicarse entre sí. Cuando los niveles de serotonina disminuyen en el cerebro, tendemos a estar más alicaídos o ansiosos. Por otro lado, unos mayores niveles de serotonina mejoran nuestro estado de ánimo, en parte porque incrementan nuestra sensación de satisfacción. Ahora bien, no está claro que la serotonina presente en el chocolate tenga realmente algún efecto. Muchos otros alimentos la contienen, como los plátanos, pero no podemos decir que después de haber comido un plátano nos sentimos igual que después de haber tomado chocolate.

El chocolate incluso contiene anandamida, una sustancia relacionada con el componente activo del cannabis. En cualquier caso, las cantidades de chocolate necesarias para obtener los mismos efectos que con el cannabis pondrían a prueba incluso al mayor fan del chocolate.

Los efectos que tienen las sustancias químicas presentes en el chocolate en nuestro cerebro, y su similitud con la cafeína, han llevado a muchos a creer que el chocolate es igual de adictivo que esta. Se ha descrito la existencia de la chocolatomanía, especialmente entre las mujeres, asociada con unos antojos de chocolate insaciables. Como ocurre con la cafeína, puede tratarse en parte de una adicción química y en parte de una adicción psicológica.

Es fácil rebatir el argumento de la adicción. Nuestros antojos de chocolate no pueden constituir realmente una adicción si no tienen consecuencias negativas importantes para nuestra salud, nuestro estado mental o nuestra vida social. En el peor de los casos el chocolate es una adicción suave o, más específicamente, un mal hábito. Esto es algo que podemos admitir cuando nos quedamos mirando una tableta de chocolate. En cualquier caso, los malos hábitos son difíciles de abandonar, y esto es especialmente cierto en el caso del chocolate. Es bien sabido que el hecho de prescindir de él hace que aún nos guste más y lo ansiemos más. Por lo tanto, es difícil no volver a caer en la tentación.

## EL EFECTO AFRODISÍACO DEL CHOCOLATE

Puede haber muchas formas de ganarse el corazón de una mujer, pero ¿es realmente una caja de bombones una de ellas?

Se cree que algunos alimentos estimulan el deseo sexual; se dice que son potenciadores de la libido o afrodisíacos. Muchos productos han gozado de esta reputación por el mero hecho de haber sido, en alguna época, exóticos, exclusivos o desconocidos. Los cigarrillos, el café e incluso el azúcar han tenido la consideración de ser potenciadores sexuales; las ostras, el caviar y los plátanos también han tenido su atractivo. Sin embargo, la fama del chocolate no tiene rival.

El chocolate se había publicitado como estimulador de la libido mucho antes de que Richard Cadbury pusiera en práctica la astuta estrategia de poner bombones en una caja con forma de corazón para el día de San Valentín. En la época azteca, el cacao se había promocionado como la fuente secreta de la virilidad inigualable del rey Moctezuma, aunque no se sabe si esto se debía al hecho de que él bebiese el chocolate o al hecho de que lo diese a beber a sus amantes.

## Un relato seductor

Las cualidades medicinales del chocolate eran bien conocidas en la Europa del Renacimiento. Sin embargo, sus efectos oscuros y exóticos sobre la libido fueron quizá los más fascinantes.

Louis Lémery fue el médico del rey de Francia a principios del siglo XVIII. Lémery creía que la clave de la salud era lo que se comía y se bebía, así que compuso un tratado definitivo sobre los efectos en la salud de todos los alimentos y bebidas que se le ocurrieron. En este libro, publicado en Inglaterra después de su muerte en 1745, describe el chocolate como «lo suficientemente nutritivo [...] apto para reparar la fuerza decaída [...] sienta bien cuando hace frío, especialmente a las personas mayores».

También añadió una anécdota que le había contado el doctor Munday, un colega licencioso de Londres. El doctor Munday describe cómo uno de sus pacientes «estaba muy mal, pero al tomar chocolate, se recuperó en poco tiempo; pero lo más extraordinario fue que su esposa, que se había acostumbrado a beber chocolate con él, tuvo varios hijos después, aunque previamente se había considerado que era incapaz de tener ninguno».

Como era de esperar, la respuesta del público a un relato tan increíble fue tan predecible como la escena del orgasmo fingido de la película *Cuando Harry encontró a Sally*. ¡Todos queremos vivir algo así!

---

Es tentador sostener la hipótesis de que el chocolate es, realmente, un afrodisíaco. Casi es creíble. Pero, como se dice, el truco de la mejor publicidad es que contenga algo de verdad. Nunca toda la que se promulga, pero la suficiente para hacer creer a la gente que el producto anunciado podría ser efectivo. Esto se puede aplicar perfectamente al chocolate. Algunos estudios incluso han respaldado la idea de que las mujeres que toman chocolate tienen una libido mayor que las que no lo hacen.

En parte, el prestigio que tiene el chocolate como afrodisíaco es magia simpática, probablemente: si dos cosas son semejantes, existiría la posibilidad de obtener los mismos efectos de ellas. ¡De ahí el falaz atractivo del cuerno del rinoceronte! El sexo y el chocolate caliente también tienen mucho en común, ya que el subidón gratificante y los flavonoides, que dilatan los vasos sanguíneos, nos ayudan a relajarnos y hacen que la piel se enrojezca, como cuando estamos ruborizados. ¿Es amor o es solo el chocolate caliente?

Por supuesto, el otro aspecto «sexi» del chocolate es su atractivo evidente para los sentidos. En los mamíferos, el sabor y el olor se encuentran entre los factores más determinantes del atractivo y la receptividad sexuales. No se ha demostrado la existencia de una feromona humana equivalente, pero si hubiera una, probablemente olería y sabría como el chocolate en el día de San Valentín. Esto, combinado con las cualidades sensoriales del cremoso chocolate al derretirse en la boca, puede ser mucho más estimulante para el cerebro que cualquier sustancia química que contenga.

En parte, el efecto que tiene dar y recibir bombones se debe a las connotaciones asociadas, es decir, a los pensamientos que hay detrás del regalo. Cualquier regalo implica que quien lo hace está mostrando un grado de deferencia, y un compañero atento siempre obtiene más sexo. Del mismo modo, los hombres que ayudan con las tareas domésticas también tienen más y mejores relaciones sexuales. No es el acto de limpiar el inodoro o el de regalar bombones lo que tiene poder afrodisíaco, sino el vínculo que denota dicho acto. No es lo que se hace, sino la razón por la que se hace, lo que produce resultados.

El impacto sexual del chocolate también tiene que ver, en parte, con el contexto; es habitual regalar bombones en los aniversarios o en el día de San Valentín para mostrar amor o fidelidad. En esos días, es más probable que la pareja o la persona a la que se pretende conquistar capte el significado íntimo del regalo.

Finalmente, el mero hecho de saber que algo puede guardar relación con el sexo siembra la semilla, y la mente hace el resto. Los afrodisíacos solo funcionan porque queremos que lo hagan. No existe una razón biológica para que el chocolate o cualquier otro afrodisíaco surta efecto. Al fin y al cabo, el deseo sexual nace en la mente...

## EL CHOCOLATE COMO MEDICINA

Otra posible razón por la que el chocolate ha mantenido su popularidad es que no ha matado a millones de personas, a diferencia de lo que han hecho ciertos vicios asociados con determinadas sustancias químicas, como los hábitos de fumar, consumir alcohol y tomar drogas, entre otros. Nunca se nos ocurriría fomentar estos comportamientos en nuestros hijos, pero no tenemos ningún problema con exponerlos al chocolate.

La idea de que el chocolate tiene «propiedades beneficiosas para la salud» proviene, en parte, de la noción desfasada que equiparaba la gordura con un estado muy saludable. Es fácil entender que se pensase esto en un período histórico en que los niños abandonados morían de hambre o víctimas de las infecciones. Las grasas contenidas en la manteca de cacao fueron una gran fuente de calorías a lo largo de muchas guerras, pero no son bienvenidas en los tiempos actuales, en los que estamos librando una guerra contra la circunferencia de nuestra cintura.

Sin embargo, aun en el mundo moderno marcado por la obesidad y el sobrepeso, en el que todos critican el consumo de chocolate, una serie de estudios han relacionado su ingesta con una mejor salud, lo cual incluye tasas más bajas de hipertensión y enfermedades cardíacas. Incluso resulta que varios ganadores del Premio Nobel consumieron cantidades de chocolate significativamente mayores que la población en general mientras llevaron a cabo las investigaciones que los condujeron a obtener este galardón. Esta correlación no demuestra una relación de causa y efecto, pero al menos les da a los científicos algo en qué pensar (¡mientras comen chocolate!).

Hace tiempo que se considera que el cacao contiene elementos químicos mágicos asociados con la mejora de la salud. Como se expuso anteriormente, estos efectos se deben en parte a la teobromina, por sus propiedades estimulantes. Además, el cacao en polvo también tiene un alto contenido de unas sustancias químicas especiales y sabrosas conocidas como *flavonoides*, que contribuyen al sabor y el aroma prodigiosos del chocolate.

## Un paseo por el lado oscuro

Se suele decir que cuanto más oscuro es el chocolate, mejor es para nuestra salud. Después de todo, la bebida original de chocolate, la de los mayas, era oscura como la luna nueva, pues estaba hecha de cacao en polvo, exclusivamente.

El componente clave que son los flavonoides se encuentran casi por completo en el cacao sólido que se utiliza para elaborar el cacao en polvo. La mayor parte del chocolate negro que comemos en la actualidad está compuesto por sólidos de cacao en un 70 u 80%, por lo que es el tipo de chocolate que tiene un mayor contenido en flavonoides.

Desde el punto de vista de la salud, este factor hace que el chocolate negro sea mucho más recomendable que el chocolate con leche, cuyo contenido en cacao en polvo puede ser solamente del 10%, si bien en la mayoría de los países asciende a aproximadamente el 20%.

El chocolate blanco, por otra parte, está hecho a partir de la manteca de cacao solamente. No contiene sólidos de cacao y, en consecuencia, tampoco flavonoides. Hay quienes consideran que el chocolate blanco no es chocolate en realidad, sino una mezcla de azúcar y grasa.

---

Muchos de los sabrosos flavonoides del cacao tienen el potencial de ejercer un efecto no solo sobre nuestros sentidos sino también directamente sobre nuestros cuerpos. Por ejemplo, se realizó un ensayo en el que a algunos participantes se les dio chocolate negro concentrado en una cápsula, mientras que a los demás se les dio una cápsula que contenía un placebo. Con este sistema, no podían saber si habían tomado chocolate o no. Cuando se compararon las respuestas, se comprobó que los afortunados que habían ingerido el chocolate obtuvieron resultados un poco mejores en aspectos tan importantes como la memoria, la presión arterial, la coagulación y la función de los vasos sanguíneos.

Esto muestra que los flavonoides del chocolate pueden tener un efecto biológico, lo cual no significa que el chocolate haga lo mismo en la vida real. En la mayoría de los estudios, las grandes dosis que se utilizan para demostrar algún tipo de actividad biológica no podrían obtenerse por medio del consumo al que están habituados quienes comen chocolate de forma regular; deberían tomar mucho más, hasta el punto de que la circunferencia de su cintura aumentaría significativamente. Es posible que dosis diarias de chocolate a largo plazo den lugar a algunos de los mismos beneficios; pero estos estudios nunca se han realizado ni se realizarán, probablemente, fuera de la fábrica de chocolate de Willy Wonka.*

Algunos científicos afirman que el chocolate puede reducir los niveles de colesterol en sangre. Por supuesto, la manteca de cacao es de origen vegetal, por lo que contiene poco o nada de colesterol (ver el capítulo diez). Algunos flavonoides del chocolate, como la epicatequina, pueden reducir los niveles de colesterol, pero solo cuando se administran en dosis altas.

También es cierto que la manteca de cacao (es decir, la grasa que se hace gotear de los granos de cacao y que se añade de nuevo al chocolate para ayudar a conformarlo) contiene cantidades significativas de grasas monoinsaturadas, especialmente ácido oleico y ácido esteárico. Estas grasas también se asocian con algunos de los beneficios que presenta la dieta mediterránea para la salud. Esta dieta, rica en aceite de oliva y frutos secos, contribuye a reducir los niveles de colesterol, por ejemplo (ver el capítulo seis).

El gran problema es que la manteca de cacao también contiene mucha grasa saturada, y junto con las grasas saturadas de la leche que se añaden a casi todos los tipos de chocolate con leche, se obtiene un resultado previsible: el chocolate con leche típico tiene un efecto mucho menor que el negro sobre los niveles de colesterol y la circunferencia de la cintura.

## CUANDO EL CHOCOLATE ES UN VICIO

La mayoría de la gente cree que el chocolate no es bueno para su salud, probablemente. Ya no es un pecado tomarlo (el obispo de Roma se encargó de eso), pero se considera que es potencialmente dañino, cuando menos. Es posible que la emoción pícara de que

---

* Willy Wonka es un personaje literario creado por el escritor británico Roald Dahl, Wonka es el propietario de la mágica fábrica de chocolate a la que alude el título de su novela infantil *Harry y la fábrica de chocolate*.

estamos haciendo algo malo al tomarlo contribuya a su atractivo. Pero ¿cómo pudo acabar teniendo tan mala reputación algo tan celestial como el chocolate?

Cuando el chocolate caliente llegó a Europa, se lo consideró fascinante, sexi, exótico, exclusivo y embriagador. Pero cuando menguó el fervor, empezó a hablarse de muertes y de bebés que habían nacido, misteriosamente, con la piel oscura. Había un componente xenófobo en esta apreciación, pero también era bien sabido que las manchas de chocolate eran imposibles de eliminar. La gente empezó a preguntarse si no había estado bailando con el diablo después de todo. Sin embargo, lejos de disuadir a los consumidores, el atractivo hipnótico del lado oscuro del chocolate no hizo más que incrementar su magia.

En la década de 1950 se vio que los empresarios estadounidenses estaban muriendo masivamente de ataques al corazón. Esta afección no tardó en convertirse en la principal causa de muerte entre este colectivo. Curiosamente, esto no estaba ocurriendo en la Europa de la posguerra, posiblemente porque ahí había menos comida disponible. La conclusión era clara: la «dieta estadounidense» era la culpable de la situación.

La primera y más popular teoría de la época fue que era la cantidad extra de grasa que contenía la dieta estadounidense lo que estaba envenenando a la gente. Esos hombres de negocios consumían muchos alimentos ricos en grasas saturadas, como mantequilla, manteca de cerdo, huevos, carne de vacuno y, por supuesto, la manteca de cacao presente en el chocolate. Se ataron cabos y se ideó un plan de salud pública con el objetivo de cambiar radicalmente los hábitos alimentarios de la población. Sobre esta base, todos los alimentos grasos fueron vilipendiados, junto con el tabaco y la sal, como «males modernos» y las principales causas prevenibles de muerte. En ese mundo erudito bajo en grasas, el chocolate no tardó en considerarse uno de los grandes vicios alimentarios. Si las grasas saturadas son en realidad la causa de nuestra perdición se analiza en otra parte de este libro; en cualquier caso, el legado de esta «gorda» premisa sigue constituyendo una razón importante por la que nos sentimos pecadores, en cierta medida, cuando tomamos otro trozo de chocolate.

Más adelante, otros investigadores culparon a todos los azúcares añadidos, o al exceso de energía aportada por los alimentos (las famosas calorías), como la causa de la obesidad, la diabetes y, en última instancia, los ataques cardíacos y los accidentes cerebrovasculares. Y, por supuesto, una vez más, el chocolate se encontraba entre los culpables. Era doblemente culpable en este caso, al ser rico tanto en azúcar como en calorías.

Ciertamente, el chocolate *debería* engordarnos. Nos proporciona una energía adicional que no necesitamos en el contexto de la vida moderna. Las calorías contenidas en la grasa y el azúcar presentes en una barrita de Snickers, por ejemplo, son similares a las que gastamos haciendo *footing* durante media hora. Y si estamos tratando de mantener la cintura bajo control, cada caloría adicional cuenta, sobre todo si no salimos a correr.

Pero hay muchos otros componentes en nuestra dieta que proporcionan el mismo número de calorías. Lo que ocurre es que muchos de ellos pasan inadvertidos. Por el contrario, las calorías contenidas en el chocolate son muy evidentes. Lo habitual es que 100 g de chocolate alojen 500 calorías. Está muy claro que no debemos abusar de este alimento.

## La paradoja del chocolate

Nada es tan simple como parece. El chocolate está lleno de grasa, azúcar y calorías y, sin embargo, algunos estudios han demostrado que quienes lo comen con regularidad tienden a estar más delgados que los que no lo consumen. Es lo que se conoce como la *paradoja del chocolate*.

La mayoría de las personas racionales piensan que a esta conclusión herética han llegado científicos adictos al chocolate que esperan validar sus propios excesos por medio de interpretar erróneamente los datos, pero el caso es que se han llevado a cabo los estudios pertinentes.

Quienes padecen sobrepeso ya saben que deben comer menos y, por lo general, lo primero que se les dice que eviten son los tentempiés altos en calorías, como el chocolate. Los individuos que tienen sobrepeso son menos propensos a admitir que han tomado chocolate, a causa de sentimientos de culpa por haber comido «lo que no debían».

Sin embargo, se puede argumentar que la combinación de sustancias químicas presente en el chocolate nos ayuda a sentirnos satisfechos antes, y la consecuencia natural de ello es que comemos menos en promedio. Esto podría ser cierto en el caso del chocolate negro especialmente, ya que tiene un alto contenido en flavonoides. En este caso, podría decirse que si comemos por placer, el chocolate nos lleva al punto culminante en menos tiempo.

---

El problema es que todo el mundo sabe que tenemos un segundo estómago en el que siempre hay espacio para el chocolate. Esto se debe a que la sensación de saciedad y la ingesta de calorías suficientes no son las únicas razones por las que comemos. La mayoría de nosotros obtenemos todos los nutrientes que necesitamos en un día con una sola comida; sin embargo, acostumbramos a tomar tres. Debe de haber otras razones, además de las estrictamente alimenticias, por las que insistimos en comer más de lo que nuestro cuerpo necesita.

A veces, lo hacemos por mero hábito, por rutina: es la hora de comer o de tomar un refrigerio, así que ahí vamos. En otras ocasiones comemos por placer; cedemos a lo que se conoce como *apetito hedónico*. La fuente del placer puede ser la comida, la compañía o la mera satisfacción de ser fieles a nuestros hábitos; en cualquiera de los casos, es fácil que el apetito hedónico conduzca a comer en exceso. Además, a medida que subimos de peso, el placer que obtenemos de los alimentos tiende a disminuir. Esto significa que puede ser que necesitemos comer cada vez más para lograr la misma cantidad de placer. Una porción de pastel de chocolate o una galleta ya no nos basta, no porque aún tengamos hambre, sino porque aún no estamos satisfechos.

Pero a veces la causa también puede ser la solución. Si lo que anhelamos es sentir placer, un poco de chocolate puede proporcionarnos la gratificación perfecta. Y si es chocolate del bueno (no chocolate con leche) y es un poco exclusivo, mucho mejor. Esto puede explicar en parte la paradoja del chocolate: los consumidores de este alimento obtienen los placeres que no les brinda otra comida, por lo que no necesitan tomarlo en exceso para sentirse satisfechos.

## UN ALIMENTO RECONFORTANTE

Muchos de nosotros comemos cuando estamos estresados o deprimidos. Rara vez lo hacemos a partir de un pensamiento consciente, del tipo «¡oh!, me siento estresado; iré a comer algo». Pero es un comportamiento que todos tenemos de vez en cuando, en mayor o menor medida. Hacer algo placentero, positivo y gratificante, como comer chocolate, nos proporciona un antídoto breve pero real frente a un día desagradable, negativo y carente de gratificaciones.

El estrés negativo nos hace buscar experiencias positivas reconfortantes. Esta es, en parte, la gran motivación que tenemos para obtener una gratificación, es decir, para desear algo. Deseamos algo que nos gusta, y cuando tenemos en nuestras manos el objeto de deseo, experimentamos un placer hedónico de antemano. Que nos guste algo y el deseo de ese algo no son sinónimos. Por lo general, ocurre primero que algo nos gusta. Ahora bien, si eso nos gusta, es más probable que lo deseemos y reaccionemos a las señales que nos dicen que vayamos a buscarlo. El sabor inevitablemente delicioso del chocolate y su fácil disponibilidad hacen que sea difícil resistirse a él como una gratificación perfecta.

Existen muchas teorías plausibles sobre por qué los dulces como el chocolate tienen propiedades reconfortantes.

El chocolate, blando y dulce, puede estimular el paladar, lo cual desemboca en la activación de las sustancias químicas cerebrales responsables de los sentimientos de bienestar (la serotonina y las endorfinas). Algunos de los flavonoides presentes en él también pueden tener efectos directos sobre el cerebro. Se han llevado a cabo estudios en los que se ofrecieron bebidas de chocolate a los participantes, las cuales tuvieron la virtud de tranquilizarlos; los mayores efectos se consiguieron con las dosis más altas de flavonoides y teobromina.

## Como agua para chocolate

Érase una vez, un grupo de científicos que trataron de demostrar que el chocolate era realmente un alimento reconfortante. Se pidió a los voluntarios que participaron en la investigación que miraran escenas tristes de películas, y a continuación se les proporcionó un bombón o un (aburrido) vaso de agua.

Como era de prever, el chocolate mejoró enseguida el humor de los voluntarios, mucho más que el agua. Pero, curiosamente, el efecto solo duró unos minutos. Esto significa que tal vez no se debió a las sustancias químicas presentes en el chocolate, ya que estas tardan más de unos pocos minutos en ser digeridas y llegar al cerebro; y, en cualquier caso, la ración de chocolate era demasiado pequeña.

Además, cuando los científicos les dieron a los voluntarios un trozo de chocolate negro amargo (que no sabía tan bien como el chocolate con leche, si bien contenía todos los flavonoides), no hubo ningún cambio; el estado de ánimo de los sujetos no mejoró tras ver las escenas tristes.

De hecho, los científicos descubrieron que el mero acto de dar a los participantes un bombón después de las escenas para que lo comiesen más tarde bastó para levantarles el ánimo. Llegaron a la conclusión de que era la anticipación del placer que iban a experimentar con el chocolate, y no el chocolate en sí, lo que los hizo sentirse mejor.

Por lo tanto, parece que es solo el acto favorable al placer o la anticipación del placer lo que nos reconforta momentáneamente, y no el hecho de comer chocolate. Como ocurre con las supuestas cualidades afrodisíacas, el efecto reconfortante es mental, básicamente. Probablemente es bueno que esto sea así, porque, después de todo, es la mente la que necesita aliviarse.

Esta es también la razón por la cual los hombres prefieren comer alimentos salados o beber alcohol cuando están estresados mientras que las mujeres se decantan por los alimentos dulces, como chocolate y galletas (especialmente galletas de chocolate): estos son los productos que anticipan que van a ser más sabrosos y agradables. Si el chocolate fuese objetivamente placentero, ¡podríamos pensar que, a estas alturas, incluso los hombres se habrían dado cuenta!

## LAS MANCHAS DE CHOCOLATE

Ninguna disquisición sobre el chocolate estaría completa si no se abordase el tema de sus efectos sobre la piel. Casi todos los adolescentes sufren de acné en algún momento, y aproximadamente un tercio de los adultos se ven afectados por él de vez en cuando.

Muchos factores diferentes pueden influir en la gravedad del acné: si lo tuvieron nuestros padres y hermanos, el tabaquismo, el volumen de la masa corporal, el estrés emocional, etc. Además, todos los adolescentes saben que el chocolate les provoca acné.

Es fácil entender por qué se echa la culpa al chocolate. Los adolescentes suelen consumir mucho más chocolate que cualquier otro grupo de edad. Y también tienen mucho más acné que cualquier otro grupo de edad. En concreto, es frecuente que las chicas que están sometidas a estrés o que tienen sobrepeso tomen chocolate para reconfortarse, y también constituyen el sector de población más propenso a verse afectado por el acné. Tenemos que buscar un responsable, y el chocolate tiene todas las papeletas: al fin y al cabo, no deberíamos comer tanto en cualquiera de los casos, ¿no?

### Cremas para la piel

La sensación de tener la piel seca es horrible, y el aspecto de la piel también lo es. Por el contrario, el hecho de aumentar su contenido en agua mejora las sensaciones, y la piel presenta un mejor aspecto, más suave y juvenil. Esta es la razón por la cual las cremas, jabones u otros productos hidratantes son centrales en todos los tratamientos cutáneos.

Algunas cremas hidratantes actúan formando una fina película oleosa en la superficie de la piel. Esto crea una barrera que reduce la pérdida de humedad a causa de la evaporación. Por otra parte, hay cremas hidratantes que contienen unas sustancias químicas conocidas como *humectantes*, cuya función es atraer agua hacia la capa exterior, seca, de la piel y aumentar su capacidad de retener el agua.

Un tercer grupo de cremas hidratantes actúa llenando los huecos y grietas presentes entre las células de la piel para dar lugar a una superficie lisa y brillante. Esto se conoce como *emoliación* y este tipo de hidratantes se conocen como *emolientes* o *agentes reparadores de la barrera*, ya que ayudan a curar la barrera cutánea dañada. Son responsables del hecho de que la piel presente una textura suave y flexible tras la aplicación de la crema.

Uno de los emolientes más populares es, de hecho, la manteca de cacao. Es un producto limpio, blanco, aterciopelado, no demasiado grasoso y que huele bien. Casi nadie es alérgico al chocolate, por lo que rara vez tiene un efecto irritante. Sin embargo, un gran problema que afecta a algunas personas es que la manteca de cacao les provoca un acceso de acné, ya que esta sustancia tapa los poros de la piel. Esto implica que, efectivamente, el chocolate puede causar acné... pero ¡solo si se aplica en la cara!

---

Se han propuesto varias explicaciones biológicas al presunto vínculo entre el chocolate y el acné. La ingesta de productos lácteos como el chocolate con leche incrementa ligeramente el acné, pero el chocolate no es una fuente de leche importante. Es posible que la rápida absorción del azúcar cuando se toma algo muy dulce eleve los niveles de insulina, una hormona implicada en el acné. Las dietas con cantidades reducidas de azúcares de absorción rápida (como los que contienen las tabletas de chocolate) tienden a mitigarlo ligeramente. Pero ninguna de estas características es exclusiva del chocolate. Todos los indicios son circunstanciales; no hay ninguno que justifique que haya que prescindir de este alimento.

Para tratar de obtener una prueba definitiva, ha habido investigadores que incluso han dado chocolate a grupos de adolescentes para ver si desarrollaban acné. Pero eso no ocurrió. Ni siquiera parece que el chocolate agrave el acné. De todos modos, solo se han llevado a cabo estudios de poca envergadura en los que la cantidad de chocolate consumida ha sido relativamente pequeña, por lo que no se puede descartar que una minoría de individuos sensibles puedan padecer algún efecto de poca importancia. En cualquier caso, parece ser que el claro vínculo que se concebía entre el chocolate y el acné no pasa de ser un mito urbano.

## EN CONCLUSIÓN

No es un problema que te encante el chocolate, dentro de unos límites. En el contexto de una dieta saludable, la mejor manera de comer menos es disfrutar a fondo lo que consumas. El chocolate es una maravilla dulce y suave; es un placer tomarlo. Hay una gran cantidad de alimentos que disfrutamos mucho menos pero que comemos todos los días, solo por costumbre. Así que no renuncies al chocolate. Eso sí, compra chocolate bueno, puro (que es más caro, así que comerás menos de todos modos) y disfrútalo completamente.

# ¿De veras tengo que...

# 2

## ... beber menos alcohol?

Pregunta: *¿Me perjudica el alcohol?*
Respuesta: Depende de la cantidad de consumas
y de con qué lo mezcles.

P: *¿Por qué se me sube tanto a la cabeza el champán?*
R: Por la combinación de las burbujas, el hielo y una copa alta.

P: *¿Cómo puedo desembriagarme en poco tiempo?*
R: No puedes. La oportunidad ya pasó.

P: *¿Puedo evitar las resacas?*
R: Solamente no bebiendo.

P: *Si el mundo fuera a acabarse en cinco minutos,
¿qué sería lo mejor que podría beber?*
R: Champán muy frío o un *gin-tonic*.

P: *¿Alarga la vida el hecho de beber un poco cada día?*
R: No, pero quienes lo hacen viven más tiempo.

P: *¿Es bueno para la salud el vino tinto?*
R: Puedes beberlo a tu salud, no para tu salud.

Desde finales de la Edad de Piedra, las personas han bebido alcohol para sentirse mejor. El principal aliciente ha sido «olvidar sus penas» (Proverbios, 31: 6-7), relajarse y animarse. Pero también está extendida la creencia de que, además de servirnos para ahogar las penas o pasar un buen rato, el alcohol posee varias virtudes medicinales.

Sin embargo, al mismo tiempo, también es muy evidente que puede ser una causa importante de desgracias y malos recuerdos. El alcohol hace que muchas personas se sientan mucho peor de como se sentían antes de tomarlo. En general, la ingesta excesiva de alcohol contribuye tanto a la mala salud como a la obesidad y el tabaquismo, en todo el mundo. En consecuencia, equilibrar la presencia del alcohol en nuestras vidas es realmente una cuestión de vida o muerte.

## BEBER Y EMBORRACHARSE

El alcohol es una sustancia química de aspecto inocente, pero no hay duda de que tiene un gran impacto. Por lo general, notamos sus efectos pocos minutos después de haberlo tomado, especialmente si tenemos el estómago vacío. A causa de su sencilla composición química, se absorbe rápidamente, desde el mismo momento en que entra en nuestra boca, y acaba por extenderse a todo el organismo.

### «¡Ha sido el enjuague bucal, agente!»

Es costumbre utilizar un enjuague bucal para refrescar el aliento y prevenir la caries. Se supone que lo movemos dentro de la boca y hacemos gárgaras con él durante unos treinta segundos, y que después lo escupimos. No hay que tragarlo.

Muchos enjuagues bucales contienen cantidades significativas de alcohol. Por ejemplo, la clásica marca de enjuague bucal Listerine contiene aproximadamente el doble de alcohol que un vaso de vino, o aproximadamente la mitad del que contiene el típico vaso de güisqui.

En teoría, es posible dar positivo en un control de alcoholemia después de habernos enjuagado la boca con un producto de estas características. El motivo no es que hayamos tragado un poco de enjuague sin querer, sino más bien el hecho de que pequeñas cantidades pueden haber quedado alojadas en las pequeñas grietas de la boca. Si restos del producto se transfieren a un alcoholímetro al soplar en él, puede indicar efectivamente que estamos por encima del límite. Pero esto solo podría ocurrir inmediatamente después de haber hecho el enjuague. Al cabo de unos quince minutos, más o menos, de haber expulsado el producto, cualquier nivel de alcohol presente en la respiración se encuentra por debajo del límite legal. Así que ahí va esa coartada.

---

Cuando bebemos, un poco de alcohol se absorbe directamente desde la boca, y tal vez un 20 % por el revestimiento del estómago. Sin embargo, la mayor parte se absorbe cuando pasa por las intrincadas circunvoluciones del intestino, que suman una superficie enorme, equivalente al tamaño de una pista de tenis aproximadamente. Y una gran superficie significa que hay una gran extensión disponible para la absorción del alcohol.

Los niveles de alcohol en sangre alcanzan su punto más elevado entre treinta y cuarenta minutos después de tomar la primera bebida. Debido a que la concentración máxima de alcohol se correlaciona con sus mayores efectos en el cerebro, requiere aproximadamente esta cantidad de tiempo estar tan bebidos como podemos llegar a estarlo con un solo vaso. Por supuesto, si tomamos un segundo vaso y luego un tercero y un cuarto, cada oleada de alcohol se suma a la última, lo que significa que nuestros niveles de alcohol pueden seguir aumentando más de una hora después de haber tomado la última bebida, cuando podemos estar pensando en regresar a casa.

Aunque algunas personas se vuelven más gregarias o desinhibidas cuando beben, el alcohol es básicamente un sedante. Inhibe las funciones del cerebro. Y lo primero que se inhibe son las neuronas del lóbulo frontal, cuya función es pensar acerca de lo que se supone que debemos hacer. Esta es la misma zona del cerebro sobre la que actúan las pastillas para dormir.

Inicialmente, el alcohol seda las células cerebrales cuyo trabajo es inhibir la actividad del cerebro. Y cuando se inhiben las partes inhibidoras y se seda a los sedantes, el nuevo equilibrio que tiene lugar entre las actividades cerebrales provoca excitación y euforia al principio. Por eso, cuando nos sentimos cansados (cuando la parte inhibidora del cerebro nos está frenando), un poco de alcohol a veces parece que tiene una acción estimulante, más parecida a la del café que a la de una píldora para dormir.

Pero la cafeína y el alcohol tienen efectos opuestos en el cerebro. El café incrementa la memoria y la concentración y evita la divagación mental. El alcohol, por el contrario, interfiere en la memoria y la concentración y favorece la divagación. Muchas personas consideran que un poco de alcohol estimula en gran medida la creatividad y la interacción social. Se nos ocurren mejores chistes y las ideas parecen fluir sin verse inhibidas por un cerebro embotado. De hecho, la resolución creativa de problemas y el pensamiento lateral pueden mejorar ligeramente después de tomar un solo vaso, gracias a la mayor divagación. Pero luego vamos demasiado lejos.

El gran problema que tiene el alcohol es que, a medida que tomamos más y más, también se van soltando otras inhibiciones. Algunas de ellas son importantes para el autocontrol y para tomar decisiones seguras, de modo que podemos bailar sobre las mesas o conducir a casa sin estar en condiciones de hacerlo. En general, el riesgo de sufrir una lesión se duplica, como mínimo, en las seis horas posteriores al consumo de cuatro botellines de cerveza o media botella de vino en una sentada. Si bebemos más que esto, los riesgos aumentan exponencialmente. Esto se debe a que otras partes del cerebro comienzan a sedarse; los aportes sucesivos de alcohol conducen a una alteración del equilibrio, dificultad para hablar, visión borrosa, confusión y otros síntomas típicos del estado de embriaguez. Incluso podemos caernos.

El alcohol no solo intoxica el cerebro; también afecta directamente al estómago. ¿Quién no ha tenido la experiencia de sentirse mareado e incluso vomitar tras haber bebido demasiado? Esto se debe en parte a que el alcohol ralentiza la contracción coordinada del estómago y, en última instancia, la impide. Es decir, entorpece e incluso evita el vaciado del contenido estomacal. Si bebemos demasiado, todo lo que hayamos tomado permanece en el estómago, y eructamos, tenemos hipo, nos sentimos hinchados y, finalmente, vomitamos. Como bien se dice, siempre es la dosis lo que hace el veneno.

**COMER Y BEBER**

Todo el mundo sabe que la forma más fácil de emborracharse es beber con el estómago vacío. En realidad, la forma más fácil de emborracharse es beber mucho alcohol. Pero si el alcohol es el factor limitante, un estómago vacío no solo permitirá que llegue más cantidad al cerebro, sino también que lo haga con mayor rapidez y alcance mayores niveles que si lo hubiésemos tomado con la comida o después de esta. Eso significa que, con la misma cantidad de alcohol, los efectos son más pronunciados si el estómago está vacío.

Es por eso por lo que siempre se nos dice que comamos algo mientras bebemos. Esta estrategia es útil en cierta medida. Los niveles más elevados de alcohol alcanzados y sus efectos máximos en el cerebro se reducen realmente cuando mezclamos vino y queso, o cuando tomamos una cerveza con pescado y patatas fritas. Esto no se debe a que la comida presente en el estómago pueda absorber el alcohol. Lo que ocurre es que cuando el estómago está lleno vierte su contenido mucho más lentamente que cuando está vacío, de manera que el tránsito de cualquier cantidad de alcohol que bebamos con la comida o después de esta también se ralentiza. Al final, se difunde la misma cantidad de alcohol por el organismo, aunque a un ritmo más lento.

## ¿Combinan bien el alcohol y los frutos secos?

Al comienzo de *Guía del autoestopista galáctico*, el ingenioso alienígena Ford Prefect compra tres litros de cerveza, aparentemente con finalidades relajantes, ya que el mundo está a punto de acabarse. Una opción mucho mejor habría sido el *gin-tonic*, que tiene una concentración mucho mayor de alcohol para facilitar la pronta propagación a través de las paredes del estómago, burbujas tónicas heladas para empujarlo hacia delante y quinina para relajar aún más los músculos. De todos modos, si el mundo se estuviera acabando, lo mejor sería elegir la bebida en función de los propios gustos y la disponibilidad inmediata.

Ford Prefect añade a sus cervezas varios paquetes de cacahuetes salados de los que se venden en los bares. La mayoría de los bares tienen frutos secos. Algunos, incluso son comestibles. Pero su verdadero propósito permanece envuelto en el misterio.

Comer pequeños aperitivos ricos en proteínas (frutos secos por ejemplo) antes del despegue de un avión puede reducir el mareo provocado por el movimiento. La razón de ello puede ser el hecho de que las proteínas, más que cualquier otro nutriente, fomentan que las contracciones estomacales sean regulares, lentas y suaves. Las proteínas mantienen el estómago ocupado y puede ser que eviten las contracciones convulsivas irregulares rápidas asociadas con el malestar estomacal y el vómito.

Al mismo tiempo, cuando comemos, el vaciado del estómago se ralentiza debido a la presencia de los alimentos, lo que significa que la velocidad a la que aumentan los niveles de alcohol también es un poco más lenta. Por lo tanto, requiere algo más de tiempo (y comprar más alcohol) llegar al estado de embriaguez si se toman frutos secos junto con la bebida alcohólica.

Partidarios de teorías conspirativas sostienen que los frutos secos salados, con su carácter adictivo, solo están ahí para hacernos sentir sed, con lo cual tendremos que comprar más bebida. Pero esto no es cierto. Los frutos secos o las galletitas saladas no nos obligan a beber más que si comiéramos sus equivalentes sin sal.

En realidad, la conspiración funciona a la inversa. Parece que el alcohol hace que nos apetezca más comer aperitivos. No es casualidad que la mayoría de los frutos secos y galletitas saladas se exhiban a un brazo de distancia detrás de la barra. Dadas las abundantes calorías que contienen la mayor parte de las bebidas, no deberíamos tener hambre o necesitar comer; sin embargo, víctimas del efecto desinhibidor del alcohol, no podemos evitarlo.

---

No es solo la comida lo que retarda el vaciado del estómago en el intestino; el tabaco tiene un efecto similar. En consecuencia, muchos fumadores afirman que si fuman mientras beben se embriagan más despacio que sus amigos no fumadores, lo cual probablemente sea cierto.

## EL EFECTO DE LAS BURBUJAS

Mientras que la presencia de comida en el estómago puede ralentizar la absorción del alcohol, tomar bebidas alcohólicas dulces, calientes o gaseosas puede hacer lo contrario; estas bebidas pueden facilitar que el alcohol «burbujee» a través del estómago y pase al torrente sanguíneo. Esta es la razón por la cual las bebidas alcohólicas tienen un efecto más rápido cuando son burbujeantes que cuando se sirven sin burbujas. Es parte del encanto del *gin-tonic*, de la cerveza, del ron con Coca-Cola y de muchas otras combinaciones efervescentes. Pero la bebida burbujeante más famosa y embriagadora es el champán, el cava o el vino espumoso.

Cuando se saca el corcho, el dióxido de carbono disuelto en el champán comienza a escapar, en parte como burbujas de gas y en parte desde la superficie de la bebida. Cuando bebemos champán, todavía está lleno de gas disuelto, el cual sigue liberándose dentro del estómago, pero ahora a un ritmo más rápido, ya que la bebida alcanza la temperatura corporal y se agita. Entonces es cuando el champán burbujea realmente; llena nuestro estómago con mayor rapidez y empuja el alcohol hacia el intestino y la sangre.

A medida que el champán burbujea dentro del estómago, fuerza a que este vacíe su contenido de alcohol más deprisa, o con mayor eficacia, en el intestino, donde la absorción es más rápida, gracias a la mayor superficie. Por eso, nos emborrachamos más rápidamente con champán que con la misma cantidad de vino blanco.

Se puede constatar el mismo efecto embriagador al beber cerveza, sidra u otras bebidas gaseosas, aunque el champán contiene mucho más gas disuelto que todas las otras opciones. Esta es la razón por la cual las botellas de champán son más gruesas que las botellas de vino habituales y por lo que el corcho debe estar bien fijado. El champán haría explotar un botellín de cerveza. Incluso sin sacudir el envase, la presión del gas contenido dentro de una botella de champán es más de tres veces superior a la que se encuentra en los neumáticos de un automóvil. Esto explica su chisporroteo, así como su reputación de que se sube rápido a la cabeza.

En el momento en que se abre la botella, el gas empieza a salir. Cuanto antes se beba, más gas habrá. Beber directamente de una botella de champán es un comportamiento descortés, excepto después de ganar una carrera de motos, pero las primeras copas en las que se vierte la bebida son más burbujeantes y embriagadoras que las últimas. Puede observarse el mismo fenómeno con la cerveza, aunque en este caso es bastante aceptable beber directamente de la botella tan pronto como se quita la chapa. De esta forma, el bebedor traga la mayor parte del gas. En consecuencia, beber una cerveza fría directamente de la botella es mucho más embriagador que tomar un vaso de cerveza caliente procedente de una jarra que está sobre la mesa. El contraargumento es que a veces no es tanto el efecto del alcohol lo que se busca, sino que el aroma y el placer espumoso de la cerveza se experimentan mejor cuando se bebe en un vaso.

La temperatura correcta también es importante para que el champán obre su magia. Cuanto más caliente está, más espuma suelta y más burbujea en la copa. Cuando lo bebemos, contiene menos gas disuelto y, por lo tanto, su efecto embriagador es menor. Por el contrario, el champán muy frío, casi helado, no tiene tanta prisa por salir de la botella; no burbujea tanto ni se va a originar una espuma que va a rebosar del borde de la copa y se va a derramar sobre nuestra mano o nuestra ropa. Cuando llegue al estómago y alcance la temperatura corporal, contendrá una gran cantidad de gas disuelto, que burbujeará y facilitará que experimentemos los efectos del alcohol un poco más deprisa.

Si no queremos que el alcohol se nos suba tan rápido a la cabeza, podemos beber vino, o bien champán a temperatura ambiente, una vez que se ha desprendido de la mayor parte de las burbujas. Pero el champán pierde su atractivo en estas condiciones. Un método más creativo consiste en atraer las burbujas del champán con una varilla de cóctel.

## La varilla del señor Darcy

En el Período Regencia del Reino Unido, el champán estaba de moda. Sin embargo, las burbujas se consideraban una grosera imperfección, apreciada solamente por la gente malvada y depravada, como Lord Byron, quien ensalzó las virtudes del «champán con espumosos remolinos, tan blanco como las perlas derretidas de Cleopatra» (*Don Juan*, 1821). Muchos bebían champán sin burbujas (un producto muy caro, conocido como Sillery) para evitar las peligrosas «partes espirituosas». Además, en los bailes, era bien visto que los hombres llevasen una varilla destinada a sacar cualquier burbuja importuna de la bebida de las damas.

La estrategia era efectiva. Deshacerse de las burbujas del champán ralentiza la acción del alcohol, por lo que la compañera de baile al menos pasaría por el lance sin que se le subiese a la cabeza. Dadas las estrictas restricciones impuestas por los corsés utilizados tanto por los hombres como por las mujeres, también era una buena manera de no llenarse de gas y acabar hinchado y eructando. Este truco fue empleado más tarde por la reina Victoria, quien removía su propio champán. Curiosamente, no se menciona la varilla de Fitzwilliam Darcy en la novela de Jane Austen *Orgullo y prejuicio*. O bien no usó una (en cuyo caso estaba tratando de emborrachar a Elizabeth) o bien la moral impidió mencionar la que tenía guardado en el bolsillo, que solo sacaría en ocasiones especiales.

Se utilizan muchos otros trucos para reducir el efecto embriagador del champán. Uno de ellos es servirlo en las tradicionales copas planas y anchas, las cuales, gracias a su mayor superficie, permiten que el gas y las burbujas, así como la temperatura fría, se disipen más rápidamente. Este estilo de copa plana de champán fue supuestamente modelado sobre el pecho izquierdo de María Antonieta, aunque todavía se debate si la motivación fue crítica o idólatra. Y ¿por qué el pecho izquierdo y no el derecho? ¿Había una diferencia palpable entre ambos? ¿U ocurrió sencillamente que los diseñadores solo pudieron elegir uno?

Las copas de champán estrechas que usamos hoy en día tienen una superficie muy pequeña en la parte superior. Esta circunstancia hace que las burbujas se mantengan durante mucho más tiempo, así como la temperatura fría. Pero también significa que el champán va a tener un efecto mucho más embriagador en las fiestas elegantes y en las bodas.

Otro truco sencillo consiste en añadir una fresa a la bebida. En la película *Pretty Woman*, Richard Gere destaca la importancia de esta fruta cuando está bebiendo champán con Julia Roberts. «Hace que sepa mejor», dice. En realidad, el único sabor que se ve potenciado es el de la fresa. Esta fruta absorberá una pequeña cantidad de alcohol, pero no la suficiente como para que sea significativa, sobre todo si nos la comemos de todos modos. Ahora bien, proporcionará una superficie en la que formarse las burbujas, por lo que la persona que beba ese champán se sentirá menos ebria y menos hinchada (ambas, características intrínsecas de una *pretty woman*, 'mujer hermosa'). Partidas por la mitad, las fresas también ofrecen la forma de un corazón, que ha sido objeto de brindis por parte de los amantes durante siglos (lo cual también es hermoso, ¿no?).

Como último recurso, dejar un resto de detergente cuando lavemos nuestra copa de champán también eliminará las burbujas la próxima vez. ¡La lástima es que, además, arruinará el sabor!

## LA DESCOMPOSICIÓN DEL ALCOHOL

Tan pronto como el alcohol es absorbido por el cuerpo, comienza a transformarse en vinagre, y después se descompone en dióxido de carbono y agua. Si bebemos con moderación, la mayor parte del alcohol se descompone con tanta rapidez que solo llegan al cerebro cantidades moderadas. Este proceso es conocido como *metabolismo del alcohol*. El metabolismo es el proceso por el cual unas sustancias químicas se convierten en otras por la acción de las enzimas presentes en el cuerpo.

La razón por la cual los humanos tenemos la capacidad específica de metabolizar el alcohol (o etanol) probablemente sea el hecho de que no es una sustancia extraña para el organismo, sino todo lo contrario. Todos los días, algunos de los azúcares que comemos fermentan en el intestino, y esto hace que generemos nuestro propio alcohol. El intestino produce la cantidad de alcohol equivalente al consumo de varias cervezas todos los días, incluso en el caso de los individuos totalmente abstemios.

En algunas personas que tienen problemas intestinales importantes, puede ser que la producción endógena de alcohol se incremente notablemente, lo que significa que tienen niveles de alcohol en sangre detectables incluso sin haber bebido. Esto se conoce como el *síndrome de la cervecería interna* y es un argumento legal reconocido en la propia defensa.

Afortunadamente, la mayoría de los humanos tienen poco alcohol detectable en la sangre, o nada en absoluto, y mucho menos los niveles necesarios para parecer embriagados. Esto se debe a que nuestro hígado puede metabolizar el alcohol con eficacia, hasta 7 g por hora, aproximadamente. Una bebida estándar contiene unos 15 g de alcohol, por lo que, en promedio, el hígado puede hacer frente a una bebida cada pocas horas sin que los niveles de alcohol asciendan abruptamente en el torrente sanguíneo. Sin embargo, la tasa de metabolismo del alcohol varía significativamente de un individuo a otro: algunos pueden beber más, mientras que otros solo pueden beber pequeñas cantidades antes de sentirse achispados.

Por ejemplo, en general, a las mujeres se les sube el alcohol a la cabeza un poco más fácilmente que a los hombres. Esto se debe en parte a que el metabolismo del alcohol por parte del revestimiento del estómago es algo menos eficiente en el caso de las mujeres y, además, suelen tener el estómago más pequeño. Por lo tanto, acostumbran a experimentar un incremento más rápido de los niveles de alcohol después de tomar una sola copa. Esta es una de las razones por las cuales se suele recomendar que las mujeres consuman entre un tercio y la mitad menos de alcohol que los hombres, a fin de mantenerse igualmente sobrias.

Las personas más altas y pesadas tienden a no embriagarse con tanta facilidad como las más pequeñas. Por regla general, el doble de peso significa la mitad de la concentración máxima y la mitad de la embriaguez. Esto no se debe a una mejor metabolización del alcohol, sino al hecho de que este se disuelve por igual en todos los tejidos del cuerpo, por lo que cuanto más tejido corporal tenga la persona, más se diluirá el alcohol en toda su extensión.

Algunas de las diferencias existentes en cuanto a la tasa de metabolismo del alcohol se deben a las diferencias que hay entre los genes. En particular, es más probable que, en comparación con los individuos caucásicos, los asiáticos tengan unos genes que les permitan metabolizar el alcohol a un ritmo mucho más rápido. Esto significa no solamente que el alcohol les sube menos a la cabeza, sino también que generan los subproductos del alcohol a una velocidad demasiado rápida para que el organismo pueda procesarlos. Esto puede hacer que aproximadamente un tercio de los asiáticos experimenten enrojecimiento de la piel, latidos acelerados y dolores de cabeza si toman una sola copa.

## No hay marcha atrás

Cuando el alcohol llega a la sangre, no hay marcha atrás. No hay nada que podamos hacer para acelerar el ritmo de su descomposición. Una vez que lo hemos tomado, solo el tiempo puede hacerlo desaparecer.

Sin embargo, esta realidad no nos impide intentarlo. Salimos a correr, procuramos sudar o nos duchamos con agua caliente. Pero la resistencia es inútil; los efectos son pequeños, en el mejor de los casos.

Uno de los remedios caseros más populares para recuperar la sobriedad es la levadura de panadería. Algunos *pubs* incluso la venden para casos de emergencia. La idea es que la levadura se usa normalmente para hacer alcohol, por lo que también debe de tener la capacidad de deshacerlo, invirtiendo el proceso. Al poner la levadura en un entorno alcohólico (por ejemplo, en nuestro estómago durante una fiesta), en lugar de hacer alcohol se deshace de él, como un segundo hígado.

Pero si bien la levadura de panadería puede tener la capacidad de consumir parte del alcohol residual que haya quedado en el estómago, tiene poco efecto sobre el que ya ha pasado a la sangre o sobre la rapidez con la que recuperamos la sobriedad.

El café solo es otra alternativa popular. Sin embargo, no contribuye en nada al metabolismo del alcohol; de hecho, acelera el vaciado del estómago, lo cual, como las burbujas, puede servir para que los niveles de alcohol aumenten. En el mejor de los casos, la cafeína solo convierte a un borracho somnoliento en un borracho completamente despierto.

El metabolismo que lleva a cabo el hígado descompone el alcohol que bebemos. Se deshace de él para que no estemos tan embriagados. El mejor ejemplo de la importancia de esto es ver qué sucede cuando la capacidad de metabolizar el alcohol no está presente.

Por ejemplo, el cloral es una sustancia química que tiene una gran capacidad de inhibir el metabolismo del alcohol. Si alguien bebe, sin querer, una mezcla de cloral y alcohol, se emborracha enseguida, y acaba por desmayarse. Este cóctel diabólico fue utilizado de forma muy efectiva por Michael (*Mickey*) Finn, propietario de un *pub* de Chicago, para dejar fuera de combate a algunos de sus clientes y robarles. Más adelante, este comportamiento se conoció como «servir un *mickey*».

Algunas setas también pueden interferir en el metabolismo del alcohol sin que nos demos cuenta y provocar rápidamente síntomas desagradables en cualquiera que las mezcle con el alcohol. Estas setas son conocidas como «la pesadilla del bebedor», y con razón. Por fortuna, no son las setas típicas que se pueden encontrar en los supermercados ni las que comemos acompañadas de vino tinto en nuestros platos de ternera *strogonoff*.

Finalmente, el famoso analgésico paracetamol (conocido como *acetaminophen* en Estados Unidos) también desacelera la descomposición del alcohol en el hígado. No tanto como un *mickey*, pero lo suficiente para que acabe llegando al torrente sanguíneo más alcohol del habitual, lo que facilita la embriaguez.

## LA BARRIGA CERVECERA

Existe un vínculo evidente entre el consumo de alcohol y la proliferación de la grasa, especialmente en la cintura. Ya sabes a qué me refiero; es lo que se conoce popularmente como barriga cervecera, michelines o incluso, en inglés, *muffin top*, 'parte superior de la magdalena', a causa del parecido físico que presentan estas barrigas con la forma en que, en algunas magdalenas, el producto sobresale por encima del papel y cae generosamente por los lados. Se considera que esta es la mejor parte de las magdalenas, pero no tenemos la misma impresión cuando nos miramos al espejo: el exceso de grasa que cae sobre la parte superior de nuestros pantalones ajustados suele ser la primera que tratamos de disimular.

El tamaño de nuestra cintura se explica en gran medida por la comida que consumimos en exceso y por la falta de actividad física regular; en otros capítulos se abordan en detalle estas cuestiones. Pero a pesar de saber esto, la mayoría de las personas que descubren que cada vez les cuesta más atarse el cinturón o la falda suelen culpar al consumo de alcohol.

Tenemos que echarle la culpa a algo, después de todo. Si no puede ser el chocolate, el alcohol es el siguiente en la lista de sospechosos habituales. No solo tiene un largo historial delictivo, sino que también está en el lugar correcto en el momento adecuado, ya que a medida que envejecemos tendemos no solo a engordar sino también a beber más alcohol. Sin embargo, hay más cuestiones que se deben considerar que las evidencias circunstanciales o el registro de los malos comportamientos del alcohol. Debemos tener en cuenta ciertos aspectos relativos a la biología.

Todas las bebidas alcohólicas contienen calorías, casi todas demasiadas en relación con nuestras necesidades físicas. Y cualquier caloría sobrante se almacena en el cuerpo como grasa. Cuantas más calorías consumimos por medio de la bebida o la comida, más grasa almacenamos. Los hombres son más propensos a acumular grasa alrededor de la cintura que las mujeres, por lo que las barrigas prominentes (cerveceras) son más comunes en los hombres, aunque no tienen la exclusiva al respecto. No es que las mujeres estén protegidas contra la acumulación de grasa; lo que ocurre es que en su caso las calorías excedentes a menudo se depositan, primero, en otras partes; generalmente en las nalgas, los muslos y los senos.

Algunas de las calorías contenidas en nuestras bebidas provienen del alcohol en sí. Sin embargo, a diferencia de lo que ocurre con otros nutrientes presentes en nuestra dieta, las calorías que se encuentran en el alcohol no se pueden almacenar en el cuerpo humano. El alcohol es tóxico y, por lo tanto, la prioridad es quemarlo, que es lo que hace el hígado. Pero mientras nuestro hígado se dedica a quemar el exceso de alcohol cuando bebemos, no tiene la capacidad de quemar grasa. El resultado es una hermosa cintura.

El alcohol en sí puede constituir solamente una pequeña parte del problema de peso, si es que llega a suponer algún problema. En un estudio envidiable, los investigadores hicieron que los participantes tomasen un exceso de calorías durante dos semanas; uno de los grupos ingirió esas calorías de más comiendo chocolate con leche, mientras que el otro las ingirió, en la misma cantidad, bebiendo alcohol. Como era de esperar, quienes tomaron chocolate engordaron tres kilogramos; sin embargo, y sorprendentemente, quienes bebieron alcohol no engordaron, al menos a corto plazo.

## El barril de brandi de los San Bernardo

Cruzar los Alpes suizos a pie no es un reto para pusilánimes. Así que en 1049 Bernard de Menthon construyó un refugio para acoger a los viajeros y proporcionar una base de operaciones desde la que acudir a rescatar a aquellos que se hubiesen perdido en la nieve. Pronto se añadieron perros a la fiesta, y después de siglos de crianza, se obtuvo una raza altamente especializada para efectuar rescates en la nieve. Estos heroicos animales fueron conocidos más adelante como San Bernardo, en honor al creador del refugio.

El agudo sentido del olfato de esos perros podía ayudar a detectar a los viajeros enterrados por la nieve. Luego los sacaban y se acostaban encima de ellos para proporcionarles calor hasta que llegaba la ayuda. En realidad, no llevaban un barril de brandi atado al cuello. El origen de esta imagen parece ser una ficción artística, basada libremente en lo que sentimos cuando tomamos una bebida espirituosa.

El alcohol incrementa el flujo de sangre caliente a la piel, lo cual hace que esta sude, se vea un poco enrojecida y se sienta caliente al tacto. Toma un trago de una bebida alcohólica y no pasará mucho tiempo antes de que sientas un cosquilleo. En una noche fría, esta sensación acogedora se parece un poco a estar envuelto en una manta, o cubierto por un San Bernardo. Por la misma razón, el alcohol con frecuencia nos hace sentir la falsa impresión de que somos inmunes al frío, arropados por nuestra «manta de brandi».

El problema es que todo el calor extra que se apresura hacia la piel hace que la temperatura corporal descienda. Y esta temperatura es lo que nos mantiene vivos en medio del frío. Por lo tanto, el alcohol y el frío extremo son una combinación peligrosa, que eleva el riesgo de hipotermia. Cualquier persona perdida en la nieve que bebiera un pequeño barril de brandi se sentiría mucho mejor enseguida, pero sucumbiría rápidamente al frío antes de que llegara la ayuda.

---

Por consiguiente, si no es realmente el alcohol lo que hincha la barriga, ¿lo hace algún componente que ingiramos junto con él? Después de todo, mientras que los bebedores de cerveza tienen sus correspondientes barrigas cerveceras, no podemos decir lo mismo de los bebedores de vino, aunque consuman la misma cantidad de alcohol.

Una causa probable de la barriga cervecera es que la cerveza suele contener grandes cantidades de azúcares añadidos. Por ejemplo, un vaso de cerveza convencional lleva tantas calorías como una lata de Coca-Cola. Todos sabemos lo que les hacen a nuestras cinturas muchos refrescos... No debería sorprendernos que nuestras barrigas estén bailando.

Un vaso de vino tinto contiene aproximadamente la misma cantidad de calorías que un vaso de cerveza. El vino blanco tiene un poco menos. Sin embargo, el bebedor de cerveza generalmente toma mayor cantidad de su bebida que el bebedor de vino. En consecuencia, aunque la cantidad de alcohol sea la misma, el volumen extra de cerveza que consumimos y las calorías que contiene explican la indeseable barriga cervecera.

### LA RESACA (1.ª PARTE)

Todos sabemos que los efectos adversos de una noche de juerga pueden extenderse al día siguiente. Los síntomas desagradables de la resaca les son tan familiares a los bebedores como los del resfriado común: mal humor, letargia, torpeza, dolor de cabeza, náuseas y sensibilidad a la luz brillante y al ruido. En las películas, es típico que los personajes que padecen resaca tengan los ojos inyectados en sangre, usen gafas de sol, beban mucho café solo y vayan tropezando con objetos. Esto ocurre especialmente porque todas las funciones cerebrales disminuyen con la resaca, de manera que el rendimiento se ve alterado, la concentración es menor y se cometen errores de juicio. Es posible que no quede ni una gota de alcohol en el organismo, pero aun así la resaca predispone a los accidentes. Algunos estudios incluso han mostrado que conducir con resaca es igual de peligroso que conducir con un nivel de alcohol en sangre del 0,08 %, ilegal en muchos países. Realmente, puede ser más seguro quedarse en la cama.

Aproximadamente tres de cada cuatro personas que beben hasta el punto de experimentar embriaguez presentan cierto grado de resaca a la mañana siguiente. Hay algunos individuos, sin embargo, que tienen la suerte de no padecer resaca aunque hayan bebido hasta el estupor; otros, en cambio, tienen la mala suerte de sufrir resaca aunque solo hayan bebido uno o dos vasos.

La explicación que suele darse a las distintas sensibilidades en relación con el exceso de alcohol es que algunas personas deben de descomponer el alcohol que beben de forma menos eficaz, lo cual conduce a la acumulación de subproductos químicos tóxicos en el cuerpo, que son los que ocasionan los síntomas desagradables asociados con la resaca. Si bebemos lo suficiente, todos produciremos estas sustancias químicas tóxicas en suficientes cantidades como para sentirnos mal a la mañana siguiente. Puede ser que algunos generen estos subproductos con tanta rapidez que se sientan indispuestos incluso después de beber un solo vaso.

El problema que presenta esta teoría es que cuando los síntomas de la resaca se manifiestan con mayor fuerza (es decir, a la mañana siguiente), todo el alcohol y sus diversos metabolitos químicos han abandonado por completo el cuerpo. Por lo tanto, el hecho de tener un metabolismo lento o rápido no explica por qué algunas personas se sienten bien mientras que otras tienen problemas.

Otra teoría es que las resacas se deben a la deshidratación. Y, ciertamente, la falta de agua puede ser un factor concomitante. El alcohol interfiere en la señal que, procedente del cerebro, indica a los riñones que conserven cierta cantidad de agua y eviten que se pierda con la orina. Al no recibir este mensaje, los riñones permiten que el agua se vierta en la orina y en la vejiga. Esto nos hace orinar más de lo que podríamos esperar por la cantidad de líquido que hemos bebido.

Normalmente orinamos más cuando bebemos lo que sea, a causa del volumen de agua que estamos consumiendo. Una cerveza típica contiene un 96 % de agua y un 4 % de alcohol, aproximadamente. Este 4 % acaba por convertirse en una cantidad de agua semejante una vez que el hígado ha hecho su trabajo. En consecuencia, un vaso de cerveza y un vaso de agua acaban por suministrar al organismo prácticamente la misma cantidad de agua.

Sea cual sea la cantidad de agua que contenga lo que bebamos, por cada bebida alcohólica que tomemos, el alcohol contenido en ella nos hará perder alrededor de medio vaso más que si hubiésemos bebido el mismo volumen de agua. Si tomamos cuatro bebidas, puede muy bien ser que perdamos casi un litro de agua. A la mañana siguiente, experimentamos sequedad en la piel y la garganta, los ojos están hundidos y la cabeza y el cuerpo nos duelen como si acabásemos de aterrizar tras un largo vuelo. De hecho, muchas personas describen los mismos síntomas de resaca tras un viaje largo en avión, incluso si no han tomado alcohol durante el trayecto.

A menudo se piensa que beber una cantidad extra de agua durante la noche evitará la deshidratación a la mañana siguiente. Los antiguos romanos siempre añadían agua al vino, pero el objetivo no era evitar las resacas. Lo más probable es que el agua no fuese potable y que fuese más sabrosa y mucho más saludable si se esterilizaba con un poco de alcohol. El agua también ayuda a que la resaca sea menos intensa, pero no mucho. Lo principal que lograremos por medio de beber más agua para compensar el alcohol será orinar más o tener que levantarnos por la noche para ir al baño. A pesar de todo, nos sentiremos secos, sedientos y con resaca por la mañana.

## El regaliz lo arregla todo

Un remedio innovador para la resaca es utilizar sustancias químicas naturales para que los riñones retengan más líquido, en lugar de que el alcohol haga que lo expulsemos como orina. Una de las más conocidas es una sustancia que se encuentra presente de forma natural en el regaliz.

Hoy en día, el regaliz es conocido por la mayoría de la gente como un dulce. Pero es utilizado sobre todo, con diferencia, como aditivo para endulzar el sabor del tabaco. Y la sustancia química responsable del dulzor del regaliz tiene otra propiedad más: al menos temporalmente, hace que nuestros riñones produzcan menos orina. Esta acción es la opuesta a la del alcohol. Por tanto, en teoría, si tomamos regaliz nos sentiremos menos deshidratados por la mañana.

La estrategia de comer regaliz no funciona si lo consumimos a la mañana siguiente; sería demasiado tarde. Así que si no te importa masticar regaliz entre cervezas, el intento puede valer la pena. El regaliz también se encuentra en una amplia variedad de bebidas, desde la absenta y el anís hasta el *ouzo* y la *sambuca*.

De todos modos, como ocurre con todas nuestras panaceas favoritas, hay que ir con precaución. Si se toma demasiado regaliz, los riñones pueden retener tanto líquido que la presión arterial puede subir. Como consecuencia de la retención de agua, también se pierde potasio, que es importante para la salud.

Quienes ofrecen la cura perfecta para la resaca resuelven este problema recomendando que se mastique regaliz durante la noche y, al final de la velada, se tome un vaso de zumo fresco, un puñado de frutos secos o un plátano, excelentes fuentes de potasio todos ellos. Esta solución también se recomienda antes de los vuelos de larga distancia por las mismas razones; además, reduce las ocasiones en las que uno tiene que levantarse, molestar a otras personas y acceder al estrecho inodoro.

## LA RESACA (2.ª PARTE)

Otro factor que contribuye de forma importante a la resaca es lo mal que se duerme tras haber estado bebiendo la noche anterior. Esto no se debe solamente al hecho de acostarse muy tarde, lo cual no ayuda a sentirse bien a la mañana siguiente, sino también al hecho de que el alcohol en sí puede afectar a la calidad del sueño.

En un principio, el alcohol tiene un efecto sedante; mucha gente toma un poco de alcohol por la noche con el fin de conciliar el sueño con mayor facilidad. Y realmente tiene una acción relajante y sedante si esto es lo que uno quiere; este recurso es especialmente útil para las personas que no beben, o que no beben demasiado o con mucha frecuencia. Por supuesto, grandes cantidades de alcohol pueden tranquilizar a un elefante.

Los problemas se presentan una vez que nos hemos dormido. El exceso de alcohol perjudica la fase REM del sueño, aquella en que los ojos se mueven rápidamente como si estuviésemos viendo una película onírica proyectada en el interior de los párpados. Necesitamos el sueño REM para sentirnos como nuevos por la mañana.

Al mismo tiempo, si hemos estado bebiendo, la fase no REM del ciclo del sueño, aquella en la que no soñamos, es más larga y profunda. Es en este período de sueño profundo cuando nuestro cuerpo está más relajado y flexible, y también es cuando solemos roncar, ya que los músculos que mantienen las vías respiratorias abiertas también se relajan profundamente. Esta es la razón por la que, cuando estamos borrachos, roncamos muchísimo más y acabamos durmiendo en el sofá.

A medida que el exceso de alcohol desaparece, el sueño se ve aún más alterado, en la segunda mitad de la noche. Es más probable que nos despertemos entre los ciclos del sueño y que nos cueste más volvernos a dormir. Cuando llega la mañana, aún estamos tratando de recuperar el sueño perdido y nos sentimos cansados y con resaca durante el resto del día.

El cerebro trata de compensar, desesperadamente, los sueños perdidos. Por ello, después de una noche en la que hemos estado bebiendo, el último sueño, el que tenemos justo antes de despertarnos, es muy posible que sea más largo y más vívido, y es más probable que lo recordemos. A menos, por supuesto, que nos levantemos prematuramente porque nuestra vejiga esté llena; en este caso nos perdemos el final de la película, y nos quedamos preguntándonos cómo habría continuado el sueño.

La embriaguez también interfiere en el reloj biológico; da lugar a un estado similar al *jet lag*, en el cual nuestro reloj biológico no está sincronizado con la hora que es en el lugar donde acabamos de aterrizar. Sentimos que es de noche pero en realidad es mediodía, o al contrario. La resaca da lugar a una sensación similar y algunos investigadores creen que el origen del fenómeno es tal vez semejante. En consecuencia, la gente busca en gran medida las mismas soluciones para ambas circunstancias: tomar café o melatonina, hacer ejercicio vigoroso y, por supuesto, ponerse gafas de sol. De hecho, permanecer en la oscuridad resulta útil para paliar las desagradables sensaciones de la resaca y reduce el tiempo de recuperación. Ahora bien, es discutible que contribuya a sincronizar el reloj biológico. La luz siempre parece demasiado brillante al día siguiente.

### El «pelo del perro»

Otra teoría (quienes se emborrachan repetidamente suelen tener muchas teorías) es que la resaca es una especie de síndrome de abstinencia, como el que se experimenta cuando se están dejando las drogas. Después de todo, los síntomas desagradables solo se manifiestan una vez que el alcohol ha abandonado el organismo. Uno no puede estar borracho y experimentar resaca al mismo tiempo, ¿verdad?

Si llevamos este razonamiento impecable a su conclusión obvia, como ocurre en el caso de los otros síndromes de abstinencia, debemos tomar lo que nos falta, lo cual, en el caso de una mala resaca, significa tomar otra bebida. Esta es la lógica que conduce a empezar la mañana con lo que se conoce como una «contracerveza» en Alemania (por analogía con *contraataque* y vocablos similares), una «cerveza de reparación» en Escandinavia o un *richiamino* en Italia. En el mundo de habla inglesa se conoce como tomar el «pelo del perro». Esta llamativa expresión tiene su origen en la idea de que el pelo del perro que te ha mordido podría ayudar a sanar la herida que acaba de infligirte. Y es perfectamente cierto que si uno está experimentando el síndrome de abstinencia en relación con el alcohol, el hecho de tomar el «pelo del perro» (es decir, otra bebida alcohólica) erradica los síntomas, temporalmente. Sin embargo, el síndrome de abstinencia respecto al alcohol y la resaca no son lo mismo. Cualquiera puede tener resaca después de una sesión de bebida, mientras que el síndrome de abstinencia solo afecta a los alcohólicos crónicos. Por supuesto, los alcohólicos también pueden tener resacas, y a menudo las tienen, lo cual hace que el «pelo del perro» sea una buena panacea.

---

Otra teoría acerca de la resaca sostiene que algún factor distinto del alcohol, presente en las bebidas, es la verdadera causa del problema. Algunos rusos juran que nunca tienen resaca después de beber vodka, mientras que otros afirman que solo el vino tinto es problemático (y no su hábito de beber).

Cualquier bebida que tomamos distinta del agua pura está compuesta por una compleja mezcla de sustancias químicas, denominadas *congéneres*, que contribuyen a su sabor, aroma y aspecto únicos. Los congéneres también pueden determinar, en parte, cómo afectan a nuestra salud las bebidas, y la facilidad con la que pueden producir resaca. Por ejemplo, algunos parroquianos sostienen que las bebidas «puras» como la ginebra y el vodka, que no tienen color, tienden menos a causar resaca que las de colores más complejos, como el vino o el güisqui, que tienen más congéneres a la vista. Otra teoría es que algunas bebidas, como el brandi, el *bourbon* y el güisqui, ¡contienen pequeñas cantidades de metanol! Sí, de metanol, el peligroso componente químico ilegal que nos hace enfermar y puede provocarnos ceguera.

El problema que presenta la teoría de los congéneres es que incluso el alcohol puro al 100 % mezclado con agua pura al 100 % puede provocar resaca. De ese modo, incluso si los congéneres o el metanol desempeñan un pequeño papel, el problema principal es el consumo excesivo de alcohol.

## LA MAGIA DE LA MODERACIÓN

La templanza es más que una virtud. Muchos estudios han documentado que las personas que consumen regularmente una pequeña cantidad de alcohol todos los días (una o dos bebidas en el caso de los hombres y la mitad de eso en el caso de las mujeres) tienen una salud significativamente mejor. Y no solo porque sufran menos resacas. Quienes beben alcohol con moderación de forma regular presentan un menor riesgo de desarrollar todo tipo de enfermedades importantes, como ataques cardíacos, accidentes cerebrovasculares, diabetes y algunos tipos de cáncer. De hecho, los que tienen este hábito incluso parecen gozar de una esperanza de vida mayor, en promedio, que los individuos abstemios y los que solo beben ocasionalmente.

Es casi seguro que este fenómeno no tiene nada que ver con el alcohol, sino con la capacidad de poder mantener este hábito. Emborracharse es muy fácil, pero beber pequeñas cantidades regularmente sin cometer excesos o sin pasarse días sin beber es un arte. Este comportamiento requiere autocontrol, sobriedad, disciplina y autoconciencia. No debe resultar extraño que este tipo de individuos sean exactamente los que gozan de mejor salud y los que viven más tiempo.

Los bebedores moderados también son bastante divertidos. Como dice Garrison Keillor: «No hay nada más gracioso que un hombre que empieza a tomar su segunda bebida». Tal vez la risa y la sociabilidad sean otros ingredientes curativos de los que disfrutan quienes beben con moderación, que contribuyen a su buena salud y su longevidad.

Se dice que lo más beneficioso para la salud es tomar un vaso o una copa antes o a lo largo de la principal comida del día. Esta afirmación puede reflejar el comportamiento más saludable de quienes beben con moderación, o puede ser que lo cierto sea lo contrario, que las personas que beben con moderación parecen estar más saludables debido al hecho de que beben a la hora de las comidas.

Beber con las comidas hace que el alcohol suba menos a la cabeza, y es más fácil hacer de ello un hábito regular. Un poco de alcohol también ayuda a que el vaciado del estómago se produzca con mayor lentitud, lo cual contribuye a la sensación de saciedad y reduce la ingesta excesiva. Beber de manera adecuada también puede contribuir significativamente a tener una buena experiencia con la comida, a saborearla más y a estimular los vínculos sociales. El puro placer de tomar un buen trago compensa asimismo el deseo hedonista de encontrar el placer por medio de comer en exceso.

Otra teoría convincente sobre los efectos para la salud del consumo regular y moderado de alcohol es que cualquier efecto beneficioso de esta sustancia sobre la salud es real, pero de corta duración. Y como ocurre con cualquier fármaco recetado por un médico, es posible que tengamos que tomar el alcohol a la misma hora todos los días para poder notar algún beneficio. Como dijo una vez el ex director general de Salud Pública de Estados Unidos, «los medicamentos no actúan en las personas que no los toman». Lo mismo podría ser cierto respecto al alcohol. Pero, evidentemente, si tomamos demasiadas pastillas o demasiado alcohol, nos exponemos a sufrir una intoxicación.

Durante mucho tiempo se pensó que el vino tinto es la única bebida que aporta beneficios a la salud humana tomada de forma regular. Este mito es ampliamente difundido por los médicos amantes del vino y sus colegas vitivinícolas, pero tiene poca base. En realidad, la forma en que afecta a la salud en general el consumo moderado de vino es muy similar a la forma en que afecta el consumo moderado de cerveza, o a la forma en que afecta tomar un vaso de güisqui o ginebra todas las noches. La misma moderación implica los mismos efectos saludables.

Por supuesto, los factores relativos al estilo de vida que permiten una ingesta regular pero limitada, o beber alcohol con las comidas, favorecen el consumo de vino. Por lo tanto, puede haber más bebedores de vino moderados que bebedores de güisqui moderados, por ejemplo. Esta es una razón evidente por la que el vino obtiene todos los elogios en cuanto a los efectos beneficiosos para la salud. Sin embargo, en último término son las personas y sus comportamientos, no el tipo de bebida, lo que determina la moderación.

El vino no está exento de problemas. La botella de vino medio vacía es muy tentadora y aunque esta bebida sea buena para nosotros tomada con moderación, puede perjudicarnos si nos pasamos de la raya. Al menos, en el caso de la cerveza, podemos terminar el botellín sin problemas.

### ¡Son los antioxidantes!

Los beneficios para la salud del vino tinto se suelen atribuir a sus componentes no alcohólicos, especialmente a las cualidades antioxidantes de sus polifenoles, como el ácido cafeico, el ácido gálico y el resveratrol. Se ha demostrado experimentalmente que todas estas sustancias químicas tienen efectos potentes, pero sus cualidades medicinales siguen sin estar claras, sobre todo en las dosis que toman los bebedores de vino moderados. Además, si estos antioxidantes fuesen tan buenos, beber mucho vino sería aún mejor para nosotros, pero esto no es así.

Algunos médicos admiten a regañadientes que la cerveza también contiene sus antioxidantes exclusivos; por ejemplo, las isohumulonas del lúpulo. Es posible que el cuerpo humano absorba mejor algunos de estos antioxidantes que los que se encuentran en el vino. La cerveza también contiene más vitaminas del grupo B.

Ansiosos por validar sus preferencias, los científicos han realizado ensayos comparativos que han mostrado que los antioxidantes del vino tinto superan ligeramente a los que se encuentran en la cerveza en cuanto a algunos parámetros vinculados con la salud. La diferencia es pequeña, y al final del día, los antioxidantes consumidos por medio de la ingesta regular de ambas bebidas son muy equiparables. Lamentablemente, en estas dosis, ambos tipos de antioxidantes carecen de relevancia para nuestra salud.

## EL LADO OSCURO DEL CONSUMO DE ALCOHOL

Antes de empezar a pensar que un vaso de nuestra bebida alcohólica favorita puede ser justo lo que necesitamos en este momento por el bien de nuestra salud, es aleccionador recordar que las borracheras y la ingesta crónica y excesiva de alcohol son las principales causas de muerte evitable, especialmente entre los adultos jóvenes y los hombres, pero también, cada vez más, entre las mujeres. Los costes individuales y sociales son aún más significativos.

Al fin y al cabo, si la moderación es mágica es, sobre todo, porque el consumo excesivo de alcohol es muy perjudicial para la salud. Quienes abusan del alcohol tienen más enfermedades del corazón, más problemas vinculados con la presión arterial alta y más posibilidades de padecer demencia y ciertos tipos de cáncer, el de mama y el de colon especialmente. No es de extrañar que los angelitos que beben un vaso o una copa al día parezcan dechados de salud en comparación.

Incluso el consumo excesivo de alcohol ocasional (la ingesta de más de cuatro bebidas en el plazo de unas pocas horas, a menudo con la intención de emborracharse) está asociado con un mayor riesgo de muerte prematura. La razón de ello no se puede desvincular de los motivos por los cuales la persona puede querer emborracharse; por ejemplo, su estado de ánimo, su estrés, su estilo de vida, su falta de autocontrol, etc. Todos estos son factores que afectan a la salud de forma importante, en sentido negativo; si se les añade un poco de alcohol, se obtiene un cóctel peligroso.

## EN CONCLUSIÓN

El alcohol forma parte de la vida de muchas personas. Alrededor de dos tercios de la totalidad de los adultos beben alcohol al menos ocasionalmente. Entre estos, dos tercios toman un mínimo de una bebida semanalmente, los fines de semana sobre todo. Solo un 10 % de los adultos, aproximadamente, beben todos los días. Estos porcentajes son muy similares en los hombres y las mujeres, aunque ellas suelen consumir menos cantidad (la mitad, en promedio) y con menor frecuencia (la mitad de las veces, también en promedio).

En esencia, el alcohol es una prueba de autocontrol y autoconciencia. Para quienes la pasan, el alcohol puede ser uno de los placeres de la vida, una fuente de felicidad compartida. No es algo que sea deseable o necesario abandonar. No hace que estemos más sanos físicamente, pero no importa; nos puede ayudar a sentirnos felices y relajados, y a ser más sociables. Y esto al menos contribuye a que *nos sintamos* más sanos.

Pero el equilibrio es muy delicado. Un vaso pequeño puede convertirse fácilmente en más, especialmente si la botella ya está abierta. A veces, es mucho más saludable no beber en absoluto y renunciar a la bebida que bajar por esta pendiente resbaladiza.

# ¿De veras tengo que...

# 3

## ... tomar menos cafeína?

Pregunta: *¿Me perjudican el té y el café?*
Respuesta: No en las cantidades en las que
es probable que los consumas.

P: *Entonces, ¿son buenos para mi salud el té y el café?*
R: Depende de la hora en que los tomes.

P: *¿Existe la posibilidad de que consuma demasiado té o café?*
R: Sí.

P: *¿Es adictiva la cafeína?*
R: Sin duda. Pero no constituye realmente
una adicción si no te ocasiona daño.

P: *¿Me ayudará reducir el consumo de cafeína?*
R: Solo si tomar café entra en conflicto
contigo o con tu presupuesto.

P: *¿Debería prescindir de la leche y el azúcar?*
R: Solo para satisfacer tu paladar, si es el caso.

La mayoría de las personas empiezan el día tomando una taza de té o café. Dadas nuestras agendas apretadas, nuestro estilo de vida exigente y los plazos apremiantes, no tenemos tiempo para tomarnos las cosas con calma. Sencillamente, debemos mantener el ritmo. ¡La mayoría de nosotros preferiríamos renunciar a nuestro teléfono inteligente antes que a nuestra taza de café de la mañana!

El café y el té son muchas cosas para numerosas personas. Pero ante todo son «traficantes de drogas», medios de entrega de un estimulante químico conocido como *cafeína*. La cafeína no contribuye en nada al sabor o el aroma del té o el café, pero tras beberla, se apresura a entrar en el cerebro y bloquea los receptores responsables de entorpecer la actividad cerebral. Al bloquearse el embotamiento del cerebro, experimentamos una sensación de revitalización y alerta y una ligera euforia. Solemos hablar del *subidón del café*, si bien es probable que obtengamos este mismo efecto tras tomar una taza de té, la cual suele contener tanta cafeína como la típica taza de café instantáneo.

La cafeína también es un componente de las bebidas energéticas; nos saca de nuestro sopor y nos proporciona la energía revitalizante que nos permite hacer lo que debemos. Hay quienes afirman que no les sería posible realizar ninguna tarea sin el auxilio de esa taza o vaso de primera hora de la mañana. Tanto es así que la cafeína ha sido considerada durante mucho tiempo una musa inspiradora, una fuente inagotable de creatividad. Beethoven, Bach, Mahler, Balzac y Sartre eran adictos al café. No es que la cafeína nos vuelva más creativos, pero sí hace menos probable que estemos cansados o embotados, lo cual puede ser igual de valioso.

Muchas personas no experimentan un subidón con su taza de té o café, sino que para ellas la experiencia es profundamente relajante. Obtienen una sensación de calma, bienestar y concentración; su mente deja de estar distraída; su estado de ánimo mejora, y le sobreviene el sentimiento optimista de que todo va a ir bien.

En este sentido, la ingesta de cafeína se parece mucho a la meditación: ambas prácticas son casi rituales y acaban por constituir un hábito, y con ambas se alcanza un estado de atención y autoconciencia. Otra característica que tienen en común es que no estimulan la creatividad. Realizamos los nuevos descubrimientos dejando que la mente deambule libremente. ¿Cuántas buenas ideas nos han venido mientras estábamos caminando o en el baño? ¿Cuántas de ellas hemos olvidado rápidamente cuando nos hemos vuelto a concentrar? La cafeína, la meditación y el trabajo duro (del estilo arreglar un agujero por donde entra la lluvia) incrementan nuestro enfoque en las tareas que tenemos entre manos y evitan que nuestra mente divague. Pueden ayudarnos a ser productivos, pero no creativos, en realidad.

La mejor analogía que podemos hacer en relación con la cafeína es que es, probablemente, lo más parecido a una máquina del tiempo. Al menos, cambia la percepción que tenemos de este. Cuando estamos tristes, estresados o agotados, nuestro reloj interno se ralentiza y el tiempo parece arrastrarse. Por el contrario, la estimulación que nos brinda la cafeína acelera nuestro reloj, por lo que el tiempo vuela cuando hemos tomado café, tanto como lo hace cuando nos lo pasamos bien.

Los efectos de la cafeína en el cerebro empiezan a notarse poco después de tomar la primera taza. La cafeína que entra en nuestro estómago tarda entre quince y veinte minutos en llegar al cerebro. Algunas personas parecen experimentar el subidón mucho antes, a veces segundos después del primer sorbo de la mañana, o incluso justo después de oler el agradable aroma del café. Esto no se debe solamente a la anticipación de la recompensa o a nuestra dulce imaginación, sino que, realmente, el solo hecho de saborear u oler la amarga cafeína hace que el cerebro pase a estar más alerta. Del mismo modo, el solo hecho de mantener el café en la boca, sin tragarlo, puede bastar para obtener el efecto.

La cafeína es una de las sustancias por excelencia utilizadas para mejorar el rendimiento. Somos muchos los que la tomamos para mejorar nuestra capacidad mental en función de la necesidad del momento; la cafeína estimula la concentración, el estado de alerta y la memoria. Por ejemplo, tomar una pequeña dosis de cafeína antes de asistir a una conferencia incrementa las posibilidades de que recordemos lo que se diga en ella, y también las posibilidades de que no nos quedemos dormidos escuchándola. Por las mismas razones, bajas dosis de cafeína también pueden hacer que conduzcamos mejor.

De igual modo, la cafeína también puede tener efectos significativos sobre nuestro rendimiento físico, al aumentar la fuerza de los latidos del corazón y al hacer que tardemos más tiempo en sentirnos agotados. El efecto no es muy grande, pero pequeñas sutilidades pueden significar la diferencia entre ganar y perder en muchos deportes de élite. Esta es la razón por la cual la cafeína es una de las sustancias de mejora del rendimiento más ampliamente utilizadas en el ámbito del deporte.

## La tragedia del «The Cappuccino Kid»

Hace tiempo que está reconocida la capacidad de la cafeína de mejorar el rendimiento deportivo, hasta el punto de que, a partir de la década de los sesenta, el Comité Olímpico Internacional (COI) consideró la presencia de concentraciones elevadas de cafeína en la orina un intento deliberado de dopaje. El límite tolerable se estableció en un nivel superior al que cabe esperar a partir del consumo normal de té o café, lo que significaba que cualquiera que lo violase habría tomado deliberadamente, con toda probabilidad, suplementos concentrados con el objetivo de mejorar su rendimiento.

En los Juegos Olímpicos de Seúl de 1988, el furor en torno a todas las drogas que incrementaban el rendimiento llegó a un punto álgido, ya que el velocista Ben Johnson fue descalificado y enviado a casa deshonrosamente por consumir estanozolol. Pero no fue el único. El deportista australiano Alex Watson, que competía en el pentatlón moderno, también tuvo problemas con las autoridades olímpicas en Corea. En este caso, lo expulsaron por tener concentraciones elevadas de cafeína en la orina. Los medios lo etiquetaron como «The Cappuccino Kid», 'el chico capuchino'.

Alex había estado bebiendo una taza de café aproximadamente cada hora durante el agotador evento de esgrima, de doce horas de duración. En teoría, este consumo no debería haber sido suficiente para superar el límite. De hecho, otros competidores que participaron en el mismo evento pudieron haber bebido tanto café o incluso más, pero no superaron el umbral. El problema era que la prueba de orina a la que tuvo que someterse no constituía una forma fiable de calcular la ingesta y estaba sujeta a una considerable variabilidad de persona a persona. Más adelante fue absuelto de toda infracción y en el 2004 el COI levantó completamente las restricciones relativas a la ingesta de cafeína por parte de los deportistas. Hoy en día, pueden tomar toda la cafeína que necesiten, pues está reconocido que no se requieren grandes dosis para mejorar el rendimiento. Un par de tazas suelen bastar; de hecho, si se toma una cantidad mayor, el rendimiento puede resentirse.

---

Los efectos de la cafeína sobre el cerebro son más pronunciados en quienes no toman café o té de manera habitual. Estos individuos pueden consumirla como un fármaco de mejora del rendimiento según sea necesario. La mayoría de las personas beben al menos una taza o dos todos los días, y la consecuencia de ello es que sus cuerpos se adaptan y descomponen la cafeína a un ritmo más rápido. Esto hace que, con la misma taza de café, al cerebro de los bebedores habituales llegue la mitad de cafeína que al cerebro de los bebedores ocasionales. Lo mismo ocurre con los fumadores, que obtienen menos cafeína por taza porque el humo del cigarrillo acelera la metabolización de esta sustancia. Esta puede ser una de las razones por las cuales la cafeína y la nicotina a menudo parecen ser compañeras de cama.

Las propiedades estimulantes de la cafeína también parecen funcionar mejor cuando los receptores embotadores presentes en el cerebro están totalmente ocupados; por ejemplo, cuando nos sentimos realmente cansados o privados de sueño, cuando debemos afrontar tareas largas y exigentes o a primera hora de la mañana, cuando aún nos estamos despertando.

Sin embargo, cuando queremos que esos mismos receptores embotadores hagan su trabajo y aletarguen nuestro cerebro, para dormirnos por la noche por ejemplo, la cafeína puede interferir en el proceso. Esta es la razón por la cual esta sustancia se usa a menudo para evitar el adormecimiento; hace que nos mantengamos alertas y despiertos cuando deberíamos estar dormidos, especialmente cuando debemos trabajar o conducir a altas horas de la madrugada. Pero este es también el motivo por el cual algunos no pueden conciliar el sueño después de haber tomado café por la tarde o por la noche (sobre todo, en este último caso). Incluso unas tazas adicionales de café por la mañana pueden ser suficientes para causar insomnio en algunas personas. De todos modos, la mayor parte de quienes consumen cafeína con regularidad son casi inmunes a los efectos del café y el té sobre el sueño, e incluso pueden tomar un expreso después de cenar y dormirse igualmente.

## ¿A QUÉ FUENTE DE CAFEÍNA ES MEJOR ACUDIR?

La variedad infinita de granos de café y el procesamiento al que son sometidos para obtener el producto final significa que la cantidad de cafeína que consumimos cuando bebemos una taza puede ser muy diversa. En general, el contenido de cafeína es muy similar en un pequeño expreso solo y en una taza de café instantáneo, en una taza de café colado o en un café con leche. Sin embargo, la cantidad de cafeína puede ser el doble o la mitad del promedio en función de varios factores, como los métodos de tostado o molido, la proporción de café por medida de agua, el tiempo de preparación y el tipo de grano de café.

Los granos menos tostados tienen, por lo general, más cafeína, porque cuanto más largo es el tiempo de tostadura, más cafeína se destruye. Los granos más tostados también son más suaves y dulces (menos amargos).

En esencia, las empresas cafeteras industriales utilizan dos variedades de café, la arábica y la robusta. Más de tres cuartas partes del café que se vende en el mundo hoy en día pertenecen a la especie arábica, que incluye muchas variedades, como la java, *moka*, Colombia, *blue mountain* y *bourbon*. Casi todo el resto es café robusta, si bien una pequeña cantidad es libérica. En Filipinas, esta última especie se conoce también como *barako*, palabra que, en el idioma del país, significa 'machismo masculino' o 'audacia pura'.

El grano de café robusta es de color más claro y contiene casi el doble de cafeína y un poco más de antioxidantes que el grano de arábica, más oscuro. El café 100 % robusta se suele describir como más terroso, más amargo o con un sabor más duro, a café quemado, mientras que el 100 % arábica es más almendrado, más suave, más rico y más dulce (o mucho menos amargo). Muchos cafés constituyen una mezcla estudiada de ambos tipos.

## El mito del caracolillo

El café se elabora con las semillas verdes de la planta del café. En inglés se las llama *coffee beans*, literalmente 'alubias de café', a causa de la forma que presentan, que recuerda la de esta legumbre. Ahora bien, la planta del café no es una leguminosa, y sus semillas no tienen nada que ver con las alubias.

La forma mencionada se debe al hecho de que suele haber dos semillas en cada baya. (Las bayas del café también son conocidas como *cerezas*, a causa de su color rojo brillante). Las semillas gemelas compiten por el espacio y chocan entre sí, lo que da lugar a la característica superficie plana en el lado en el que se juntan, mientras que el lado libre permanece redondeado.

Pero no siempre es fácil que las dos semillas prosperen, y a veces una de ellas no lo hace. Esto deja espacio para que la semilla restante crezca y llene dicho espacio, lo cual da lugar a una semilla redonda, poco habitual, conocida como *caracolillo*.

En promedio, alrededor del 5 % de todas las semillas de café son caracolillos. En el caso de algunas variedades, esta cantidad puede ser el doble, mientras que en el caso de otras puede ser la mitad. Una buena cosecha generalmente contiene menos caracolillos, mientras que una cosecha mala a menudo contiene más, ya que cuanto peores son las condiciones más probable es que una de las dos semillas no sobreviva. Esta es una situación afortunada para los productores de café, ya que los caracolillos son más caros que las semillas habituales, de manera que esta circunstancia puede ayudarlos a sobrevivir en los malos tiempos.

Debido a su escasez, y a las dificultades que implica cosecharlos, los caracolillos han alcanzado un estatus mítico entre los aficionados al café. Los expertos afirman que saben diferente. Cuando menos, su tamaño extra implica que se tuesten de otra manera. Y, sobre todo, su precio es más elevado. Casi se puede saborear su carácter exclusivo.

---

Los granos de café verdes pueden descafeinarse antes de tostarse. En este caso, conservan muchos de sus interesantes y sabrosos componentes químicos, pero el 95 % de la cafeína es erradicada, lo que significa que una taza estándar de café descafeinado contiene alrededor del 5 % de la cafeína que podemos encontrar en una taza de café no descafeinado. Esta cantidad es suficiente para levantar el ánimo a quienes no acostumbran a beber té o café.

La descafeinización se logra, por lo general, remojando los granos de café verde en agua caliente. Es lo que se conoce como el *método suizo del agua*, y es esencialmente lo mismo que descartar la primera agua caliente en la que se ha sumergido el té verde. La cafeína también se puede eliminar mezclando los granos con aceite obtenido a partir del café molido y usado, con dióxido de carbono o con disolventes químicos. Este último método muchas veces se denomina, erróneamente, *descafeinización natural* porque se utiliza el acetato de etileno, un disolvente químico que se encuentra de forma natural en las manzanas. Pero no se emplean manzanas en este proceso.

El contenido en cafeína de una taza de té también es muy variable y depende de muchos factores. En promedio, una taza típica de té negro contiene aproximadamente dos tercios de la cafeína que hay en un expreso. A diferencia de lo que ocurre con el café, cuanto más oscuro es el té, mayor es su contenido en cafeína. La cafeína resulta parcialmente destruida en el procesamiento del té, por lo que el té mínimamente procesado (verde) contiene, por lo general, la misma cantidad que un expreso o incluso más, dependiendo del tiempo que haya estado sumergido en agua y de si la primera infusión se ha descartado. Esto último constituye una práctica tradicional habitual que tiene por finalidad reducir el contenido de cafeína y el amargor desagradable asociado con la primera inmersión en agua caliente.

## La leche y los dos azucarillos

Algunas personas añaden leche a su té o café. Otras no. No hay razones de peso que justifiquen que una de estas dos costumbres sea mejor que la otra. No hay más factores en juego que la forma en que nos gusta tomar el té o el café y el hábito que hayamos adquirido.

Las razones por las que algunos empezaron a poner leche en estas bebidas están tan poco claras como oscuro es el café. El hecho de añadir leche fría hace que el té o el café no estén tan calientes y, por lo tanto, se puedan beber antes. Y poner la leche primero evita, además, que la taza de porcelana se agriete con el agua o el café hirviendo.

Curiosamente, la grasa de la leche también ayuda a que la bebida permanezca caliente más tiempo, al reducir el enfriamiento debido a la evaporación. De esta forma, la tradicional taza de café que tomaban los trabajadores podía mantenerse caliente durante el breve tiempo de descanso. Este efecto es menor con la leche desnatada, baja en grasa. Pero afortunadamente hoy en día contamos con los vasos de poliestireno con tapa, en cuyo interior incluso el agua caliente conserva la temperatura.

El sabor fuerte y amargo de algunos tés y cafés puede suavizarse sustancialmente por medio de la leche. Algunas mezclas de té (por ejemplo, la conocida como *English Breakfast* 'desayuno inglés') son deliberadamente fuertes porque se parte de la premisa de que los consumidores les van a añadir leche. La leche no interfiere en el ligero potencial antioxidante del té y el café, por lo que no hace que sean más o menos saludables.

El azúcar también se les añade a menudo con el fin de que aquellos a quienes no les gusta su sabor amargo puedan también disfrutarlos. Pero debido al hecho de que el cerebro se alimenta de glucosa, especialmente cuando las condiciones son adversas, el azúcar también lo estimula. Por este motivo, añadir una cucharadita de azúcar a nuestra bebida, o combinarla con algún alimento azucarado (como una magdalena o una galleta), nos proporciona una mayor sensación de energía que si la tomamos sola.

A las personas más concienciadas respecto a los temas de salud, la idea de añadir dos cucharaditas de azúcar blanco por taza les parece aborrecible. En realidad, las 15 calorías que contiene una cucharadita no son muchas comparadas con las 2.000 que ingerimos al comer todos los días, procedentes de otras fuentes. De modo que si nos gusta poner un par de azucarillos en nuestro café, no es algo a lo que debamos renunciar por motivos de salud. La magdalena que lo acompaña, que sí contiene cientos de calorías, es probablemente mucho más peligrosa que la cucharada de azúcar que nos ayuda a tomarnos el café.

---

La cafeína no se encuentra solamente en el té y el café, sino también en las semillas, las hojas y los frutos de más de cincuenta plantas, incluidas la guaraná y la yerba mate. A menudo se añaden extractos de estas plantas exóticas a las bebidas energéticas para aumentar su contenido en cafeína, y también para consolidar nuestra creencia en sus efectos sobre el cerebro. Algunos refrescos con gas y algunas bebidas energéticas están reforzados con cafeína. Por ejemplo, una lata de Coca-Cola *light* contiene aproximadamente la misma cantidad de cafeína que una taza de té negro. Y una lata de pequeño tamaño de una bebida energética contiene, probablemente, la misma cantidad de cafeína que una taza de café típica.

## LOS ASPECTOS POSITIVOS DE LA CAFEÍNA

Debido a los efectos intensos que tiene la cafeína en nuestro cerebro, no es extraño que el té y el café sean vistos como tónicos vitales. Pero sus efectos a largo plazo también parecen ser sorprendentemente positivos para la salud humana.

La mayor parte de los estudios observacionales muestran que el riesgo de muerte es un 10 % menor, en promedio y en cualquier lapso de tiempo que se considere, en las personas que beben una taza de té o café todos los días que en aquellas que no presentan este comportamiento. Tal vez no te parezca un efecto descomunal; sin embargo, debes saber que el riesgo de muerte se reduce en un porcentaje similar entre los fumadores que abandonan el tabaco.

Algunos estudios también sugieren que las personas que beben té y café son un poco menos propensas a desarrollar enfermedades potencialmente mortales, incluidas las más habituales, como las afecciones cardíacas, los accidentes cerebrovasculares, la diabetes, algunos tipos de cáncer y la demencia. La diferencia no es muy sustancial, pero es lo bastante notoria como para tenerla en cuenta.

Todavía no se sabe cómo se producen estas asociaciones positivas. Probablemente, el factor beneficioso para la salud no sea la cafeína. Quienes beben regularmente café descafeinado parecen obtener unos beneficios similares, por taza consumida, a los que obtienen quienes beben café expreso.

## Champú y acondicionador

Si aún no estábamos del todo convencidos de los muchos beneficios de nuestra dosis diaria de cafeína, ¡resulta que también previene la pérdida de cabello! Y no, no es porque un trago de cafeína haga que sea menos probable que te arranques el pelo víctima de la frustración o el aburrimiento. De hecho, cuando se aplica cafeína directamente sobre el cuero cabelludo, parece bloquear algunos de los efectos de la hormona masculina testosterona, la cual es uno de los factores que suelen contribuir a la pérdida de cabello, tanto entre los hombres como entre las mujeres. En consecuencia, la cafeína se encuentra actualmente en muchos acondicionadores populares.

Pero si bien el hecho de aplicarte una taza de té o café en la cabeza cada día podría ayudarte a prevenir la pérdida de cabello, sería un desperdicio terrible y mancharía tu pelo más de lo que evitaría su caída. ¡Es mejor que compres el acondicionador!

Por desgracia, no se pueden lograr los mismos resultados por medio de tomar mucho café. La cafeína tiene que llegar a los folículos pilosos para tener algún efecto. Para obtener tanta cafeína como la que contiene un acondicionador, deberías beber más de cincuenta tazas al día. Tal vez esto explique el cabello de Beethoven.

## LA QUÍMICA DEL TÉ Y EL CAFÉ

El café es mucho más que cafeína. Cuando los granos de café son fermentados, tostados, destilados y filtrados, pueden liberar más de mil sustancias diferentes, incluida la cafeína. Algunas de estas sustancias pueden ser, en teoría, beneficiosas para la salud humana, al menos en las dosis altas utilizadas en los estudios experimentales. Estas sustancias incluyen antioxidantes, lignanos, quinidas y minerales. Sin embargo, ninguna de ellas, por sí sola, explica la asociación entre el café y el té y la buena salud a largo plazo.

El té constituye una mezcla igualmente compleja de sustancias químicas. El más ampliamente consumido en los países occidentales es el té negro, el cual se prepara a partir de hojas de té que han sido fermentadas y oxidadas. En cambio, las hojas del té *oolong* solo se han oxidado parcialmente, y las del té verde se han procesado mínimamente antes del secado. Este procesamiento da lugar a toda una gama de sabores y capacidades astringentes, y a distintos contenidos de cafeína.

En todos los casos, la hoja de té seca se empapa en agua caliente o en agua hirviendo para que libere la compleja mezcla de polifenoles que contiene en su interior, incluidos los famosos antioxidantes flavonoides, como el galato de epigalocatequina. Algunos de estos antioxidantes se pierden o transforman durante el secado y la oxidación prolongados necesarios para elaborar el té negro. Pero aún quedan los suficientes como para constituir la principal fuente de flavanoles alimentarios para quienes no acostumbran a tomar mucha fruta.

El té mínimamente procesado, como el té verde, tiene por lo general la mayor concentración de antioxidantes. Este hecho ha llevado a muchas personas concienciadas por los temas de salud a acudir en masa a consumir té verde, como si pudiese ser la clave de la eterna juventud. En apoyo a esta idea, es bien sabido que los habitantes de Okinawa (Japón), cuya esperanza de vida media excede la del estadounidense promedio en más de diez años, prefieren beber té verde.

Las infusiones distintas del té están hechas con hierbas, flores, semillas o frutas, no con hojas de té. No llevan cafeína, pero pueden contener muchos flavonoides y otros antioxidantes. A menudo, las infusiones de hierbas se utilizan por los efectos específicos que tienen sus fitoquímicos en nuestro cerebro, como la estimulación o la relajación. Los efectos a largo plazo de estas bebidas sobre la salud humana son inciertos y tan variados como las infusiones en sí, aunque, dada su larga historia y su consumo generalizado, la mayor parte pueden considerarse seguras, con algunas excepciones. Por ejemplo, la consuelda contiene toxinas que causan daño hepático si se consume con regularidad. Y la manzanilla puede causar reacciones alérgicas graves en las personas sensibles al polen.

## EL GRAN ESCAPE

Más que la cafeína, más que todos los antioxidantes y flavonoides, nuestra taza diaria de té o café tiene un efecto real y predecible sobre la forma en que nos sentimos. En cierta medida, nuestro estado de salud tiene un origen mental, y esto es muy cierto en relación con el té y el café.

Los supuestos beneficios para la salud de tomar una taza de té o café con regularidad pueden no tener nada que ver con la bebida en sí. Tal vez el mero hecho de detenernos a tomar una o dos tazas durante el día sea suficiente para que nos sintamos felices, gratificados y relajados, o, como mínimo, menos desconcentrados durante un rato.

No hay duda de que la felicidad es un factor importante para gozar de buena salud. Y saber que podemos tener en nuestras manos un café o sentarnos a tomar una taza de té significa que sabemos que hay algo en nuestro día a día que nos hará sentir de manera diferente, que contamos con otro espacio al que poder acudir. «¡Paren el mundo que me bajo!». En realidad, se dan menos casos de depresión y suicidio entre quienes hallan refugio en el café o el té.

El café y el té también se suelen tomar durante los descansos del trabajo. Y, como se explica en otra parte de este libro, levantarnos de la silla es bueno para nuestra salud de muchas maneras. Uno de los beneficios del café y el té es alejarnos de nuestro escritorio, así como de nuestras cargas.

Tomar café y té también es, muchas veces, un ritual social, asociado con la interacción cordial con los demás, con la bebida como facilitadora. Este fenómeno no es nuevo. Durante cientos de años, las cafeterías (abreviadas como «cafés») y las casas de té han sido centros de actividad social, y siguen siéndolo hoy en día. Como dijo en una ocasión Howard Schultz, el fundador de Starbucks, es sorprendente «el poder que puede tener el hecho de saborear una simple taza de café a la hora de conectar a las personas y crear comunidad». Esta interacción social eleva el ánimo y alivia el estrés y, con ello, mejora la salud. Por lo tanto, los beneficios pueden no tener nada que ver con los componentes químicos, y todo que ver con la bebida en sí.

## EL LADO OSCURO DE LA CAFEÍNA

Al mismo tiempo, la cafeína es también, sin duda, un veneno letal. Afortunadamente, los humanos poseemos una tolerancia notable a ella. Esto se debe al hecho de que todos nosotros tenemos enzimas en el hígado que la inactivan con rapidez al descomponerla en metabolitos inofensivos. Para poder suicidarnos con la ingesta de café, deberíamos tomar medio kilogramo de café instantáneo o beber cerca de cincuenta cafés expresos dobles de una sola sentada.

Las enzimas protectoras están un poco menos activas en las mujeres, lo que significa que la cafeína les afecta más que a los hombres. Esta diferencia entre sexos es aún más marcada durante el embarazo; en este contexto, una sola taza de café aporta niveles más altos y sostenidos de cafeína a la mujer. En cambio, los gatos, perros y pájaros no cuentan con ningún tipo de enzima protectora, lo cual significa que cantidades muy pequeñas de cafeína pueden acabar fácilmente con su vida.

A pesar de contar con unas enzimas altamente protectoras, es posible que el café llegue a matarnos. El caso más notorio del que se tiene noticia es la muerte del dramaturgo francés Honoré de Balzac. Balzac era famoso por sus hábitos de trabajo: se pasaba noches enfrascado en sus manuscritos, inspirado por una cantidad interminable de café solo; al parecer, en ocasiones bebía hasta cincuenta expresos diarios, e incluso se comía los posos del café. Este tipo de consumo no era inusual; según parece, Bach, Beethoven y Voltaire también abusaban del café.

En esos tiempos, como actualmente, la opinión mayoritaria era que el café proporcionaba inspiración. *Sir* James Mackintosh atestiguó que «los poderes de la mente del hombre son directamente proporcionales a la cantidad de café que consume». Pero, como el siempre realista Balzac se apresuró a señalar, «como sabe todo el mundo, el café solamente hace que la gente aburrida sea aún más aburrida».

Al final, se dice que fue el café el que acabó con Balzac. En su autopsia histórica, no se menciona nada de su falta de sueño permanente, su abundante ingesta de vino francés, su mala nutrición o la falta de condiciones sanitarias del cuchitril en el que escribía. ¡Incluso en esa época parecía mejor agotarse que no dar la talla!

Algunos estudios han puesto de manifiesto que las personas que beben demasiado té o café (por ejemplo, más de cinco u ocho tazas al día) no solo no obtienen los mismos beneficios que quienes toman cantidades más modestas, sino que también desarrollan en mayor medida ciertas enfermedades. La interpretación de esos estudios siempre se ve empañada por las razones por las que algunos beben mucho más que otros, como el mayor estrés al que están expuestos. El café y el té contienen toxinas en pequeñas cantidades, la acrilamida y el diterpeno, lo cual significa que un consumo exagerado de estas bebidas puede acabar por proporcionar una dosis lo suficientemente elevada como para que empiecen a presentarse problemas.

En el caso de aquellos que no toman cafeína con regularidad, el hecho de tomar una taza puede hacer que experimenten una serie de efectos desagradables. La cafeína puede provocar que muchos bebedores ocasionales se sientan tensos y nerviosos. Es fácil que una taza de café les haga orinar más, en parte a causa del nerviosismo y en parte porque la cafeína estimula a los riñones a producir más orina. La cafeína también hace que la vejiga se contraiga con más fuerza cuando está casi llena, lo cual incrementa las ganas de orinar o hace que se presenten antes.

Este último fenómeno se da también, sobre todo, en quienes no toman esas bebidas regularmente. La mayor parte de las personas que toman al menos una taza o dos al día no experimentan efectos significativos en la vejiga, aparte de los que pueda ocasionar el volumen de líquido ingerido. En consecuencia, no es especialmente necesario consumir un vaso de agua con el café para evitar la deshidratación, si bien esta es una costumbre vigente en Italia. En Roma, concretamente, es importante beber el agua *antes* de tomar el café y no después; de lo contrario, se estaría insinuando que nos han servido un café horrible y que estamos tratando de quitarnos el mal sabor de boca.

La cafeína incrementa ligeramente la presión arterial. Este efecto también es más pronunciado en los bebedores ocasionales; de hecho, incluso es probable que solo afecte a estos, y solo inmediatamente después de haber tomado la bebida. Debo destacar que la ingesta típica de dos o tres tazas de té o café diarias no está asociada con un mayor riesgo de hipertensión a largo plazo.

La fuerza de nuestros huesos también puede verse influida por el café y el té que bebemos. Es bastante normal que los huesos se vuelvan más frágiles con la edad. En algún momento, esta pérdida ósea relacionada con la edad puede llegar a ser tan importante que la integridad estructural puede verse comprometida, lo cual facilita que los huesos se rompan. Es la denominada *osteoporosis*. Durante su vida, aproximadamente la mitad de las mujeres de cincuenta años o más padecerán una o más fracturas en partes delgadas de los huesos.

Algunos estudios han mostrado que es posible que las personas que beben café o té con regularidad tengan los huesos ligeramente más quebradizos. Esto se suele atribuir a una mayor pérdida de calcio por la orina, ya que producimos más de esta cuando tomamos cafeína. Recordemos que el calcio es el principal mineral presente en los huesos y el que hace que estén fuertes. Sin embargo, no hay indicios claros de que el café o el té den lugar a más fracturas o a más problemas derivados de estas. Podemos adoptar medidas mucho más importantes que renunciar a nuestra taza diaria con el fin de mantener los huesos fuertes.

## Las manchas de café

El café, el té y el vino tinto dejan una marca indeleble en nuestras vidas, y no solo en nuestra ropa, la moqueta y los muebles. Echa un vistazo a tu taza de café favorita y verás una mancha que no se deja lavar. Ocurre lo mismo con nuestros dientes. Pueden verse sólidos y lisos por fuera, pero al igual que ocurre con la porcelana de una taza de té, son ligeramente porosos, lo suficiente como para dejar entrar las manchas y mantenerlas ahí. Dado que alrededor de la mitad de la población bebe café de forma regular, este es uno de los principales factores que contribuyen a que los dientes adquieran un color amarillento. De todos modos, son muchos quienes opinan que, consumido a diario, el té negro tiene un mayor efecto de tinción, debido a que sus flavonoides son más oscuros.

No hay una solución fácil para las manchas de café. ¿Quién tiene tiempo para lavarse los dientes o enjuagarse después de cada taza de té o café? De todos modos, el café tiñe cualquier placa presente en los dientes mucho más de lo que tiñe los dientes mismos, por lo que mantener nuestros dientes libres de placa reduce la posibilidad de que se manchen o debamos blanquearlos.

## EL SÍNDROME DE ABSTINENCIA

Otro posible inconveniente que presenta la ingesta habitual de cafeína son los efectos que experimentamos cuando pasamos a tomar menos o cuando dejamos de tomarla. Podemos padecer dolor de cabeza (el síntoma más habitual), fatiga, falta de atención, irritabilidad y mal humor. Todo ello son muestras del síndrome de abstinencia.

Es probable que la mitad de los consumidores habituales de té o café experimenten ciertos efectos relacionados con la abstinencia si su organismo deja de recibir la cafeína a la que están acostumbrados. Cuanto más bebamos y cuanto mayor sea la regularidad con que lo hacemos, más probable será que experimentemos síntomas de abstinencia si alguna vez dejamos de beber. La sensación de alivio que obtenemos de nuestra «solución» matutina solo sirve para reforzar la adicción.

Quienes bebían café de forma habitual suelen experimentar los síntomas uno o dos días después de haber erradicado el consumo de cafeína. Por lo general, los síntomas duran solo uno o dos días, pero a veces pueden prolongarse hasta una semana antes de empezar a remitir. El síndrome de abstinencia no se presenta pocas horas después de tomar la última taza, a pesar de lo que afirman los bebedores asiduos; lo que están experimentando en realidad es un descenso de la vitalidad y la concentración de los que han gozado coincidiendo con los niveles máximos de cafeína, que se alcanzan un par de horas después de beber la última taza.

## EN CONCLUSIÓN

El café y el té pueden parecer lujos que nos permitimos, pero esto no significa que tengamos que renunciar a ellos en la austera búsqueda de una buena salud y una larga vida. Su consumo regular no debe ser perjudicial. La cafeína mejora nuestro estado de ánimo y nos ayuda a concentrarnos cuando tenemos el cerebro embotado. También puede ser un recurso meditativo que nos permita relajarnos y enfocar la mente en un mundo lleno de distracciones o en esas tediosas mañanas improductivas en las que nada parece ir como habíamos planeado. ¡Al menos podemos parar y servirnos una taza! Ahora bien, ¿son realmente buenos para nosotros el té y el café, o solo nos lo parece? Esta cuestión no está clara. En el mejor de los casos, el efecto que tienen sobre nuestra salud no es suficiente para justificar que los tomemos si no nos gustan. Pero si nos apetecen, vale la pena que los disfrutemos y que compartamos con los demás esos momentos.

# ¿De veras tengo que...

# 4

## ... rebajar la cintura?

Pregunta: *¿Es realmente problemático tener sobrepeso?*
Respuesta: Es tu mayor problema.

P: *¿Cómo lo hacen algunas personas con sobrepeso para mantenerse saludables?*
R: Almacenan la grasa de forma eficaz.

P: *¿Por qué es tan peligroso el sobrepeso?*
R: Porque la grasa se acumula en los lugares inapropiados.

P: *¿Por qué cuesta tanto perder peso?*
R: Porque nuestro cerebro piensa que nos conviene seguir estando corpulentos.

P: *¿Por qué hay hombres con senos?*
R: Porque la grasa genera hormonas que los hacen crecer.

P: *¿Será bueno para mí que me desprenda de la grasa de la cintura?*
R: A largo plazo, sí.

El desafío de salud más importante de nuestra vida es mantener la cintura bajo control. La forma en que cada uno de nosotros (y nuestra cintura) afrontemos este desafío será lo que determinará en mayor medida lo que ocurra con nuestra salud y el tiempo que viviremos.

El hecho de que se acumule más grasa de la conveniente en relación con la forma y el tamaño del cuerpo es responsable, en gran medida, del exceso de enfermedades crónicas que afectan al ser humano en nuestros días. Cada centímetro de grasa adicional acumulada en la cintura puede ir inclinando la balanza poco a poco, hasta que la salud acabe por resentirse. Quienes acumulan grasa corporal de forma constante hasta el punto de volverse obesos acaban por perder, en promedio, una década de vida saludable como mínimo. Solo hay algo que acorte más la vida: fumar a lo largo de toda la adultez.

A pesar de nuestras mejores intenciones y de que aborrezcamos la idea de engordar, entre un tercio y la mitad de todos nosotros acabaremos por estar obesos. Al menos la mitad de las mujeres visten ropa una talla superior en cada década de su vida adulta, desde los veinte hasta los sesenta años: pasan de la S a la M, de la M a la L, de la L a la XL y de la XL a la XXL; cada talla corresponde a unas medidas unos cinco centímetros superiores a la anterior. Hace un siglo esto habría sido impensable; los vestidos se los podían poner las mujeres durante toda su vida, después las hijas y después las nietas. Hoy en día, es difícil que los vestidos se adapten bien al cuerpo durante más de una década; lo normal es que, en este tiempo, se nos queden pequeños.

## EL BANCO DE GRASA

En nuestro cuerpo, la energía es como el dinero, y la grasa es el banco perfecto donde almacenarla.

Todos los días tenemos gastos. Tenemos que desprendernos de un poco de dinero para salir adelante; por ejemplo, para pagar la factura de la luz con el fin de que las bombillas sigan encendiéndose. Pero cuando aportamos más de lo que gastamos durante el mismo período de tiempo, está claro que el saldo de nuestra cuenta bancaria aumenta.

Este colchón es muy útil para aquellas ocasiones en las que conviene gastar un poco más; por ejemplo, cuando queremos comprar un automóvil o un televisor de pantalla plana o cuando debemos pagar una factura médica cuantiosa. También es importante para las épocas de escasez en las que entra muy poco dinero, a veces incluso menos del que necesitamos para vivir con lo justo. Procuramos contar con un fondo de reserva que amortigüe el golpe si llegan tiempos en los que se presenten necesidades extraordinarias o en los que tengamos deseos excepcionales.

Para que nuestro saldo bancario se incremente, no importa cómo se ingrese el dinero; da igual si aportamos una pequeña cantidad adicional todos los días o si efectuamos grandes depósitos de vez en cuando. Todas y cada una de las aportaciones contribuirán a que el saldo aumente de manera constante, siempre que no gastemos más de lo que ingresamos. La procedencia de las aportaciones es irrelevante en este sentido. Incluso la obtención de algo extra en términos no monetarios, como un bolso nuevo o un vale-regalo en nuestro cumpleaños, contribuye al incremento del saldo, ya que nos ahorra un gasto.

Toda la energía del cuerpo humano proviene, en última instancia, de lo que comemos y bebemos. La energía de los alimentos se mide en calorías o kilojulios. Al igual que el dinero, la energía es un bien vital, por lo que nuestro cuerpo es intrínsecamente ahorrador en lo que respecta a las calorías que ingerimos. El organismo quiere conservar aquello a lo que hemos hincado el diente, tanto si lo hemos comido en pequeños bocados como en grandes cantidades. No podemos permitirnos el lujo de desperdiciar calorías debido a la posibilidad de que sobrevengan tiempos de escasez, en los que falten alimentos o fallen los cultivos; en estos casos, sobrevivirá quien tenga más grasa acumulada.

Los depósitos de grasa saludables nos permitieron seguir vivos durante la Edad de Piedra. Al no haber tiendas ni huertos, no podíamos confiar en que encontraríamos nuestro próximo bocado rápidamente. Lo mejor era que comiésemos todo lo posible en los tiempos de abundancia y que guardásemos los «dividendos». Cuando venían tiempos en los que había menos comida disponible (durante las hambrunas, las tormentas de nieve y otras calamidades), podíamos acudir a nuestra hucha.

### Las huchas con forma de cerdito

Una de las grandes paradojas existentes en el mundo es que el cerdo, un animal conocido por su glotonería, sea utilizado como símbolo de ahorro y contención financiera.

Hace mucho tiempo que la gente ahorra el dinero suelto en cajas, ollas y vasijas. Pero a diferencia de los cofres piratas, la gran innovación de las alcancías era que estaban completamente cerradas; la única apertura era una ranura practicada en un lado. Se podían meter monedas siempre que se quisiese, pero no se podía cambiar de opinión, ni robar el contenido. No era posible abrir el recipiente, tomar el dinero y volver a poner la tapa. La única forma de sacar el dinero era romper la vasija, lo cual se procuraba evitar, normalmente. Así que esta fue una forma ingeniosa de alentar el ahorro.

Puesto que el destino final de las alcancías era acabar rotas, las originales se hicieron con una arcilla económica llamada *pygg*; esto hizo que fuesen conocidas también como *vasijas de «pygg»*. La semejanza entre los vocablos *pygg* y *pig*, 'cerdo' en inglés, es más que evidente. Por lo tanto, es posible que la denominación *piggy bank*, 'hucha con forma de cerdito', no tuviese nada que ver con el animal.

Sea como sea, los cerdos están asociados con la buena fortuna en muchos países. Y estos recipientes contenían, literalmente, la fortuna de la gente. Además, una vasija redonda y poco sofisticada que se estrecha dando lugar a un cuello corto parecido a un hocico y que tiene practicada una ranura recta en un lado, parecida a un ojo oblicuo, se asemeja tanto a la linda cara de un cerdo feliz que no es de extrañar que la denominación *piggy bank* triunfase.

Por supuesto, si los tres cerditos del cuento representan tres huchas, la moraleja de sus respectivas estrategias de inversión adquiere mucho sentido: el lobo de Wall Street devora sus ahorros, excepto los del cerdito que se ocupa de efectuar inversiones sólidas.

---

Esos tiempos basados en la cacería y la recolección en los que la aportación de nutrientes era inestable han desaparecido. Y los mismos rasgos ahorradores que necesitábamos para asegurar nuestra supervivencia en tiempos pasados hacen que nuestra vida moderna, caracterizada por los excesos, suponga una carga cada vez más pesada.

Al igual que ocurre con nuestro dinero, empleamos algunas calorías en seguir adelante, ya que el constante metabolismo y nuestra actividad física intermitente necesitan cierto aporte energético. Pero las calorías que no gastamos terminan como depósitos de energía en nuestro banco de grasa. Es importante destacar que esto significa que siempre tenemos muchas reservas para hacer frente a cualquier eventualidad, como podría ser saltarnos una o dos comidas o correr para escapar de una manada de leones hambrientos.

Nuestro cuerpo ahorrador acumula como grasa cualquier exceso de energía procedente de todo lo que comemos. Es decir, los depósitos grasos no están compuestos solamente por el exceso de grasas que podamos ingerir al comer. Esto se debe a que la creación de grasa constituye una forma muy eficiente de almacenar la energía. La grasa puede amontonarse densamente, como se apilan las barras de oro de los bancos. También repele el agua, por lo que ocupa menos espacio. Si almacenásemos toda nuestra energía como azúcar, nuestros depósitos de reserva deberían ser más de cinco veces mayores. Solo para contener las reservas necesarias para sobrevivir, todos pareceríamos el hombre hecho de neumáticos de Michelin.

Nuestros bancos de grasa suelen cumplir muy bien con la función de tomar la grasa y mantenerla a salvo. ¡No estaríamos muy contentos con un banco que perdiese parte de nuestro dinero duramente ganado de vez en cuando! Pero una cuenta bancaria perfecta también está siempre accesible, atiende a nuestras instrucciones y puede realizar pagos automáticos a la compañía eléctrica para que no nos corte la luz entre nómina y nómina. De la misma manera, nuestra grasa también libera la energía que almacena en las cantidades correctas y cuando se precisa con el fin de satisfacer las necesidades del cuerpo entre las comidas.

Es importante destacar que nuestro organismo almacena el exceso de calorías en forma de grasa. Sea cual sea el «tipo de moneda» con el que se efectúe el ingreso, ya sea carbohidrato, proteína o grasa, cualquier aportación energética que exceda las necesidades del organismo se convierte en grasa. Esto tiene lugar tanto directamente como indirectamente. En el primer caso, el cuerpo produce grasa o almacena la grasa que comemos, y en el segundo caso comemos más de lo necesario, lo cual hace que nuestra «cuenta de grasa» permanezca tan feliz y se vaya engrosando poco a poco, centímetro a centímetro. Tanto si comemos pasta como si ingerimos cerdo, tanto si tomamos pan como si consumimos mantequilla, el resultado final en cuanto a nuestro saldo energético sigue siendo el mismo.

Normalmente, el saldo energético positivo se obtiene por medio de una mayor cantidad de depósitos, o más grandes. Pero al igual que ocurre con un saldo bancario creciente, también se puede lograr que sea positivo por medio de controlar los gastos: si sale menos dinero de la cuenta, queda más en ella, así de simple.

Este es el mantra habitual de los Gobiernos que intentan obtener el superávit reduciendo los gastos, sin incrementar los ingresos, necesariamente, a través de impuestos nuevos o adicionales. Si los ingresos pueden mantenerse pero los gastos se reducen, se consigue el superávit. Esto es bueno para los Gobiernos, pero no para la cintura.

En el cuerpo humano, el principal gasto en el que podemos incidir es la actividad física. Si cambiamos nuestro grado de actividad física, el saldo de nuestra grasa también cambia, incluso si no modificamos lo que comemos (es decir, si seguimos efectuando los mismos ingresos). Por ejemplo, nuestro peso permanece muy estable durante algunos años (es decir, el saldo se mantiene equilibrado). Pero luego pasamos por un período en el que estamos especialmente ocupados, de manera que no podemos continuar con la actividad física habitual. No comemos de manera diferente, pero ahora nuestro presupuesto energético se dispara, y nuestras «arcas» engordan. Igualmente, si encontramos la manera de pasar a estar más activos, nuestro saldo energético se reducirá, aunque no cambiemos la dieta. Si entramos «en números rojos», el saldo negativo hará que nuestros depósitos de grasa vayan menguando.

Se puede apreciar fácilmente lo difícil que es «equilibrar el presupuesto» cuando contamos cuántas calorías ingerimos a través de nuestra alimentación y cuántas eliminamos con nuestras actividades. Por ejemplo, tenemos que hacer *footing* durante media hora o tareas domésticas durante dos horas para quemar la cantidad de calorías que contiene una barrita de Snickers. Una dieta de estilo occidental típica aporta más de 2.000 calorías diarias, mientras que solamente gastamos entre 1.400 y 1.800; cuántas exactamente depende de nuestra edad, nuestro volumen corporal, si somos hombre o mujer y nuestro grado de actividad física. La discrepancia entre las calorías entrantes y las salientes es pequeña; es el equivalente a caminar quinientos metros más cada día (tal vez la distancia que nos separa de la siguiente parada de autobús) o a dos bocados de una comida. Pero cuando el saldo positivo se alienta mes tras mes, año tras año, los depósitos crecen de forma lenta pero inexorable. Y cuando alcanzamos la mediana edad, nuestras «arcas» están rebosantes.

## CUANDO LAS ARCAS SE DESBORDAN

Cuando entra en el cuerpo más energía alimentaria de la que requiere la satisfacción de las necesidades diarias, nuestras células adiposas la capturan con eficacia, inicialmente. Estos «banqueros» viven sobre todo debajo de nuestra piel, en las nalgas, los muslos y los senos. El 80 % de nuestra grasa se almacena sin problemas en estos lugares, en los que su presencia es muy evidente.

Tal vez no nos gusten las repercusiones estéticas de este tejido adiposo, pero no es perjudicial. Todo lo contrario, cumple muchas funciones importantes que nos mantienen saludables. La más significativa es que conserva nuestra grasa almacenada de forma segura y apartada cuando no es necesaria, y que la vuelve a poner a disposición cuando sí lo es. De hecho, las personas que nacen con una escasa capacidad de almacenar grasa en las zonas donde es normal que se aloje tienen un problema de salud potencial, a pesar de su aspecto delgado.

Si todo el exceso de grasa presente debajo de la piel, en los muslos, en las nalgas o en los senos pudiera disolverse y absorberse (por medio de la liposucción, por ejemplo), no estaríamos más saludables, ni veríamos reducido el riesgo de enfermar, ni viviríamos más tiempo. En realidad, el hecho de eliminar la grasa de los muslos mediante la liposucción implica sobre todo que la grasa que se acumule deberá depositarse en otro lugar; por ejemplo, alrededor de la cintura.

Si la energía entra en el organismo día tras día sin que tengamos que gastarla, nuestras células adiposas saludables pueden agrandarse con el fin de poder alojar este exceso. En algunos casos, incluso puede ser que se multipliquen. Pero todo hombre y toda mujer cuentan con un punto crítico más allá del cual la grasa no puede seguir acumulándose, porque no hay más espacio disponible. Entonces empiezan los problemas.

¿Qué hace el cuerpo con la energía extra que sigue entrando cuando los lugares en los que normalmente la ubica están llenos? No puede desecharla, sin más. ¿Cuántos millonarios vemos que tiren deliberadamente el dinero que les sobra?

La solución es pragmática, pero en última instancia también es mortal. Al no poder depositar el exceso de energía en ningún otro lugar, el cuerpo vierte la grasa fuera de los lugares en los que la almacena normalmente. Se convierte entonces en grasa *ectópica*, término que proviene de la palabra griega *ektopos*, que significa 'fuera de lugar'. La mayoría de estos nuevos lugares se encuentran alrededor de los órganos internos, y se crea así la denominada *grasa visceral*. La grasa puede depositarse incluso en el interior de dichos órganos, problema que se conoce como *esteatosis*. En última instancia, esta grasa que está «fuera de lugar» ocupando los órganos impide que estos cumplan correctamente con sus funciones respectivas y, por lo tanto, enfermamos. Esta es la razón por la cual la grasa ectópica se denomina también *grasa mala*.

Aunque el espacio de almacenamiento sea limitado en todos los cuerpos, algunos individuos parecen tener mayor tendencia a acumular grasa en todos los lugares equivocados y enfermar como resultado, incluso cuando no parecen tener sobrepeso.

Del mismo modo, hay personas que pueden estar muy gruesas pero cuyo organismo ha repartido la ubicación de la grasa de manera segura en todos los lugares correctos, y como resultado es muy posible que estén bastante sanas. Se cree que alrededor de una cuarta parte de quienes engordan mucho tienen muy poca grasa «fuera de lugar», a pesar de su aspecto especialmente voluminoso. Parece que su «banco» cuenta con mayor capacidad de almacenamiento, o que su organismo puede ampliar lo suficiente dicha capacidad, de manera que no tiene que buscar en otras partes para deshacerse del exceso de grasa.

La capacidad del banco de grasa difiere mucho entre las personas; la edad, el sexo, la constitución, la raza y los genes son algunos de los abundantes factores que entran en juego.

Hay una teoría según la cual la capacidad de nuestra «hucha» se programa al principio de la infancia. Por ejemplo, los períodos de mala nutrición pudieron haber reducido la capacidad de almacenar correctamente la grasa en los bebés nacidos en Europa durante la Segunda Guerra Mundial o inmediatamente después de esta. Esto puede explicar las tasas más altas de grasa ectópica y sus consecuencias, actualmente, en quienes fueron esos niños. De la misma manera, el contexto social moderno puede fomentar la capacidad de almacenamiento de la grasa en los adultos y favorecer una mayor protección frente a los efectos adversos de los excesos.

De todos modos, nuestra capacidad de almacenar grasa disminuye levemente a medida que nos hacemos mayores. Por este motivo, considerando el mismo saldo calórico, más calorías acaban en los lugares equivocados cuando envejecemos respecto a cuando éramos adolescentes; en esa edad, almacenábamos la mayor parte de los excedentes de forma segura, en alguna parte debajo de la piel.

Las mujeres, al parecer, cuentan con una constitución más preparada para lidiar con el paso del tiempo. En particular, las que se encuentran en edad fértil cuentan, intrínsecamente, con una mayor capacidad de almacenamiento de grasa debajo de la piel, y su organismo puede incrementar esta capacidad en mayor medida. Ambos factores tienen una importancia crucial en el contexto de las exigencias del embarazo, la lactancia y la crianza de los hijos. Ahora bien, tiene lugar otra consecuencia: al menos durante los años de fertilidad, las mujeres tienen, en general, alrededor de un 10 % más de grasa corporal que los hombres, almacenada sobre todo en las nalgas, los muslos y los senos. La mayor capacidad de almacenamiento significa asimismo que la mujer puede subir más de peso que el hombre promedio antes de llegar al punto de inflexión en el que también empezará a acumular grasa «fuera de lugar» y a sufrir las correspondientes consecuencias adversas en su vientre, así como en su salud. Esta es también, posiblemente, una de las razones por las cuales las mujeres tienen una esperanza de vida mayor que los hombres y muchas más probabilidades de llegar a centenarias.

## Peras y manzanas

La silueta de la mujer se transforma en el transcurso de su vida. Esto se debe principalmente a los cambios en cuanto a la cantidad de exceso de grasa que ha acumulado y dónde la ha depositado.

Después de la pubertad, bajo la influencia de hormonas sexuales como el estrógeno, las mujeres jóvenes suelen almacenar el exceso de grasa en las nalgas, los muslos y las caderas, lo cual hace que acumulen más peso por debajo de la cintura y que su cuerpo pase a tener forma de pera si ganan peso. La circunferencia de su cintura mide, generalmente, menos de la mitad de lo que miden de altura.

Pero esto no les sucede a todas las mujeres. Al menos un tercio depositan su exceso de grasa alrededor de la cintura, lo cual da lugar a una silueta en forma de manzana; la cintura y el vientre son prominentes, y acumulan más peso por encima de la cintura que por debajo de ella. Al igual que en el caso de los hombres, esta distribución está asociada con un mayor riesgo de problemas de salud y una menor esperanza de vida.

Después de la menopausia, cuando los ovarios de la mujer dejan de producir estrógeno, su silueta vuelve a cambiar. El estrógeno contribuye a mantener alta la capacidad de acumulación de grasa en los lugares adecuados. Pero con su declive y con la capacidad decreciente de almacenar el exceso de grasa con eficacia, las mujeres mayores tienden tanto como los hombres a desarrollar michelines alrededor de la cintura.

---

Debido a que el exceso de grasa que está «fuera de lugar» hace que nuestras cinturas adquieran mayor volumen, el incremento de la circunferencia de la cintura suele considerarse un indicador indirecto de la presencia de grasa ectópica y de las cantidades en las que dicha grasa está presente. No es un indicador perfecto en modo alguno, pero ofrece una orientación bastante clara en cuanto a la cantidad de gente que ha alcanzado su punto de inflexión. En general, una mujer de raza blanca europea o de origen europeo tiene probablemente demasiada grasa ubicada en lugares incorrectos cuando la circunferencia de su cintura mide ochenta y ocho centímetros o más. En el caso de los hombres, tenemos un indicio de problema si la longitud de la circunferencia es de ciento dos centímetros o superior.

Por su parte, las personas asiáticas, delgadas por naturaleza, tienen, por lo general, una menor capacidad de almacenamiento en su «banco» de grasa. Esto significa que si ganan más peso es más probable que alcancen antes el límite de su capacidad de almacenar grasa. Cuando eso sucede, la grasa excedente se desplaza a otros lugares y pasa a ser ectópica, es decir, se acumula en los lugares incorrectos. Por este motivo, una circunferencia de la cintura de ochenta centímetros en el caso de las mujeres asiáticas y de noventa centímetros en el caso de los hombres asiáticos significa que es probable que hayan acumulado grasa de reserva «fuera de lugar» y que ello esté empezando a afectar a su salud.

## PIS ALLER

Se supone que la grasa es el banco perfecto. El problema que presenta la grasa que no está en los lugares correctos es que no hace muy bien su trabajo. Además, tiene una audición selectiva. No escucha algunos mensajes y responde de manera inapropiada a otros cuando lo hace. Es, en realidad, una solución improvisada, un sucedáneo, un último recurso frente a un desequilibrio temporal. En francés se denominaría *pis aller*: *pis* significa 'peor' y *aller* 'ir', de manera que la expresión quiere decir, literalmente, 'lo que va peor'.* Y al no hacer, la grasa, especialmente bien su trabajo, muchas cosas pueden ir mal.

La grasa ectópica es mucho menos eficiente a la hora de custodiar sus reservas. Se esfuerza mucho por compensarlo, pero no se le da muy bien contenerse. Por eso, en lugar de almacenarse con eficacia, el exceso de triglicéridos se filtra al torrente sanguíneo. Esta grasa libre supone un almuerzo gratuito para las células que normalmente solo se alimentan de grasa a cuentagotas entre las comidas, con las pequeñas cantidades que necesitan para funcionar. Nuestros órganos se dan un festín, y acumulan la grasa ectópica fuera de lugar en grandes glóbulos que cambian su composición química y su funcionamiento.

Por ejemplo, cuando la grasa satura el páncreas, su capacidad para controlar los niveles de glucosa en sangre puede disminuir, y los niveles de azúcar pueden aumentar peligrosamente. Por ese motivo desarrollamos la diabetes tipo 2, que es distinta de la diabetes que se desencadena cuando el sistema inmunitario destruye la parte del páncreas que controla el azúcar (la diabetes tipo 1), si bien ambas son el resultado de que el páncreas no pueda realizar su trabajo adecuadamente.

La diabetes tipo 2 afecta actualmente a unos cuatrocientos sesenta millones de personas en todo el mundo, y es una de las principales causas de muerte prematura. Su origen no es la ingesta

---

* *Pis aller* suele traducirse como 'último recurso' o 'mal menor'. (N. del T.)

excesiva de azúcar, sino el consumo excesivo de cualquier tipo de alimentos en relación con lo poco que necesitamos comer en realidad. En resumen, la diabetes tipo 2 se debe a la acumulación de grasa en los lugares inapropiados. Esto explica por qué es más habitual en las personas mayores, por qué los hombres la padecen en mayor medida que las mujeres y por qué afecta más a individuos de origen asiático: porque con la misma ingesta alimentaria, en tamaño de las porciones y en contenido, es más probable que estas personas acumulen grasa «fuera de lugar».

Cuando la grasa entre en el hígado, este tampoco puede hacer correctamente su trabajo. Cuando más del 10 % de este órgano ha sido reemplazado por grasa, tenemos la patología conocida como *hígado graso*, denominación que no tiene nada de sorprendente. El hígado regula muchos procesos importantes. Por ejemplo, en condiciones normales responde a las señales que le envía el páncreas para que controle los niveles de azúcar; pero un hígado graso tampoco tiene muy buen oído, por lo que libera 70 g adicionales de azúcar (el equivalente a quince cucharaditas) en la sangre todos los días, cuando debería hacer exactamente lo contrario. Cuando el exceso de grasa se encuentra en el hígado, el páncreas tiene que trabajar dos veces más duro y, bajo la carga de sus propios depósitos de grasa, no es extraño que se agote.

El otro problema que presenta la grasa ubicada en los lugares incorrectos es que *sabe* que no cumple muy bien con su función. Es una solución a corto plazo para un exceso temporal y no una solución a largo plazo, para toda la vida. Así que una vez que está «en el terreno de juego», la grasa ectópica no tarda en levantar la mano y agitarla con vehemencia, esperando que la reemplacen.

Uno de los mensajes que envía transmite el estrés bajo el cual se encuentra. Como se analiza en el capítulo dieciséis, todo estrés que sufrimos influye no solo en nuestro estado de ánimo, sino también en nuestra salud en general. Esto se debe, en parte, a que cuando estamos en situaciones de estrés avivamos el fuego de la inflamación para que arda con más fuerza o durante más tiempo, con el fin de defendernos mejor. Pero a largo plazo esta mayor inflamación da como resultado daños colaterales, que experimentamos como envejecimiento y enfermedades relacionadas con la edad.

Concretamente, existe un fuerte vínculo entre los indicadores de que tenemos grasa «fuera de lugar» (una gran circunferencia de la cintura, el hígado graso, una gran cantidad de grasa circulando libremente por la sangre, etc.) y los ataques cardíacos y accidentes cerebrovasculares, que, sumados, constituyen los principales factores de muerte del conjunto de los seres humanos. Por ejemplo, cuanto mayor es la circunferencia de la cintura, más elevado es el riesgo de problemas cardíacos. El corazón está compuesto por tejido muscular en su mayor parte, y no acumula la grasa excedente en la misma medida que el hígado o el páncreas, si bien puede verse perjudicado por dicha grasa. Además, la grasa que se encuentra circulando libremente también se deposita en los vasos sanguíneos que abastecen al corazón, lo cual acelera el proceso de estrechamiento y desestabilización conocido como *aterosclerosis* (consulta el capítulo diez).

Al menos un tercio de los seres humanos sufriremos cáncer en algún momento de nuestra vida y casi todos tenemos células cancerosas en alguna parte. El hecho de que haya grasa fuera de lugar es probable que empeore las cosas. Los principales tipos de cáncer (los de colon, mama, endometrio, riñón, esófago e hígado, y el mieloma múltiple, por nombrar algunos) son más habituales y más graves en las personas que tienen demasiada grasa en lugares inapropiados. En general, se cree actualmente que, en todo el mundo, al menos uno de cada cinco cánceres se deben al exceso de grasa. Dentro de unas décadas, y con toda probabilidad, este factor destronará al tabaco como la principal causa prevenible de cáncer en el mundo.

No está claro si los cánceres son causados realmente por el sobrepeso o si lo que ocurre es que las células cancerosas disfrutan del almuerzo gratuito que les brinda el exceso de grasa. Algunos tipos de cáncer se ven acelerados por los cambios hormonales producidos por la grasa disfuncional, la que está «fuera de lugar».

## HORMONAS GRASAS

Las hormonas son sustancias químicas cuya función es regular muchas de las funciones vitales del cuerpo. A la grasa ectópica se le da especialmente bien descomponer la testosterona, que es una hormona masculina, para producir estrógeno, que es una hormona femenina. Como se expuso anteriormente, el estrógeno ayuda a incrementar la capacidad de almacenar grasa, lo cual constituye la razón por la que las mujeres tienen, en general, más grasa que los hombres. La grasa ectópica intenta, por medio de la producción de estrógeno adicional, incrementar la capacidad de almacenamiento de la grasa en los lugares apropiados, para que sus servicios de reemplazo no sigan siendo necesarios.

Pero todo este estrógeno adicional da lugar también a otros efectos. Después de la menopausia, cuando los ovarios de la mujer dejan de producir estrógeno, la mayor parte de esta hormona proviene de la grasa ectópica, aunque en cantidades mucho más reducidas que las que producían los ovarios durante la edad fértil. De todos modos, este estrógeno producido por la grasa puede bastar para mantener un poco más fuertes los huesos de las mujeres más voluminosas a medida que envejecen y puede explicar, en parte, por qué tienen un menor riesgo de padecer fracturas óseas que las mujeres habitualmente delgadas.

Pero, al mismo tiempo, la generación de estrógeno después de la menopausia y otras señales químicas producidas por el exceso de grasa también pueden fomentar el crecimiento de cánceres sensibles a las hormonas, como el de mama. De hecho, el sobrepeso se ha revelado como la principal causa prevenible de cáncer de mama en las mujeres mayores.

En la actualidad, el cáncer de mama es responsable de la muerte de alrededor del 5 % de las mujeres en todo el mundo, y una de cada ocho mujeres sufrirán este tipo de cáncer en algún momento de su vida. Por desgracia, estas tasas siguen en aumento, especialmente entre las mujeres asiáticas, en quienes el cáncer de mama había sido poco común, en términos históricos. Esto se debe en parte al hecho de que las mujeres asiáticas no eran muy corpulentas en el pasado; pero a medida que esta realidad va cambiando, también lo hacen las tasas de cáncer, diabetes y otra serie de problemas.

En los hombres con sobrepeso, el aumento de la producción de estrógeno también puede ayudarlos incrementando su capacidad de almacenamiento de la grasa, principalmente en zonas sensibles a esta hormona, como las nalgas, los muslos y las caderas. Esto puede ayudar a mantener la grasa en los sitios correctos en lugar de que se deposite dentro y alrededor de los órganos abdominales. Sin embargo, el estrógeno extra producido por la grasa ectópica también puede hacer que los hombres desarrollen senos, pequeños pero significativos.

## Pechos masculinos

Los hombres no suelen tener senos, es evidente.
La formación de tejido mamario la desencadena la hormona sexual femenina, el estrógeno. Los hombres normalmente producen la hormona sexual masculina, la testosterona, en grandes cantidades, y esta impide que desarrollen senos. Todos los hombres producen también algo de estrógeno, aunque mucho menos que las mujeres, y no el suficiente como para que contrarreste el efecto de la testosterona. Sin embargo, hay ocasiones en las que este equilibrio no se mantiene.

Por ejemplo, es bastante habitual que los niños recién nacidos presenten un tejido mamario muy visible. Esto se debe al exceso de estrógeno que les han transferido sus madres. Es un efecto temporal, que no suele durar más de un mes, aproximadamente.

Durante la primera adolescencia, el tejido mamario se vuelve más prominente en al menos la mitad de los varones adolescentes. Aunque todas las hormonas sexuales se incrementan rápidamente a esta edad, la producción de estrógeno puede adelantarse a la de testosterona durante un corto lapso, y ello puede hacer que el tejido mamario aumente en tamaño. Este efecto es también temporal; la testosterona no tarda en tomar la delantera, en todos los niños.

Hay determinados problemas de salud y medicamentos que asimismo pueden alterar el equilibrio entre las hormonas sexuales y causar que los senos masculinos se agranden, al reducir la presencia de las hormonas masculinas o estimular la de las hormonas femeninas. Por ejemplo, los estrógenos pueden emplearse terapéuticamente para desencadenar el desarrollo de las mamas en las transformaciones transgénero de hombre a mujer.

Muchos hombres con sobrepeso tienen contornos prominentes en el pecho. Esto se debe, por lo general, a una presencia excesiva de grasa debajo de la piel. Eso no son senos. Los senos son un tipo de órganos, no grandes protuberancias de grasa. Los verdaderos senos masculinos pueden distinguirse fácilmente del exceso de grasa porque los senos se llenan debajo de los pezones en el primer caso, y no en el segundo. Y a diferencia de lo que ocurre con la grasa, los senos masculinos no se desvanecen cuando los hombres pierden el peso sobrante, sobre todo si hace más de uno o dos años que están presentes.

## EL AYUNO

Un buen banco es más que un mero almacén. También tiene una función reguladora, principalmente a través de los mensajes que envía sobre la cuenta. Por ejemplo, cuando estamos pensando en comprar un automóvil nuevo o una casa nueva, en tener un bebé o incluso en buscar pareja, vale la pena que seamos conscientes de cuál es nuestro saldo bancario, para no tomar una decisión precipitada. De la misma manera, la grasa acumulada no es un montón de materia carente de vida, sino un regulador dinámico de muchos aspectos de nuestra salud, desde la fertilidad y el estado de ánimo hasta el apetito e incluso el ritmo de envejecimiento. Los mensajes que nos manda la grasa nos dicen lo que podemos permitirnos hacer y lo que no.

Igual que ocurre con nuestro teléfono, cuando la batería está baja, aparecen mensajes que nos indican que debemos activar el modo de ahorro de energía. Si les hacemos caso, todas las funciones se reducen y se alcanza una gran eficiencia, con el fin de no desperdiciar energía mientras esperamos la próxima comida para recargarnos.

Esta mayor eficiencia puede explicar por qué las dietas muy bajas en calorías pueden reducir ciertos tipos de cáncer, las inflamaciones y otros excesos. De hecho, la limitación de la ingesta energética incrementa la esperanza de vida de la mayoría de las especies animales, desde los gusanos hasta los primates, siempre que el sujeto no pase a estar desnutrido o muera de hambre. La aparición de muchos signos del envejecimiento también puede retardarse cuando se funciona en modo de conservación de la energía. Sigue debatiéndose con vehemencia si esto es igual de aplicable a los humanos, lo cual no impide que muchos prueben con esta vía.

## La vida sobria

En 1605, el noble veneciano y mecenas Luigi Cornaro estaba a las puertas de la muerte. Solo tenía cuarenta años, pero había cometido excesos a lo largo su vida y estaba sufriendo las consecuencias. Tenía dolores en el pecho, fiebre, gota, una sed continua y trastornos estomacales. A pesar de consultar con numerosos médicos, su estado de salud se estaba deteriorando con rapidez.

Su solución final fue radical. Redujo su dieta a 340 g de alimentos diarios, divididos en cuatro comidas, a lo cual sumó algo más de 400 ml de vino (es decir, cuatro vasos pequeños con cada comida). La suma total de kilocalorías apenas llegaba a las 800 diarias; era lo que denominamos actualmente una *dieta muy baja en calorías*.

Milagrosamente, su salud mejoró. Vivió hasta los ciento dos años, algo casi inaudito en el siglo XVII.

Su historia de supervivencia, *De la vida sobria*, fue un éxito de ventas durante los tres siglos siguientes. Sin embargo, es probable que muchas otras personas muriesen tratando de sobrevivir con unas raciones igual de exiguas. Pero, como dicen los piratas, «los hombres muertos no cuentan cuentos», lo que da lugar a un sesgo que hace que la historia de Luigi parezca muy creíble.

---

Por supuesto, si el hecho de vivir con una aportación calórica mínima prolonga la vida, hoy vivimos en el extremo opuesto del espectro. Nos pasamos gran parte del día comiendo o disfrutando de las secuelas de ello. Entre el desayuno, el almuerzo y la cena, el té de la mañana y el de la tarde y las calorías líquidas que ingerimos entremedias, solo hay unas pocas horas durante la noche en las que nuestro cuerpo pasa al modo de ayuno de alta eficiencia.

Una de las ventajas que presenta el hecho de vivir en un estado de bonanza en que los ingresos y los excedentes son constantes es que cualquier pérdida de eficiencia es menos crítica. Un dólar que se pierde aquí, una célula que se rebela allá no son situaciones relevantes para el resultado final, al menos a corto plazo. Pero no cabe esperar que las situaciones de bonanza se prolonguen para siempre. Una vez que hemos cargado nuestras baterías, se supone que debemos agotarlas antes de volver a cargarlas. La carga continua hace que corramos el riesgo de que se acumulen daños.

Últimamente se ha sugerido que pasar más tiempo en ayunas constituye una oportunidad de gozar de buena salud. Es decir, se trata de ser eficientes en lugar de estar de fiesta todo el tiempo, despreocupados de todo. Muchas culturas prescriben períodos de ayuno como parte de su observancia religiosa, como durante el *navratras* o *ramzan* ('ramadán'). Muchas personas ayunan en ciertos días cada semana. El ayuno no solo es importante para su bienestar espiritual, sino que también constituye una parte importante de su identidad, su cultura y la relación con sus amigos, su familia y la comunidad. El ayuno intermitente presenta una serie de beneficios para la salud, incluidas la autodisciplina y la autoconciencia, especialmente en relación con nuestros comportamientos respecto al hambre y la ingesta. Es importante destacar que el ayuno también puede contribuir a reducir la cintura y mejorar la salud.

Una de las muchas fórmulas dietéticas actuales implican el ayuno intermitente o comer solamente entre ciertas horas del día, de tal manera que el cuerpo esté al menos doce horas sin recibir energía en forma de alimento o bebida. Esta es una estrategia realmente eficaz para bajar de peso y es muy fácil de entender. A diferencia de muchas dietas complicadas en las que tenemos que tomar varios alimentos diferentes, el ayuno intermitente solamente significa limitar la ingesta un día y comer lo mismo al siguiente. Este sistema es mucho más soportable que tener que comer solo determinados alimentos todo el tiempo.

No está claro si estas estrategias de ayuno pueden aportar también cualquiera de los beneficios que puede proporcionar la restricción calórica a largo plazo. Pero lo que más cambia el ayuno es nuestra forma de pensar en torno a la comida.

## LA MENTALIDAD

Si bien está muy claro que el sobrepeso es malo para nuestra salud a corto y a largo plazo, y aunque a la mayoría no nos gusta tener sobrepeso ni la forma en que nos hace sentir, esta situación no es tan fácil de cambiar. Nos aferramos a nuestra grasa igual que nos aferramos a la riqueza que tanto nos ha costado obtener.

Podemos hacer dieta o algo de ejercicio, y gastar así nuestro exceso de grasa en otras actividades. Y todo esto funciona, pero solo durante un tiempo, porque solemos volver a caer en nuestras viejas costumbres y comportamientos. Esto no ocurre solamente porque a los viejos hábitos les cueste morir. Ocurre también que nuestro cerebro quiere que recaigamos. Y es que nuestro cerebro piensa como Ricitos de Oro, la protagonista del cuento *Ricitos de Oro y los tres osos*.

Cuando Ricitos de Oro examina la casa de los tres osos, se da cuenta de que muchas cosas no le gustan; solo se siente realmente satisfecha con aquello que, a su parecer, está «bien». Después de todo, es una niña pequeña, y no un gran oso.

Por supuesto, si fuera un gran oso, sus gustos habrían sido completamente diferentes. Solo se habría sentido cómoda durmiendo en la gran cama, sentada en una gran silla y comiendo un gran cuenco de gachas calientes.

## El punto medio

Algunas cosas son demasiado. Otras no son suficientes. En general, la mejor opción es la del medio, la que se encuentra entre los dos extremos. Así es como Ricitos de Oro elige lo que es conveniente para ella. Una de las formas de decir punto medio en inglés es *golden mean*, literalmente 'media de oro'. Obsérvese la semejanza con *golden mane*, 'melena dorada'. Este es probablemente el origen del apodo Goldilocks, 'de los rizos dorados', Ricitos de Oro en la versión española del cuento.

Hace mucho tiempo que el camino medio entre dos extremos es considerado el mejor que se puede seguir. En la filosofía griega, la virtud solo existía entre dos vicios, así como el coraje se encontraba en algún punto entre la cobardía y la bravuconería. Sócrates enseñó que el camino hacia la felicidad consiste en tratar de evitar los dos extremos y en saber elegir el punto medio, el apropiado para cada individuo.

Un principio central del budismo es también el camino del medio, que se recorre entre los extremos de la autonegación y la abstinencia (la insuficiencia) y la autoindulgencia y la gula (el exceso). De la misma manera, en lugar de renunciar al chocolate o al alcohol, o de tomar demasiado de cualquiera de ellos, hay un término medio: lo que hoy en día conocemos como *moderación*.

---

Nuestro cerebro calcula decisiones del tipo «Ricitos de Oro» cientos de veces al día en el nivel inconsciente; baraja varias opciones en función del tipo de oso que somos o, más bien, en función del tipo de oso que *cree* que somos.

Por ejemplo, si nuestro cerebro piensa que realmente somos un gran oso, solo nos sentiremos «bien» cuando estemos comiendo de un gran tazón. De la misma manera, si nuestro cerebro piensa que somos pequeños Ricitos de Oro, solo nos sentiremos bien con el bol pequeño frente a nosotros.

La mayoría de las personas con sobrepeso que mantienen su exceso de peso corporal (en lugar de perderlo) comen una cantidad «adecuada» según el tamaño de su cuerpo, del mismo modo que las personas menos voluminosas mantienen un peso saludable por medio de ingerir cantidades más pequeñas.

El gran deseo de nuestro cerebro de mantener el *statu quo* probablemente tenga su origen en una adaptación que llevó a cabo en tiempos pasados en que los alimentos escaseaban, unos tiempos en los que aceptar la pérdida de peso era aceptar la derrota. Nuestro cerebro cree que sabe qué tipo de oso somos a partir de las señales químicas que recibe del resto del cuerpo (las que recibe, especialmente, por parte de nuestro intestino y nuestra grasa). Durante un período de tiempo, esta información se asienta y nuestra mente pasa a dar siempre la misma respuesta.

Por supuesto, el problema se presenta cuando intentamos cambiar esta programación mental. Ricitos de Oro está tan insatisfecha acostada en la gran cama o sentada en la gran silla como lo estaría el papá oso si comiese solamente el insustancial cuenco de gachas del bebé oso.

Muchas veces ocurre lo mismo cuando tratamos de perder peso. Nuestro cerebro defiende la mentalidad antigua, a pesar de que aún podamos tener mil millones de calorías sobrantes almacenadas como tejido graso. No importa si bajamos de peso con rapidez o de forma progresiva. Si adelgazamos, el cerebro nos hace sentir más hambre para que las cosas vuelvan a ser como eran antes. También retrasa el momento en el que nos sentimos saciados y reduce nuestro disfrute, por lo que tenemos que comer más para sentirnos «bien». Ralentiza nuestro metabolismo para que quememos menos calorías, lo que permite que recuperemos el peso aunque sigamos comiendo menos. Todos estos factores nos llevan a recuperar el peso inconscientemente después de haber intentado, con valentía y de forma consciente, desprendernos de él. El peso sube y baja de forma cíclica, como un yoyó.

No es que queramos que nuestra dieta fracase o que no nos esforcemos lo suficiente. Todo lo que ocurre es que nuestra biología, adaptada a la grasa, actúa en contra de nosotros. Lamentablemente, la mayor parte de las dietas que funcionan a corto plazo fracasan a largo plazo. Un par de años después, solemos encontrarnos de nuevo en el punto de partida, o, a veces, en una situación peor. Esto ha llevado a algunas personas a argumentar que hacer dieta de forma repetida tiene efectos engordadores, al menos en algunos individuos.

Por desgracia, los mismos sistemas que nos hacen luchar contra la pérdida de peso no obstaculizan el aumento de peso, lo que nos permite engordar mientras haya comida sobre la mesa (o lo que permite que el bebé oso crezca y se convierta en un papá oso una vez que Ricitos de Oro ya no esté ahí para comerse sus gachas).

Algunas de las estrategias de pérdida de peso a largo plazo de mayor éxito funcionan, en parte, porque neutralizan, específicamente, los mecanismos de rebote que intentan que recuperemos el peso cada vez que lo hemos perdido. Por ejemplo, si se extirpa parte del estómago por medio de la cirugía bariátrica, los efectos de estimulación del apetito desencadenados por la pérdida de peso se ven parcialmente aliviados, lo que conduce a que se pierdan kilos de una forma más sostenida que con la dieta convencional. Algunas dietas bajas en carbohidratos también funcionan, en parte, porque impulsan la generación de cetonas, unas sustancias químicas derivadas de las grasas que actúan como supresoras del apetito, incluso aunque estemos perdiendo peso.

Pero también es posible cambiar el marco mental a través de la psicología en lugar de hacerlo por medio de la fisiología. Esto se debe a que nuestro cerebro no acude solamente a la química para guiar nuestro consumo. También puede verse modificado por otros factores, como unos hábitos regulares o unas raciones o incluso unos platos más pequeños. La mayoría de las personas se limitan a comer todo lo que tienen en el plato, de manera que si nos presentan una y otra vez un plato más pequeño, con menos comida en él, nuestro cerebro recibirá el mensaje de que somos un oso pequeño, al fin y al cabo.

Otra señal importante que estimula la ingesta es la proximidad. Algunas veces la comida está ahí, sobre la mesa, esperando a que venga alguien y se la coma. Es por eso por lo que Ricitos de Oro no puede contenerse. De hecho, es poco probable que hubiese entrado en la casa de los osos si no hubiese percibido el olor a comida recién hecha. Es ridículo pensar que, como intrusa, hubiese ido a la despensa, tomado los ingredientes y encendido el fuego para preparar las gachas. Pero como estaban ahí, listas para comer...

El cerebro humano funciona de esta misma manera, y así es también como los establecimientos de comida rápida ganan una fortuna. El cerebro responde a las señales que tienen por objetivo influir en nuestro comportamiento. Al mismo tiempo, cambiar el entorno alimentario puede servir para apoyar el objetivo que es la gestión de la cintura. Podemos hacer que nos sea más difícil obtener las calorías y los refrigerios, y más fácil acceder a las alternativas bajas en calorías, para que nuestro cerebro Ricitos de Oro se mantenga alejado de la despensa.

## ACERCARSE MÁS

Imagina que hay una multitud en lo alto de un acantilado, cada vez más numerosa. Tiene impulso y se va tambaleando hacia delante poco a poco. El desastre se cierne sobre aquellos que están más cerca del borde; algunos ya han caído al vacío y han encontrado una muerte prematura. ¿Cómo se puede responder a esta tragedia inminente?

Podríamos quitar de ahí a quienes están delante, demasiado próximos a caerse. Pero son difíciles de alcanzar. Incluso si pudiéramos sacarlos, los espacios vacíos pronto serían ocupados por quienes están detrás, que avanzarían. Podríamos pedirle a toda la multitud que retrocediera, pero solo se beneficiarían de ello aquellos que estuviesen cerca del abismo; la mayoría se vería importunada a cambio de no obtener ningún beneficio a corto plazo. Pues bien, este es exactamente el dilema que se afronta en el ámbito de la salud pública en lo concerniente a la gestión de la obesidad.

Está claro que algunas personas tienen mucho sobrepeso. Como resultado, su salud está cerca del borde; la grasa ya empieza a caerse y a depositarse fuera de lugar. La gente que se encuentra en el borde necesita ayuda para volver atrás, o las consecuencias pueden ser nefastas. Así que alentar la pérdida de grasa de la cintura es una recomendación obvia.

En el caso de aquellos que tienen un «peso normal», el mismo que tenían a los veinticinco años, parece que hay pocas razones para que hagan algo distinto de lo que están haciendo. Aunque puedan estar avanzando lentamente, no se encuentran cerca del borde.

Pero ¿qué ocurre con todos los demás? La mayor parte de la gente se halla en algún punto intermedio entre los dos extremos que son los osos grandes y los osos pequeños. Dentro de esta franja, algunos cuerpos son más eficientes a la hora de almacenar grasa en los lugares correctos, y ello implica beneficios para su salud. En el caso de otros, almacenan grasa en los lugares equivocados, incluso si no tienen mucho sobrepeso. En la zona media, nuestro peso o incluso el tamaño de nuestra cintura no responden por completo a la importante pregunta de si tenemos grasa «fuera de lugar», la cual es tan perjudicial. ¿A qué distancia estamos del punto de inflexión?

Si estableciésemos el promedio entre quienes almacenan la grasa de forma «segura», quienes tienen las arcas rebosantes y todos los demás que se encuentran en el medio, el resultado neto en cuanto a la relación de nuestro peso con la longevidad sería casi neutro. Y así es como son las cosas en realidad. Varios estudios recientes han mostrado que quienes solo tienen un sobrepeso moderado no presentan un mayor índice de mortalidad que las personas que tienen un peso normal, al menos a corto plazo.

Este tipo de datos han llevado a algunos a replantearse si realmente deberíamos alentar a todo el mundo a deshacerse de su exceso de peso. ¿Tal vez deberíamos limitarnos a aceptar el tamaño de nuestro cuerpo y seguir adelante hasta el final de nuestra vida? Si no existe un riesgo claro, probablemente esta crisis sea en realidad un mero despliegue publicitario cuyo objetivo es que compremos determinados productos o que sintamos que estamos haciendo algo que vale la pena. ¿Tal vez solo se benefician de ello algunas personas, mientras que la mayoría sufrimos los inconvenientes de unas dietas terribles? ¿Por qué deberíamos seguir a todos los demás hacia el desastre, como borregos, o como los leminos?

### Los suicidios de los leminos

En la tundra ártica viven unos pequeños roedores peludos, los leminos, más conocidos como *lemmings*. Se parecen un poco a los hámsteres; tienen un pelaje largo y suave y la cola corta. Son famosos por sus explosiones poblacionales seguidas de migraciones en masa, como si fuesen un ejército en busca de pastos más verdes, los cuales están siempre cuesta abajo en relación con sus madrigueras, situadas en las laderas de las montañas. Van tan deprisa que a veces se caen, o se ahogan cruzando ríos; pero no son deliberadamente imprudentes.

Los leminos no saltan adrede por los precipicios ni se suicidan de forma altruista para reducir la cantidad de población por el bien común. Tampoco siguen automáticamente al líder que se precipita al vacío por accidente.

Walt Disney dio a conocer el mito del *lemming* loco y suicida en el documental *Infierno blanco*, ganador de un Óscar.

Habiendo oído hablar del comportamiento migratorio de los leminos noruegos, el equipo de Disney organizó un evento que atrapó la imaginación del público.

La filmación tuvo lugar en las afueras de Calgary, en Canadá, lejos del mar Ártico, que es donde vivían los leminos. El lugar de la filmación no era en modo alguno el hábitat de estos roedores, y mucho menos el de los verdaderos *lemmings*, los noruegos, que habían adquirido fama por sus migraciones masivas. El equipo de Disney importó tantos *lemmings* como se pudieron encontrar; pagó un dólar por cada ejemplar vivo, principalmente a los niños *inuit*, que los tenían como mascotas.

Los *lemmings* mascotas fueron agrupados con el fin de que pareciesen un ejército, y luego se los indujo a dirigirse hasta el borde de un precipicio que había junto a un río. Ninguno estaba lo bastante loco como para saltar, por lo que algunos fueron arrojados. A otros los transportaron en un camión y se los dejó caer sobre las rocas de abajo. ¡Todo fue escenificado!

Aunque los humanos han estado matando tan tranquilamente a los roedores que merodeaban cerca o dentro de sus casas durante milenios, el comportamiento aparentemente autodestructivo de los leminos atrapó la imaginación de la gente en todo el mundo. En 1958, cuando se estrenó el documental, el mundo estaba cambiando radicalmente. Así como Disney se había servido previamente de un ratón para explorar los rasgos humanos, la gente también pudo ver en esta precipitada carrera hacia el desastre el mismo nihilismo ejemplificado por la película *Rebelde sin causa*. De hecho, James Dean había conducido imprudentemente hacia su propia muerte justo dos años antes. Pero los humanos no son leminos, ni los leminos son humanos.

Es totalmente cierto que no todo el mundo caerá por el borde. Pero esto no significa que colocar un letrero que diga «Mantenerse alejado del borde» no sea útil. Exactamente de la misma manera, los mensajes del ámbito de la salud que alientan el control del peso son, más que nada, una barrera de control público aplicada universalmente en reconocimiento del peligro que hay de precipitarse al vacío.

El motivo por el cual, desde el ámbito de la salud pública, se indica a toda la población que controle su peso es que si este mensaje se diese solo a quienes están realmente obesos, aunque tuviesen éxito en este empeño, más personas seguirían engordando todo el tiempo, porque este mensaje no estaría abordando las fuerzas actuantes que provocan que la gente acabe por «caer al vacío».

Por lo tanto, la razón que motiva a decirle a toda la gente que adelgace, aparte de las ventas evidentes de productos dietéticos y relacionados con el ejercicio, no es que todo el mundo pase a estar más sano de la noche a la mañana. En promedio, el estado de salud no mejora mucho con las dietas. Esta es la razón por la cual, cuando observamos los datos, los beneficios que obtienen la mayoría de las personas, por medio de hacer dieta, en cuanto a la mejora de los niveles de colesterol, la presión arterial y otros indicadores de riesgo para la salud son modestos, en el mejor de los casos. Y los efectos generales de la pérdida de peso sobre la salud humana parecen decepcionantes. Pero esta es una visión a corto plazo.

Cuanto más sobrepeso tengamos hoy, más sobrepeso es probable que adquiramos mañana. Cuanto más nos acerquemos al punto de inflexión a partir del cual depositemos grasa en los lugares equivocados, más probable será que esto acabe por ocurrir. En promedio, nuestro exceso de grasa puede no suponer un riesgo tan grande hoy o tal vez incluso a corto plazo, pero todos deberíamos alejarnos del borde.

La otra razón por la cual conviene ser precavidos es que la vida es un juego lento, que se despliega en el transcurso de décadas. A menudo tiene que transcurrir mucho tiempo antes de que nos demos cuenta de cómo han afectado a nuestra salud la dieta y el estilo de vida. Además, una vez que los tejidos acaban por verse dañados por el exceso de grasa, no hay manera de que puedan restablecerse, debido a la capacidad finita que tienen de regenerarse. El corazón, el cerebro, los riñones y el páncreas son como los huevos: una vez que se rompen, no se pueden arreglar. Ofrece una analogía al respecto Zanco Panco, personaje con forma de huevo de la novela *A través del espejo y lo que Alicia encontró allí*, de Lewis Carroll: cuando se cae de lo alto de un muro y se rompe, todos los médicos del rey no pueden volver a componerlo, por medio de ninguna dieta.

Todo esto significa que los beneficios latentes del control de la cintura son mucho más sustanciales a largo plazo, incluso en aquellas personas que no tienen demasiado sobrepeso. Después de haber tardado décadas en acumular nuestra grasa, podemos tardar al menos una década en revertir la situación. Los pocos estudios a largo plazo que han hecho el seguimiento a personas con sobrepeso sometidas a dieta y ejercicio y han comparado los resultados que han obtenido estas personas con los que han obtenido quienes no han llevado a cabo estas prácticas han demostrado que quienes presentan comportamientos saludables acaban por beneficiarse de ello. Además, el legado de una mejor salud, un menor riesgo de enfermar y una menor probabilidad de morir prematuramente puede seguir observándose varias décadas después. Esta es la razón por la cual los esfuerzos que estemos llevando a cabo actualmente para reducir nuestros depósitos de grasa, por medio de quemarlos con la actividad física o de no incrementarlos haciendo dieta, tal vez parezca que no cundan mucho a corto plazo, pero acabarán por valer su peso en oro.

## EN CONCLUSIÓN

La mayoría de los individuos tienen más grasa de la que necesitan. Esto no se debe a que sean glotones, autodestructivos o indisciplinados, o a que no les importe su difícil situación. No son leminos locos que corren precipitadamente hacia su perdición. Son el producto de su entorno, que los incita a vivir al día.

Almacenar grasa no es pecado, pero es mortal. Una vez que se desborda de los lugares en los que se puede almacenar de forma segura y va a parar a los lugares equivocados, empiezan los problemas de salud. Mantenernos alejados de este punto de inflexión es la razón por la que deberíamos apuntar a perder algo de peso y mantener la cintura bajo control. Esto no hará que estemos más saludables a corto ni a medio plazo; de hecho, lo sentiremos como una imposición innecesaria y nuestro cuerpo luchará para que las cosas sigan como hasta el momento. Pero a largo plazo significará una vida más larga, más saludable y más feliz en general.

Todo esto está muy bien, pero ¿cómo es posible lograr perder peso y no volver a ganarlo? Consumir menos calorías para añadir menos a nuestros almacenes y estar más activos físicamente para gastar más es la respuesta simple. La mayor parte de las dietas solamente funcionan porque limitan nuestras elecciones, lo que nos obliga a seguir un menú diferente (y a comer menos) en lugar de seguir la dieta a la que estamos acostumbrados. Podríamos lograr lo mismo consumiendo versiones más bajas en calorías de lo mismo que estamos habituados a comer o eliminando las ingestas calóricas adicionales que hacen que nuestros bancos de grasa aumenten. Lo que funcione mejor dependerá del individuo, de la fuente de sus calorías y de cuándo las ingiera. No hay ninguna dieta que sea adecuada para todo el mundo, por más que la publicidad sugiera lo contrario. Todos comemos de manera diferente. Así que tenemos que encontrar la estrategia adecuada para nosotros, como Ricitos de Oro. Es posible que tomemos algunas decisiones desacertadas a medida que avanzamos, pero al final acabaremos por encontrar algo que nos vaya bien.

# ¿De veras tengo que...

# 5

## ... levantarme del sofá?

Pregunta: *¿Qué tiene de malo una vida sedentaria?*
Respuesta: Solo es apropiada en los cuadros.

P: *¿Puedo compensar el sedentarismo con el ejercicio?*
R: El ejercicio ayuda, pero estar sentado
sigue siendo problemático.

P: *¿Debería tener una silla más ergonómica?*
R: ¿Para poder estar sentado más tiempo?

P: *¿Hasta qué punto debo hacer más ejercicio?*
R: Haz un esfuerzo adicional.

P: *¿Realmente viven más quienes están más en forma?*
R: Estar en baja forma no favorece la longevidad, está claro.

P: *¿Cuál es el mejor tipo de ejercicio?*
R: El que hagas.

La mayoría de nosotros no estamos muy activos. Y no porque nunca salgamos a correr, practiquemos deporte o vayamos al gimnasio. La razón de ello es que nos pasamos la mayor parte de la vida sentados detrás de un escritorio, en un automóvil, delante de la mesa cuando comemos o en el sofá de casa viendo la televisión (o leyendo libros realmente interesantes). Tras la dura jornada laboral, ¡estamos agotados! Pero es muy probable que nuestro empleo requiera que permanezcamos sentados sobre nuestras posaderas durante la mayor parte de una jornada de diez horas. La mayoría no nos movemos lo suficiente todos los días para quemar todas las calorías que contiene un tazón de helado. Esto es lo que se conoce como llevar una vida sedentaria, y es una realidad demasiado habitual en el contexto de la vida moderna.

En nuestro pasado lejano, éramos cazadores y recolectores. Caminábamos o corríamos alrededor de dieciséis kilómetros todos los días en promedio, incluyendo en este cómputo solamente las actividades de caza y recolección. Esto era el equivalente a dar veinte mil pasos cada día. Para nuestros ancestros, bien adaptados al medio, estar activo era una cuestión de vida o muerte. Para sobrevivir en un entorno hostil y empobrecido, no podíamos parar de desplazarnos.

En comparación, hoy en día apenas nos movemos. Los adultos modernos dan siete mil quinientos pasos cada día en promedio, lo que equivale a menos de seis kilómetros. Y el típico empleado de oficina puede ser que solo dé dos mil pasos diarios. Esto es el equivalente a no andar más de un kilómetro y medio, aproximadamente, todos los días.

A diferencia de nuestros antepasados, no necesitamos movernos para sobrevivir; no nos quedaremos atrás. Podemos arreglárnoslas fácilmente en nuestra sociedad opulenta tomando el transporte público, conduciendo nuestro automóvil o caminando solamente hasta la despensa.

Pero una cosa es salir adelante y otra muy distinta es estar saludable. Las mismas adaptaciones que pueden mantenernos vivos en un entorno pueden matarnos en otro completamente diferente.

Pongamos como ejemplo la famosa pero verdadera historia de la polilla con manchas de colores a la que le gustaba camuflarse entre los troncos de los árboles. Los pájaros no podían distinguirla, y así sobrevivió. Sus manchas aseguraron su supervivencia durante milenios.

Sin embargo, durante la Revolución Industrial, la contaminación provocada por la quema del carbón oscureció la corteza de los árboles y sus manchas moteadas la hicieron destacar sobre ese fondo como un cartel de comida rápida. Esas mismas manchas que una vez le salvaron la vida se convirtieron en una herencia ruinosa.

De la misma manera, nuestra biología evolutiva está mucho mejor adaptada a los antiguos entornos, en los que pasamos millones de años perfeccionando nuestras habilidades para la supervivencia, que al entorno actual. Hace solamente unos pocos cientos de años que vivimos en medio de la prosperidad posindustrial, que ha dado lugar a los supermercados y a los trabajos de oficina que hacen que nuestras «manchas» estén bien visibles. Esta es la filosofía evidente que hay detrás de las dietas paleolíticas modernas. Pero en el Paleolítico hacíamos mucho más que comer.

El gran problema que tenemos en el entorno actual es que no solo comemos de manera muy diferente, sino que también estamos diez veces menos activos. Y este desajuste afecta a nuestras posibilidades de supervivencia. Nuestra vida sedentaria hace que corramos un mayor riesgo de tener muchos problemas de salud muy extendidos, como obesidad, enfermedades del corazón, presión arterial alta, diabetes, depresión, debilidad ósea y algunos tipos de cáncer. Por ejemplo, las personas que en raras ocasiones realizan una actividad física regular tienen, en promedio, el doble de riesgo de padecer un ataque al corazón que las personas activas.

Se observa una diferencia similar si comparamos el riesgo de un fumador promedio con el de alguien que no fuma.

Se cree que, cada año, aproximadamente una de cada ocho muertes que acontecen en el mundo pueden atribuirse al sedentarismo, lo cual hace que este sea la cuarta causa principal de muerte a escala mundial. La inactividad mata a más personas que el tabaco. Si realmente queremos sobrevivir, no solo debemos dedicar más tiempo a la actividad física y a mejorar nuestro estado de forma, sino que también debemos pasar menos tiempo sentados sin movernos.

## *COUCH POTATOES*

Esta expresión de la lengua inglesa, que significa literalmente 'patatas de sofá', es bastante peyorativa, y se inventó para describir el estado casi vegetativo en el que caen algunas personas mientras no se separan del televisor. Antes de la era moderna del plasma y las pantallas LCD, todos los televisores eran un tubo de vidrio gigante. Los televisores de los años sesenta se denominaban también, en lengua inglesa, *boob tube*, 'tubo bobo', lo cual hacía referencia a la estupidez de los programas y también a la del público que los veía, en lugar de que se ofreciesen contenidos más comprometidos.[*] Quienes amaban extáticamente su televisor y se volvían codependientes de él fueron denominados *tubers*. El término estaba bien pensado, porque a la vez que significa, literalmente, 'tubérculos', también evocaba la adicción a la pantalla. El televidente asiduo, como los gruesos tubérculos, permanece felizmente sentado durante largos períodos en la oscuridad sin moverse. Sin embargo, esta denominación tan inteligente resultó ser demasiado esotérica y nunca llegó a cuajar.

Las patatas son tubérculos. Y son vegetales, término que se emplea también para designar el desafortunado estado en el que se

---

[*] En castellano se extendió la denominación *caja tonta*, que también tiene su equivalente en inglés, *idiot box*. (N. del T.)

encuentran quienes están en coma persistente. Así fue cómo, en los años setenta, el «tubérculo» a quien no había manera de arrancar del sofá pasó a ser conocido, en lengua inglesa, como 'patata de sofá', denominación que era sinónimo de *teleadicto*.

En la actualidad, la pantalla del ordenador y el teléfono inteligente ocupan el puesto de honor. Además, las tremendas prestaciones de estos instrumentos (son herramientas de comunicación y nos proporcionan entretenimiento, información y casi todo lo demás) hacen que pasemos más tiempo frente a una pantalla hoy en día que el *tuber* más apoltronado de la década de los sesenta.

El tiempo que pasamos delante de una pantalla puede ser una fuente importante de productividad. Incluso se puede escribir un *best seller* sobre temas de salud durante ese tiempo. Sin embargo, el tiempo que pasamos delante de nuestras pantallas también es muy relevante para nuestra salud presente y futura. En general, cuanto más estemos delante de una pantalla, más probable será que tengamos todo tipo de problemas de salud y, como resultado, nuestra vida sea más corta.

La razón no es solamente que los adictos a las pantallas se están perdiendo los beneficios para la salud del hecho de estar activos y los muchos otros comportamientos saludables de los que podrían estar disfrutando si su televisor u ordenador estuviesen apagados. De hecho, quienes hacen mucho ejercicio pero permanecen sentados durante largos períodos sufren los mismos efectos negativos que aquellos que llevan una vida sedentaria. En lengua inglesa, se emplean las expresiones *patatas de sofá activas* o *guerreros de fin de semana* para referirse a estas personas. Puede ser que vayan al gimnasio, que salgan a correr o que hagan ejercicio como locos los fines de semana, pero que se pasen la mayor parte del día sentados en una silla. Incluso si estamos en casa todo el día, tratamos de realizar todas las tareas domésticas de una vez para poder sentarnos y trabajar «de verdad» con el ordenador antes de que los niños regresen de la escuela.

Por el contrario, quienes permanecen sentados durante menos de cuatro horas al día pero no hacen ningún tipo de ejercicio puede ser que estén como mínimo tan saludables como los que hacen ejercicio al menos cinco horas a la semana pero se pasan la mayor parte del día sentados. Se ha comentado muchas veces que el estado saludable y la delgada figura de las amas de casa de los años cincuenta tenían que ver, en cierta medida, con las largas horas que pasaban de pie dedicadas a las tareas domésticas, yendo a comprar y caminando por el barrio. Es cierto que la vida moderna reduce la cantidad de trabajo doméstico y que esto nos permite tener tiempo para sentarnos delante de una pantalla; de todos modos, el hecho de que también comemos mucho más que en los años cincuenta y fumamos mucho menos puede explicar mejor el ensanchamiento de nuestra cintura.

Aunque podamos sentirnos muy a gusto en el sofá, pasar la mayor parte de nuestras horas de vigilia sin movernos resulta ser directamente perjudicial para nuestra salud de muchas maneras diferentes. Esto es especialmente así cuando permanecemos sentados durante largos períodos de forma ininterrumpida, a veces durante muchas horas consecutivas, hasta llegar a acumular entre ocho y diez horas de tiempo sentados, sumando el que pasamos delante del ordenador, en el escritorio, en el automóvil, en el tren o delante del televisor. Pero cada hora que permanecemos sentados sin levantarnos se asocia con una menor esperanza de vida.

### En los autobuses

El problema que presenta pasarse el día sentado quedó demostrado por primera vez de manera concluyente hace más de cincuenta años en unos estudios que se llevaron a cabo con revisores y conductores de autobuses y tranvías de Londres.

Los revisores subían y bajaban del autobús cada poco tiempo; subían más de quinientos peldaños en cada jornada vendiendo los billetes. Por otro lado, los conductores se pasaban más del 90% de su jornada laboral sentados al volante. Ambos trabajaban en el mismo entorno, en los mismos autobuses; pero los conductores, físicamente inactivos, desarrollaron un 50% más de enfermedades cardíacas que los revisores, físicamente activos. Y en los casos en que tanto los conductores como los revisores tuvieron una enfermedad cardíaca, los primeros manifestaron más probabilidades de morir prematuramente de resultas de ello que los segundos. Los uniformes de los conductores de los autobuses también eran, en general, más anchos en la parte de la cintura que los de sus colegas revisores. Pero incluso después de ajustar los datos teniendo en cuenta cualquier diferencia física evidente, así como otros factores de riesgo que pudiesen desembocar en una muerte temprana, los revisores siguieron presentando un menor índice de ataques cardíacos y muertes que los conductores.

El mismo fenómeno se observó en los carteros: los que iban en bicicleta o caminaban para entregar el correo sufrían menos ataques al corazón que los empleados que trabajaban todo el día detrás del mostrador. Este fenómeno se conoció, en lengua inglesa, como *sitting disease*, 'la enfermedad de estar sentado'.

---

Los efectos negativos de estar sentado de forma prolongada son más evidentes en las mujeres. La mayor protección contra las enfermedades y la mayor esperanza de vida de las que gozan las mujeres respecto a los hombres se ven reducidas por el tiempo que pasan sentadas. Por ejemplo, las que permanecen inactivas y sentadas durante más de seis horas al día presentan un riesgo de muerte el doble de elevado, en un período determinado, que las que permanecen activas y menos de tres horas sentadas. Esto es lo que revelan los datos, incluso después de haberlos ajustado en función del tipo de trabajo que realizan las mujeres y de los distintos salarios que perciben.

¿Por qué nos sienta tan bien movernos? Para que un cuerpo humano pueda desplazarse, o incluso levantarse, sus músculos deben contraerse. Este proceso requiere energía, que es suministrada por el azúcar y la grasa absorbidos y almacenados por los músculos cuando están en reposo. Cuando estamos sentados durante un tiempo prolongado, nuestros músculos no se mueven, por lo que gastan poca o ninguna energía. En consecuencia, tienen poca necesidad de acudir a nuestras reservas energéticas. Los músculos inactivos también se vuelven cada vez más pequeños (si no los usamos, los perdemos), lo que reduce aún más su contribución al metabolismo de quema de la energía. En consecuencia, cuando estamos sentados durante largos períodos, una mayor cantidad de calorías ingeridas se deposita en algún lugar y acaba convertida en grasa. En promedio, cuanto más tiempo estamos sentados, más voluminosa es nuestra cintura.

Pero esta no es solo una forma fácil de engordar, o de engordar todavía más. Si tenemos dos mujeres que pesen exactamente lo mismo o cuya circunferencia de la cintura sea idéntica, la que se pase la mayor parte del día sentada sin levantarse tendrá más probabilidades de sufrir una enfermedad cardíaca y de morir como resultado de ello.

## Espaldas encorvadas

Pasarse el día sentado tampoco es bueno para la espalda. De hecho, es terrible para ella. Si hay una parte de nuestro «manchado» cuerpo (en alusión a la analogía de la polilla) que se encuentre totalmente expuesta en el sedentario entorno moderno, esta es la columna vertebral.

El hecho de estar sentados durante largos ratos sin apoyar la espalda altera la curvatura de la columna; tiene este efecto, sobre todo, la postura inclinada hacia delante en la que estamos cuando trabajamos en una mesa y con un ordenador, es decir, ¡la mayor parte del tiempo!

Esta postura doblada ejerce una presión adicional sobre los discos intervertebrales de la parte inferior de la espalda. Estos discos son almohadillas de cartílago con efecto amortiguador que se encuentran entre las vértebras óseas, lo que permite que la columna se doble. De cualquier manera, estos discos degeneran con la edad.

Al mismo tiempo, los músculos centrales de la espalda y el abdomen tienen poco que hacer mientras estamos sentados, por lo que se debilitan y pasan a ser menos capaces de proteger nuestra espalda en otros momentos. La inactividad también hace que el cuerpo esté más pesado, lo cual tiene un impacto aún mayor en nuestros amortiguadores. Con el tiempo, algo tiene que ceder.

Al principio, puede ser que solo nos sintamos un poco agarrotados después de haber permanecido tras una mesa todo el día. A medida que envejecemos, empezamos a experimentar un dolor de espalda intermitente. La mayor parte de las personas sufren dolor de espalda en algún momento de su vida. En la mayoría de los casos, el dolor es de corta duración y limitado; pero en algunos casos, llega a ser crónico y debilitante.

Las buenas sillas y los respaldos pueden ayudar un poco a mantener una buena postura. Pero ni siquiera la mejor silla (la más cara) diseñada ergonómicamente puede resolver el problema real: que estamos sentados ahí todo el día. Por el bien de nuestra espalda, necesitamos tomarnos un descanso, si bien lo preferible es que nos tomemos muchos, con frecuencia. Así que ¡levántate unos momentos ahora mismo! (No te preocupes; este libro no irá a ningún lado. Seguirá estando aquí cuando regreses).

---

No es que el hecho de interrumpir nuestra actividad diaria levantándonos del escritorio nos ayude a ponernos en forma o perder peso. De hecho, ponerse de pie con frecuencia apenas hace que se queme alguna caloría, y mucho menos que se quemen las suficientes como para adelgazar (a menos que pasemos ese tiempo haciendo algún tipo de actividad física). Por lo tanto, no es solo el hecho de reducir el volumen de nuestras posaderas por medio de quemar calorías lo que hace que levantar el trasero sea bueno para nuestra salud.

Cuando nuestros músculos están activos, envían señales al cuerpo que lo hacen funcionar de manera más eficiente. Por el contrario, que los músculos estén inactivos es desfavorable para nuestra salud, en parte porque eso provoca que el cuerpo crea que está haciendo más que suficiente para salir adelante y estime que no tiene ninguna razón para hacerlo mejor. Esta es probablemente la razón por la que permanecer sentado es perjudicial a largo plazo.

La posible solución es bastante evidente: debemos interrumpir los largos períodos de estar sentados con pausas en las que nos levantemos, una vez cada hora como mínimo. Cuantos más descansos podamos hacer, mejor.

Hay varias maneras eficaces de interrumpir el tiempo en que estamos sentados en el lugar de trabajo. Existen los escritorios para trabajar de pie y los terminales de ordenador con pantalla táctil, con los que también se trabaja de pie. Se puede reemplazar la vieja silla de oficina por una pelota inflada grande y suave que requiera una actividad muscular constante para evitar caerse. Además, podemos levantarnos e ir a hablar con nuestros colegas en lugar de enviarles un correo electrónico o un mensaje de texto. Disponemos de incontables oportunidades de movernos dondequiera que estemos.

Ninguna solución es perfecta: es duro trabajar de pie todo el tiempo. Es fácil caerse de la pelota que hace las veces de asiento. Hay mensajes que pueden transmitirse mejor por medio de un correo electrónico cuidadosamente elaborado que cara a cara. Pero por el bien de nuestra salud debemos encontrar una manera de levantarnos de la silla del escritorio.

## LA TELEVISIÓN

El tiempo relajado que pasamos frente al televisor es aquel en el que estamos menos activos en todo el día. Nos quedamos ahí sentados, paralizados por nuestros programas favoritos, a menudo durante la cena, o después de esta.

Por supuesto, podríamos levantarnos de vez en cuando, pero ¿quién puede encontrar el mando a distancia para presionar el botón de pausa? Y si conseguimos levantarnos, es probable que sea para ir a la cocina y servirnos un tentempié. Además, todas las otras partes de la casa están oscuras y los niños están dormidos; por lo tanto, ¿qué podemos hacer sino sentarnos tranquilamente en la oscuridad y envejecer, como un tubérculo, como una patata?

La relación que hay entre el tiempo que pasamos delante de la pantalla y la muerte a edad temprana obedece a algo más que a los efectos que tiene pasar mucho tiempo sentados o sin hacer ejercicio. Dicha relación se debe, posiblemente, al hecho de que la televisión no solo nos paraliza. También reconecta nuestro cerebro; cambia sutilmente la forma que tenemos de pensar cuando estamos en el mundo real. Y no, no estoy hablando del efecto de las ondas electromagnéticas. ¡No tenemos que envolvernos la cabeza con papel de aluminio!

Como ocurre con todo lo que vemos y oímos en la vida, los contenidos que nos llegan de la pantalla influyen en nuestros procesos de pensamiento. Por ejemplo, la información que obtenemos del televisor influye en dos tercios de los alimentos que elegimos comer, como mínimo. Estoy hablando de los anuncios y de la publicidad por emplazamiento, por supuesto, pero también del comportamiento y las actitudes de nuestros personajes favoritos, cuya asertividad envidiamos tanto. ¡Si pudiéramos decir esas palabras geniales o hacer todo eso impulsivamente, sin necesidad de pensar!

Así que lo intentamos. El problema es que vivimos en el mundo real. Y las decisiones que tomamos en el mundo real no están limitadas por un guion o una programación. Y si somos tan impulsivos como los personajes televisivos que adoramos, varias cosas pueden salir mal. Una de ellas puede ser que comamos demasiado.

Como un detective de la televisión que reacciona por instinto frente a las pistas, encontramos indicios en nuestro entorno rico en alimentos todo el tiempo, indicios que nos acercan al objetivo. Pero en nuestro caso no acabamos por descubrir quién es el asesino, sino que acabamos por consumir determinados productos, porque es ahí adonde nos llevan las deliciosas pistas.

## La comida pornográfica

A todo el mundo le encantan los espectáculos de cocina. Cada vez hay más en nuestras pantallas de televisión, e incluso hay emisoras dedicadas a este tema, exclusivamente. Estos espectáculos se denominan a veces *comida pornográfica*, en tono de burla. Esto se debe a que nos imaginamos preparándola mientras vemos a celebridades que realmente la están preparando. Sin duda, están presentes la misma sensualidad voyerista, la tentación, la emoción, la aventura, el hacer cosas que nunca haríamos en casa. La gente vive nítidamente sus sueños sin que haya consecuencias, sin que se genere desorden y sin que uno se encuentre, por la mañana, con todos los platos sucios pendientes de lavar. ¿A quién no le gusta esto? ¿Quién no lo querría?

Si los espectáculos de cocina son un mero entretenimiento para adultos o si influyen realmente en nuestro comportamiento es objeto de debate. Algunos estudios afirman que tienen un efecto. Otros sugieren que sabemos distinguir entre la realidad televisiva y la vida real. Pero cuando vemos un determinado plato exótico en el supermercado, ¿no estamos un poco más tentados de comprarlo de lo que habríamos estado si no hubiésemos visto el programa de cocina?

---

Finalmente, si comemos mientras vemos la televisión, estamos comiendo de forma inconsciente, literalmente. Solo podemos aplicar una determinada cantidad de atención, y los programas de televisión están diseñados para captarla toda; de lo contrario no pararíamos de hacer *zapping*. Por lo tanto, no nos quedan muchos recursos mentales para prestar atención a nuestra ingesta y detenernos cuando estamos llenos. Muchas veces esperamos a que sea el final del espectáculo el que nos indique que el tiempo de comer ha terminado.

Y aún peor es el hecho de que cuando comemos viendo la televisión el disfrute proviene más del programa que ha atrapado nuestra atención que de la comida. Esto hace que el hecho de comer sin ver la televisión, o de comer sin que haya ningún programa decente por ver, nos parezca poco gratificante, por lo que a veces ingerimos mayores cantidades con el fin de obtener el mismo placer al que estamos acostumbrados. La solución es simple: no comas delante del televisor. La comida es comida. La televisión es televisión. Esto también significa que van a caer menos migajas en las profundas hendiduras que hay entre los cojines, allí donde les gusta crecer a las «patatas de sofá».

## LA ACTIVIDAD COMPENSATORIA

En ocasiones, tratamos de compensar nuestro sedentarismo dedicando algo de tiempo a la actividad física. Es decir, hacemos ejercicio. Esta es, probablemente, la forma más fácil en que la mayoría podemos estar físicamente más activos en nuestros días.

Si hacemos una cantidad significativa de ejercicio de forma regular (estoy hablando de hacer ejercicio un mínimo de una hora al día, todos los días), podemos contrarrestar, en parte, el tiempo que pasamos inactivos en la oficina o delante del televisor. No neutralizamos por completo los efectos, pero podemos reducir su impacto de forma sustancial.

El problema es que alrededor de un tercio de los adultos no hacen nada de ejercicio, y la mayoría de los otros dos tercios solamente hacen ejercicio de vez en cuando, en cantidades muy pequeñas y en sesiones muy cortas. Esto no solo no es suficiente para compensar nuestras costumbres sedentarias, sino que puede agravar el problema.

De todos modos, el ejercicio expreso no es la única forma en que podemos estar más activos. También podemos incluir más actividad a lo largo del día; por ejemplo, podemos subir por las escaleras en lugar de tomar el ascensor, o podemos llevar a los niños a la escuela caminando en lugar de llevarlos en coche. La suma de este tipo de actividades puede ser realmente significativa. Se obtienen beneficios para la salud siempre que estemos activos físicamente de forma regular, o bien por medio de un programa de ejercicio o bien incluyendo actividades que impliquen movimiento en nuestra vida diaria o en medio de la jornada laboral. Hagan o no ejercicio, quienes están activos de forma habitual viven unos cinco años más, en promedio, que aquellos que no lo están. Pero aunque sea importante aprovechar las oportunidades que nos ofrece la vida para estar activos, puede ser difícil, a menos que tengamos un trabajo de carácter muy físico, que este tipo de actividad sea suficiente para tener un gran impacto en nuestra salud o nuestra forma física.

## Cuando hace un frío glacial

Si estamos pasando mucho frío y no tenemos la posibilidad de abrigarnos, de entrar en un edificio o de poner la calefacción, nuestro organismo tratará de calentarnos. El frío hará que nuestros músculos se contraigan y relajen rápidamente en pequeños movimientos, lo cual experimentaremos como escalofríos. Esta actividad física involuntaria producirá un calor que nos ayudará a mantenernos calientes. Al mismo tiempo, nuestras células adiposas empezarán a quemar grasa para generar calor. Juntos, estos mecanismos nos ayudarán a conservar la vida.

Estos escalofríos y esta quema de grasa que se producen cuando tenemos frío se parecen a hacer ejercicio. Y como ocurre con el ejercicio, no es algo que experimentemos lo bastante a menudo en el contexto de la vida moderna. El mejor control de la temperatura por medio de los sistemas de calefacción, en invierno, causa que nuestro cuerpo no tenga una buena razón para quemar el combustible excedente para generar calor, por lo que se vuelve menos capaz de hacerlo. De hecho, nuestro organismo tiende más a no producir calor, con el fin de mantenernos frescos. Actualmente tampoco necesitamos quemar energía cortando troncos o transportando carbón para hacer fuego.

Por lo tanto se ha argumentado, no sin razón, que los sistemas de calefacción modernos han contribuido al aumento de las tasas de obesidad. Pero el problema que presenta esta atractiva hipótesis es que en los países ecuatoriales, en los que la temperatura experimenta muy pocos cambios en el transcurso del año, existe la misma epidemia de obesidad que en los países cuyos inviernos son muy rigurosos. Así que no podemos culpar a la extensión generalizada de los sistemas de calefacción de nuestros problemas.

---

Si no tenemos la opción de conseguir un empleo que implique actividad física ni de sentir frío regularmente, o ambas cosas (que a menudo van juntas, en entornos exteriores), la forma más fácil y práctica de estar más activos es por medio del ejercicio.

Desde tiempos antiguos, está universalmente reconocido que el ejercicio es la mejor medicina. Toda gran civilización contiene algún refrán contundente respecto a que el ejercicio permite preservar la buena salud y constituye una cura para todas las enfermedades. Dada la falta de tratamientos alternativos eficaces en esos días, no es de extrañar que el ejercicio fuese tan ponderado. Es posible que Hipócrates considerase que era la mejor medicina porque aún no se había inventado la aspirina. Sin embargo, hoy vivimos en un entorno muy diferente. Lo que nos protegió en tiempos antiguos probablemente no lo haga de la misma manera en la actualidad. Además, contamos con medicamentos y con la cirugía, y con una extraordinaria variedad de otras ayudas médicas.

El ejercicio también conlleva la expectativa del éxito. Esto se debe en parte a que los enfermos tienen dificultades para hacer ejercicio. Solo vemos a personas sanas en los carriles bici o en el gimnasio, lo que condiciona nuestra percepción de lo beneficioso que tiene que ser el ejercicio para nosotros.

La mayoría de la gente piensa que el ejercicio es eficaz porque quema unas calorías que, de otro modo, se depositarían alrededor de la cintura como grasa. Y sí, quema energía, pero no tanta como se cree. Por ejemplo, el combustible que quemamos caminando durante una hora está contenido en una sola barrita de Snickers o en una sola lata de refresco. Así que incluso si caminamos durante una hora todos los días no veremos compensado el exceso de calorías que consumimos en nuestras dietas modernas. Para obtener el saldo energético negativo que necesitamos para perder peso debemos hacer mucho más ejercicio, o bien ingerir menos calorías y hacer ejercicio; esta segunda opción es más práctica, sin duda.

Es importante destacar que la utilidad de hacer ejercicio con regularidad con el fin de promover la longevidad humana es evidente no solo entre las personas que tienen sobrepeso, sino también entre quienes tienen una cintura que entra en los parámetros de lo que es saludable. También es bueno para la salud tanto si nos ayuda a adelgazar como si no. Esto significa que el mérito del ejercicio no se limita a la quema de calorías, sino que ofrece también otras virtudes.

Cuando hacemos ejercicio, nuestros músculos envían señales al cuerpo cuyo objetivo es que este siga funcionando normalmente e incluso mejor. Algunas de estas señales se envían a través de los nervios, mientras que otras son señales químicas que se liberan en el torrente sanguíneo. La identificación de estas sustancias hace que sea teóricamente posible que algún día podamos imitar los efectos beneficiosos del ejercicio con una píldora. Sea como sea, actualmente dependemos de que nuestras propias señales desencadenen los beneficios que anhelamos. Y no parece requerir mucho tiempo cosechar estos efectos positivos; cinco minutos al día de ejercicio, solamente, parece que dan mejores resultados que su ausencia total.

## EFECTOS DEL EJERCICIO SOBRE LA MENTE

Cualquier persona que haya ido al gimnasio o que haya salido a correr sabrá que a continuación no solo se percibe que el cuerpo está diferente, sino que también lo está la mente. Y si nos sentimos mejor, nos manejamos mejor y estamos mejor. En la medida en que nuestra salud está determinada por nuestro bienestar emocional y psicológico, una de las razones más importantes por las cuales el ejercicio contribuye a la longevidad es que afecta a la mente.

## La euforia del corredor

Casi todos quienes hacen ejercicio con regularidad experimentan en ocasiones una sensación repentina de profunda euforia y relajación. Este efecto se conoce como *euforia del corredor*, aunque también puede producirse después de otros tipos de actividad física.

Muchos piensan que esta sensación tiene lugar cuando el cerebro libera unas sustancias químicas que presentan similitudes con las drogas que alteran la mente, como el opio, el cannabis y las anfetaminas. En este paradigma, el ejercicio se considera una especie de droga, y los asiduos al gimnasio son sus adictos. Sin embargo, los niveles de estas sustancias endógenas después del ejercicio no se parecen en nada a los que presentan quienes toman drogas duras, y aunque hacer ejercicio con regularidad puede consolidarse como un hábito, por lo general no es adictivo.

Otra hipótesis sugiere que los mismos procesos que nos aportan una sensación de satisfacción después de haber comido operan también durante esta particular euforia. Esta puede ser otra razón por la cual el ejercicio regular ayuda a reducir la ingesta excesiva. Al estimular los circuitos de recompensa del cerebro, nos ayuda a alcanzar el placer sin que tengamos que comer en exceso.

¿Alguna vez has tenido una gran idea mientras hacías ejercicio? El ejercicio no solo nos hace sentir mejor, sino que también nos hace pensar mejor. Esto no ocurre solamente cuando lo estamos llevando a cabo, sino que, a largo plazo, el ejercicio regular también mejora directamente nuestra capacidad de aprendizaje y la función de la memoria, y ralentiza la disminución de ambos a medida que envejecemos. Esto se debe a que aprendemos y recordamos cosas por medio de cambiar y remodelar las conexiones neuronales, en lo que se conoce como *plasticidad*.

El ejercicio mejora la plasticidad y estimula el crecimiento y el desarrollo de las neuronas, lo cual incrementa nuestra capacidad de prestar atención, pensar, procesar datos, recordar y afrontar desafíos. Esta es probablemente la razón por la cual el ejercicio también tiene un efecto protector contra varias enfermedades del cerebro, como la demencia y el párkinson.

## QUIENES ESTÁN MÁS EN FORMA VIVEN MÁS TIEMPO

Lo que no nos mata nos hace más fuertes. Precisamente porque la actividad física vigorosa es exigente, las tensiones que ejerce sobre nuestro cuerpo provocan que este tenga que adaptarse. La acumulación de estas adaptaciones acaba por desembocar en lo que llamamos *estar en forma* o *ponerse en forma*.

Estos cambios implican mucho más que conseguir unos músculos más grandes y fuertes, o la figura bien moldeada de los deportistas y culturistas. Estas adaptaciones también conducen a cambios complejos en el corazón, la circulación, el cerebro, los nervios, las funciones hormonales, etc. La acumulación de estos cambios mejora sustancialmente las perspectivas en cuanto a la salud y hace que quienes están más en forma vivan más tiempo.

Las muchas adaptaciones relativas a la forma física que tienen lugar después del ejercicio regular mejoran nuestra capacidad de realizar actividad física en el futuro y reducen las tensiones asociadas a esta. Además, estas adaptaciones generan importantes beneficios indirectos en otros procesos, muchos de los cuales son relevantes para nuestra salud y nuestra capacidad de recuperación. Esto explica por qué el hecho de estar en forma es bueno para la salud más allá del hecho de que quienes están en forma obtengan los beneficios derivados de hacer ejercicio o de pasar tiempo alejados de las pantallas.

*No estar en forma* significa, esencialmente, que nuestro cuerpo no está físicamente adaptado a hacer el trabajo que se le pide que haga; eso significa que no tiene la capacidad de hacer lo que le pedimos. Por eso, las personas que no están en forma se agotan con mayor facilidad que las que sí lo están.

Por ejemplo, los músculos que se utilizan con regularidad se vuelven más grandes y fuertes, lo que denota que son más capaces de llevar a cabo el trabajo que requerimos de ellos con menos esfuerzo y experimentando menos fatiga. Por supuesto, esto hace que sea más fácil y menos peligroso realizar acciones como cargar con la compra o llevar los niños a cuestas. Pero, además, el ejercicio cambia la capacidad metabólica de los músculos y el cuerpo en general. Por ejemplo, los músculos más grandes también son más eficientes a la hora de absorber y quemar combustible. Este es un beneficio adicional, útil para mantener la grasa bajo control y reducir sus consecuencias sobre nuestra salud.

## Los seis paquetes de abdominales

En el caso de los hombres, nada define mejor la salud física que unos abdominales marcados. Se dice que el aspecto sexi de los seis paquetes (en dos filas de tres, uno a cada lado del ombligo) se asemeja al perfil de seis latas de bebida dispuestas a cada lado.

Esta atractiva definición solamente puede aplicarse a quienes están lo bastante delgados como para que se perciba su musculatura a través de la capa de grasa que normalmente cubre el abdomen. En consecuencia, quienes presentan los seis paquetes son una especie en peligro de extinción. Ejercicios como los abdominales pueden hacer que estos músculos sean un poco más grandes, pero es el hecho de deshacerse de la grasa lo que realmente permite ver lo que hay debajo. La mayoría de los individuos tienen seis paquetes ocultos, si bien algunos solo tienen cuatro; Arnold Schwarzenegger es el personaje más famoso en esta segunda categoría. Otros tienen ocho o incluso diez. Esto no tiene nada que ver con la condición física ni con unos ejercicios o técnicas específicos. Es solamente una cuestión anatómica, relativa a la forma en que los filamentos del tejido conectivo se unen alrededor de los abdominales, como nudos en una cadena de salchichas. Cuantos menos nudos hay, más grande es la salchicha.

El paquete de seis bebidas fue inventado por Coca-Cola para incrementar las ventas y facilitar el transporte al consumidor promedio. Por las mismas razones, esta estrategia también fue adoptada posteriormente por las compañías cerveceras. La paradoja es que los refrescos y la barriga cervecera son los enemigos por excelencia de los seis paquetes de abdominales. Así que llamar *paquete de seis* a tu musculoso vientre puede ser curiosamente apropiado, una forma de perdonar a tus enemigos sin olvidar sus nombres.

---

El ejercicio regular también puede poner en forma al corazón. Tiene la virtud de incrementar ligeramente su tamaño, lo que le permite bombear más sangre. Al bombear con mayor fuerza, necesita latir menos para tener el mismo rendimiento, de la misma forma que un motor más grande necesita menos revoluciones para subir una cuesta. Por lo tanto, gracias al ejercicio se reducen el ritmo cardíaco y la presión arterial en reposo.

Nuestros huesos también experimentan adaptaciones importantes. Cuando hacemos ejercicio, especialmente de levantamiento de peso y de impacto, la densidad de los huesos aumenta para compensar el efecto de esta actividad, incluso si ya se han vuelto más frágiles. Esto es especialmente útil cuando envejecemos, porque entonces es habitual que la fortaleza ósea se reduzca y los riesgos de fractura sean mayores. El ejercicio también vigoriza los músculos, lo cual reduce el riesgo de caerse y el número de caídas; esto significa que el riesgo de padecer fracturas se reduce a la mitad gracias al ejercicio físico regular.

Las mayores mejoras en cuanto a la salud a través de la actividad física se observan en las personas que pueden lograr y mantener mejoras en su estado físico. De hecho, son quienes gozan de una buena forma física, más que quienes hacen mucho ejercicio o se levantan de la silla con frecuencia, los que tienen un tercio menos de probabilidades de morir.

Curiosamente, algunos individuos se conservan en forma incluso sin hacer mucho ejercicio. No parece justo. Pero en la escuela, como en la vida, siempre hay un niño que puede vencer a los demás sin sudar. Esto se debe probablemente a que nacen con unas características adaptativas que hacen que les resulte más fácil el ejercicio o bien desarrollan a una edad temprana estas características. Pero la mayoría de las personas necesitan esforzarse para desarrollarlas.

Casi todos podemos mejorar nuestra forma física efectuando, regularmente, algún tipo de actividad exigente. A algunos les resulta más fácil y se benefician más que otros del ejercicio. Esto no ocurre porque ya estén intrínsecamente en forma. De hecho, no existe una correlación entre el punto de partida, el grado de forma intrínseco y la respuesta del organismo al ejercicio regular. Incluso las personas más inactivas pueden ponerse en forma si hacen ejercicio con regularidad. Ocurre solamente que algunos sujetos parecen ser más aventajados, otros se ponen al día más rápido y otros parecen quedarse atrás hagan lo que hagan.

Es importante destacar que las adaptaciones adquiridas por medio del ejercicio son reversibles. Por ejemplo, la masa muscular adquirida desaparecerá si se deja de ir al gimnasio. La pérdida de masa muscular y fuerza también se observan a menudo en las personas que están inactivas como consecuencia de una enfermedad y en las de edad avanzada; en el caso de estas últimas, debido a la fragilidad. Igualmente, puede tener lugar una pequeña mengua del tamaño del corazón tres semanas después de abandonar el ejercicio. Por esta y muchas otras razones, es importante convertir el ejercicio en un hábito para toda la vida, y no verlo como una moda pasajera o como una forma de mejorar el estado de salud en un momento dado. Esto significa implicarse en algo que estemos dispuestos a hacer temporada tras temporada. Evidentemente, esta es la mejor razón por la que practicar algún deporte.

## ¿QUÉ TIPO DE EJERCICIO ES MÁS CONVENIENTE HACER?

Podemos elegir entre muchos tipos de ejercicio; cada uno ofrece sus beneficios y tiene sus limitaciones. El mejor ejercicio es el que podemos realizar y disfrutar regularmente, en lugar de considerarlo como un «complemento» opcional al que acudir «cuando tenemos tiempo» (es decir, casi nunca). Y está claro que no perseveraremos en algo que no nos proporcione ningún placer; en este caso, nos estaríamos infligiendo un castigo.

Algunos tipos de ejercicio son aeróbicos; es decir, vehiculan una actividad física que provoca la quema de combustible, siendo el oxígeno el elemento catalizador. Es fácil reconocer el ejercicio aeróbico porque tenemos que respirar con más fuerza para obtener el oxígeno que necesitamos. La mayor parte de las actividades continuas realizadas durante más de tres minutos son aeróbicas; ejemplos de estas actividades son caminar, hacer *footing*, ir en bicicleta, nadar, remar, bailar, ir de excursión y practicar deportes como el fútbol, el fútbol americano, el tenis y el *squash*.

En general, se recomienda a todos los adultos que realicen ejercicio aeróbico de forma regular, en sesiones de treinta minutos o más entre tres y cinco días a la semana. Lo ideal es hacer ejercicio aeróbico la mayor parte de los días. El objetivo es llegar al punto en el que respiremos con mayor intensidad durante largos períodos de tiempo. A la vez, el corazón latirá más deprisa para llevar oxígeno a los músculos. Esta combinación permite incrementar la capacidad del corazón, los pulmones y la circulación de afectar positivamente a la salud.

Otro tipo de actividad es el ejercicio anaeróbico, que implica realizar un esfuerzo intenso, cercano al cien por cien, durante cortos lapsos. Ejemplos de este tipo de ejercicio son los esprines o el entrenamiento de resistencia. Debido a que la energía requerida para este tipo de actividad es igual o superior a la capacidad máxima que tiene el organismo de suministrar oxígeno para alimentar los músculos, el ejercicio anaeróbico debe basarse en el combustible ya almacenado en ellos. Este depósito de energía es limitado y el esfuerzo máximo no puede sostenerse durante más de dos o tres minutos antes de que se produzca el agotamiento. Al quemar específicamente las reservas energéticas contenidas en el tejido muscular, los ejercicios anaeróbicos desencadenan adaptaciones que incrementan la fuerza, la resistencia y el tamaño de los músculos. Los músculos agotados «tienen hambre» y necesitan reponer sus reservas, lo que ayuda a mantener bajos los niveles de grasa almacenada. Esta es la razón por la cual algunas personas creen que el ejercicio anaeróbico es más apropiado que los deportes aeróbicos si se desea perder peso. Pero probablemente es más importante que hagamos ejercicio con regularidad que el tipo de ejercicio que elijamos.

Los ejercicios aeróbicos y anaeróbicos a menudo se combinan alternando cortos lapsos de esfuerzo de alta intensidad con intervalos de actividad aeróbica, menos intensa. Es probable que esta sea la mejor combinación.

Un ejemplo evidente lo proporciona el deporte: tienen lugar esfuerzos máximos repentinos en medio de un movimiento aeróbico mientras nos mostramos competitivos o nos divertimos. Otra manera, más formal, de llevar a cabo una actividad aeróbica y anaeróbica se conoce como *entrenamiento por intervalos de alta intensidad*. Consiste, por ejemplo, en incorporar deliberadamente períodos cortos de *footing* dentro de un programa de caminata y en avanzar hasta el esprín; los períodos de caminar, *footing* y esprín van alternando. El entrenamiento por intervalos es más efectivo para quemar grasa y ponerse en forma que la actividad sostenida de intensidad moderada. Asimismo, implica un uso eficiente del tiempo, pues permite sacar el máximo partido al tiempo limitado del que a menudo disponemos para hacer ejercicio. También puede ser bastante agotador, pero de eso se trata.

## EN CONCLUSIÓN

Si realmente queremos vivir durante la mayor cantidad de tiempo posible, debemos dedicar más tiempo a estar activos y ponernos en forma, y menos a las pantallas.

Esto es más difícil de lo que parece. Todas las horas del día, dedica cinco minutos a levantarte y moverte. Añade también un período de ejercicio con el fin de compensar lo que pierdes cuando estás sentado. Y haz todo esto con una regularidad que te permita mejorar tu forma física. Todo esto lleva tiempo. Pero entre todos los pasos que puedes dar para mejorar tu salud, los «dividendos» que percibas por cualquier «inversión» que hagas en actividades físicas pueden ser más significativos que todo lo demás en lo que puedas «invertir».

## ¿De veras tengo que...

# 6

## ... comer menos grasa?

Pregunta: *¿Es realmente problemática la grasa?*
Respuesta: Echa un vistazo a tu cintura y decídelo.

P: *¿Cuánta grasa debería comer?*
R: Menos.

P: *¿Por qué es una mala idea quemar grasa?*
R: ¿Has oído hablar alguna vez del gas lacrimógeno?

P: *¿Qué opinas de tomar suplementos de aceite de pescado?*
R: El aceite de pescado solo es útil en el pescado fresco; en el resto de los casos, solo huele a pescado.

P: *¿Debería tener cuidado con las grasas* trans?
R: ¿Quieres decir con el veneno disfrazado de grasa?

P: *¿Es mejor la margarina que la mantequilla?*
R: Ambas son grasa en más de un 80%.

Nos gusta pensar que todas las elecciones importantes son en blanco y negro, que algunas cosas son evidentemente beneficiosas para nosotros mientras que otras son claramente indeseables o dañinas. Muchas se encuentran en la zona gris, por lo que podemos ignorarlas o hacerlas sin pensar demasiado. Pero nos gusta distinguir lo correcto de lo incorrecto. Buscamos aquello que creemos que es bueno para nuestra salud y descartamos lo que creemos que la perjudica; prescindimos de ello sin miramientos y lo dejamos en el plato o en la tienda. Tratamos esos productos como trataríamos a los villanos o a los proscritos.

La grasa alimentaria tiene mala fama, y por un buen motivo. Se considera el componente de la dieta que más atenta contra nuestra cintura y, por lo tanto, contra nuestra salud. Tanto es así que, al menos hasta hace relativamente poco tiempo, prescindir de la grasa y la etiqueta de «bajo en grasas» eran sinónimos de la alternativa saludable.

La grasa tiene una serie de características que la hacen parecer especialmente malvada. La que está presente en una comida proporciona el doble de calorías que la misma cantidad de azúcar o proteína, lo cual ocasiona que muchas más calorías vayan directamente a las caderas. En consecuencia, muchas dietas bajas en grasas también son bajas en calorías, lo cual nos ayuda a perder peso, o al menos a no ganarlo tan fácilmente.

Pero no somos solo lo que comemos. El hecho de que tomemos alimentos grasos no significa que estemos gordos o vayamos a engordar. Del mismo modo, el hecho de llevar una dieta baja en grasas no significa que adelgazaremos indefectiblemente. Todas las calorías adicionales, sea cual sea su fuente, acabarán por hacer que se acumule más grasa en el cuerpo; es indistinto si son ingeridas como grasa, azúcar o proteína. Comer en exceso cualquier alimento que tenga calorías nos engordará, aunque se anuncie como la opción saludable baja en grasas. Ocurre solamente que en el caso de llevar una dieta baja en grasas deberemos comer en mayor medida que si seguimos una dieta convencional para ganar la misma cantidad de kilos.

Independientemente de lo que ingiramos, si comemos más de lo que necesitamos, nuestro cuerpo genera grasa para acumular el exceso de energía. Esto es útil; es como tener una despensa o un refrigerador para almacenar comida en casa. Lo que no necesitamos consumir hoy lo guardamos para que, cuando lleguemos a casa con hambre otro día, solamente tengamos que abrir la puerta y sacarlo. El problema es que si comemos en otro lugar (si salimos a cenar o si nos detenemos en un establecimiento de comida rápida, por ejemplo), no necesitaremos acudir a las reservas que tenemos en casa y seguirán estando ahí.

De la misma manera, cuando cenamos cualquier menú que contenga calorías, nuestro organismo no necesitará acudir a la grasa almacenada en la despensa que es nuestra cintura, tanto si lo que tomamos es una comida de carácter graso como si es dulce o salada. A menudo comemos más de lo que necesitamos, por lo que añadimos más contenidos a nuestra despensa; acumulamos más grasa, que parece que no llegaremos a gastar nunca.

A diferencia de lo que ocurre con nuestra nevera o despensa, no podemos tirar nada que ya no queramos. Tenemos que deshacernos de lo que no necesitamos por medio de la alimentación.

Afortunadamente, el metabolismo humano requiere quemar grasa todo el rato. De ese modo, para deshacernos del exceso de grasa basta con que utilicemos la que tenemos en la despensa para nutrir el metabolismo, en lugar de salir y tomar otra comida. Esta es también la razón por la cual el solo hecho de reducir la cantidad de grasa que ingerimos, o cambiar el tipo de grasa que consumimos, no es suficiente para perder peso y reducir la cintura. Debemos incorporar menos calorías al organismo para vaciar la despensa.

## Abastecerse para el invierno

Los osos pueden acumular grasa cuando es fácil obtener el sustento, durante el verano. Esta grasa adicional no solo proporciona aislamiento a su organismo en los fríos meses de invierno, sino que también les suministra alimento durante casi cien días.

De la misma manera, las aves migratorias nutren su almacén de grasa antes de emprender sus extraordinarios vuelos de larga distancia a climas más cálidos; saben que la necesitarán toda para llegar adonde desean ir sin parar a tomar un refrigerio por el camino. Muchas doblan su peso en grasa antes de iniciar la travesía.

Los humanos también podemos doblar el peso por medio de acumular grasa. Pero no hibernamos, y todos los vuelos de larga distancia que efectuamos suelen ir acompañados de muy poca actividad y un carrito con comida.

Algunos insectos y otros animales, las ardillas por ejemplo, acumulan su comida en escondrijos subterráneos. Esopo relata la historia de la «buena» hormiga que trabaja duro para almacenar alimentos para el invierno, mientras que la «mala» cigarra se pasa todo el verano cantando (estridulando, para ser más precisos).* Por supuesto, cuando termina el verano, la cigarra tiene hambre y pide alimento; pero la hormiga le reprocha su comportamiento y le dice que se vaya.

El «canto» (la estridulación) de la cigarra es el más sonoro que hace cualquier insecto; es tan ruidoso como cualquier banda de *rock*. Cualquiera que no haya podido conciliar el sueño a causa del ruido producido por las cigarras entiende por qué una hormiga frustrada puede sentirse poco caritativa.

---

* Estridular: «Producir estridor, rechinar, chirriar» [RAE]. En el caso de algunos insectos y otros animales, producir un sonido por medio de frotar dos partes del propio cuerpo. [Wikipedia] (N. del T.)

Aunque es evidente cuál es la moraleja de la historia, el caso es que la cigarra adulta se está muriendo. Después de salir tras haber estado muchos años bajo tierra, el trabajo de una cigarra macho adulta es estridular tan fuerte como pueda, aparearse con frecuencia y luego morir de inanición, todo ello en el plazo de uno o dos meses. Su «canto» no tiene nada de frívolo, al fin y al cabo.

Las hormigas se reparten el trabajo en su sociedad. La reina hace lo que hace una reina. Las otras hormigas tienen encomendadas tareas diferentes: cuidar a las pequeñas, limpiar el espacio, defender el nido, etc. Los viejos gruñones son enviados a buscar comida. Son estériles y prescindibles, por lo que no tienen motivos para cantar ni para apreciar una canción de amor.

Casi todo lo que hay en la naturaleza tiene un propósito o *dharma*: las manchas de una polilla, la grasa de un oso, el canto de una cigarra... La hormiga está equivocada al pensar que una cigarra debería trabajar como un miembro de su propia especie. Y la cigarra estará equivocada si piensa que debería comer y sobrevivir al invierno como la hormiga. La verdadera moraleja es que cada uno debe seguir su propio *dharma*; aunque lo ejecute mal, es mucho mejor esto que seguir el de otro individuo.

---

## ¿IMPORTA EL TIPO DE GRASA?

Algunas personas piensan que el problema no es la cantidad de grasa que se ingiere, sino los tipos de grasa y las proporciones antinaturales en que la consumimos. Para entender cómo pueden beneficiarnos o perjudicarnos las grasas presentes en nuestra dieta, es necesario saber cómo funcionan desde el punto de vista químico. Por fortuna, no es una cuestión muy complicada.

Imagina tres cadenas largas, todas vinculadas a la misma barra, de escasa longitud; la estructura resultante se parece un poco a un portillo de críquet o a la letra E. Cada cadena es un ácido graso, y las tres están unidas entre sí por un azúcar especial, el glicerol, semejante a los palitos travesaños de la parte superior del portillo de críquet. El conjunto de la estructura es un *triglicérido*.

Los triglicéridos son el principal depósito de energía en todos los animales. Los vegetales almacenan triglicéridos dentro de las semillas y frutos de cáscara, en el maíz y otros granos. Algunos también presentan triglicéridos en la pulpa carnosa que envuelve a las semillas; es el caso de las aceitunas, el aguacate y las semillas de palmera, por ejemplo. En total, más del 95 % de la grasa que ingerimos son triglicéridos.

Nuestro cuerpo puede utilizar como combustible todos los triglicéridos que consumimos, pero no todos son iguales. La longitud de las cadenas de ácidos grasos, así como la presencia de enlaces dobles entre los carbonos de la cadena, hacen que sus propiedades físicas difieran. Cuando hay enlaces dobles en las cadenas de ácido graso, tenemos las *grasas insaturadas*. Y los ácidos grasos que no tienen enlaces dobles se dice que son *saturados*. Todos los productos naturales presentan una proporción equilibrada de grasas saturadas e insaturadas.

La razón por la que uno o dos enlaces dobles suponen una verdadera diferencia es que introducen una ligera torsión en la estructura. Ocurre algo semejante a cuando, en una baraja de cartas, hay algunas dobladas: no permanecen igual de juntas que cuando estaban bien planas. De la misma manera, cuando la estructura no presenta ningún fallo, lo cual es propio de las grasas saturadas, se puede almacenar mucha grasa en poco espacio.

Este es uno de los motivos por los cuales los dietistas tienen tanto interés en saber qué cantidad de grasas saturadas incluimos en la dieta. Una determinada cantidad de estas aporta más calorías que la misma cantidad de grasas insaturadas. Por ejemplo, si untamos nuestras tostadas con mantequilla, que es rica en grasas saturadas, estamos aportando más calorías que si las untamos con la misma cantidad de margarina, que es poliinsaturada, aunque ambas tienen un contenido en grasa superior al 80 %.

Alrededor del 40 % de los triglicéridos presentes en nuestra grasa corporal son grasas saturadas. Esto también es así en la mayoría de los animales. Por este motivo, cuando comemos la grasa animal presente en la carne de ternera o de cerdo, en un pollo, en una hamburguesa o en una salchicha, aproximadamente el 40 % de la grasa que estamos consumiendo es saturada.

Los productos lácteos como el queso, la leche y los helados contienen incluso más grasa, el 60 % de la cual es saturada. La leche semidesnatada tiene la mitad de grasa que la leche entera, pero el 60 % de la que contiene sigue siendo saturada. La leche desnatada, a la cual se le ha quitado toda la nata, tiene aproximadamente diez veces menos grasa que la leche semidesnatada. En consecuencia, la nata tiene diez veces más grasa que la leche semidesnatada.

La suma de toda la carne y todos los productos lácteos que ingerimos nos proporciona la mitad de las grasas saturadas que solemos consumir. Los lactovegetarianos prescinden de todos estos alimentos y en consecuencia comen, por lo general, la mitad de grasa saturada que la mayoría de la población. Aun así, consumen este tipo de grasa, porque también está contenida en muchos alimentos básicos elaborados a partir de granos de cereales (el pan, la pasta, los pasteles, los cereales para el desayuno, etc.), así como en los aceites vegetales y los productos para untar. Aunque estos comestibles contienen proporciones mucho más bajas de grasas saturadas que insaturadas, la aportación de las primeras es significativa debido a que consumimos este tipo de alimentos en grandes cantidades.

El hecho de que las grasas saturadas estén densamente apiñadas es también lo que hace que productos grasos como la mantequilla, la manteca de cerdo, el sebo y la manteca de cacao permanezcan sólidos a temperatura ambiente. Incluso el aceite de coco empieza a solidificarse si la temperatura desciende por debajo de los 24 °C. Cuando se calientan, estas grasas se derriten, lo cual es muy útil para untar tostadas; y también se utilizan mucho en la cocina para aportarnos la agradable sensación de derretimiento en la boca, como en el caso del chocolate o los productos de repostería.

## El pan con mantequilla

La mantequilla es un efecto. Cuando se bate la crema de la leche, la grasa acaba por cuajar en unos glóbulos lo bastante grandes para unirse. Esto es la mantequilla.

La mantequilla tiene raíces casi tan antiguas como el ordeñado. Solo hay que batir durante treinta segundos para obtener lo que el poeta irlandés Seamus Heaney llamó, con bastante acierto, «luz solar coagulada».

La razón por la que empezamos a poner mantequilla en el pan sigue siendo desconocida. ¿Fue el motivo el suave sabor sedoso que acompaña al derretimiento de la mantequilla en la boca? ¿Fue el efecto impermeabilizante de la mantequilla, que evita que la mermelada y la miel se adentren en el pan? ¿O fue su efecto cohesionador, que hace que lo que ponemos encima del pan no se caiga?

Se dice que los sándwiches los inventó el conde de Sandwich en el siglo XVIII. Cansado de que todo lo que ponía encima de las rebanadas de pan se cayese mientras intentaba tomar un refrigerio y jugar a las cartas al mismo tiempo, concibió la idea de añadir otra rebanada en la parte superior, lo cual le permitió no mancharse las manos ni ensuciar la mesa de juego.

El pan plano blando como envoltorio de rellenos existe desde que se inventó el pan, pero los bocadillos nunca habrían sido prácticos si la mantequilla no hubiese unido los distintos componentes. Y el pan seco absorbe la humedad de los acuosos pepinos y se empapa rápidamente si no cuenta con una gruesa capa impermeable de mantequilla.

## LOS ENLACES DE LAS GRASAS INSATURADAS

Los enlaces presentes en las grasas insaturadas implican que cuando se purifican suelen ser líquidas a temperatura ambiente. Es el caso de la mayoría de los aceites vegetales y los elaborados a partir del maíz y de semillas.

Algunas grasas tienen muchos enlaces dobles en sus cadenas; son los llamados ácidos grasos poliinsaturados. Otras tienen solamente uno; son los llamados ácidos grasos monoinsaturados.

El hecho de tener solo un pliegue hace que las grasas monoinsaturadas sean más flexibles que las sólidas grasas saturadas. En consecuencia, las primeras se encuentran en todos los animales y plantas, donde proporcionan una flexibilidad adicional a las membranas, a la vez que son lo suficientemente oleosas como para no mezclarse con el agua. Alrededor del 55 % de la grasa que tenemos almacenada como triglicéridos en el cuerpo es monoinsaturada (es ácido oleico, sobre todo). Asimismo, la mayor parte de la grasa que contiene la yema de huevo, la pechuga de pollo y la carne de ternera y cerdo que consumimos es también monoinsaturada; lo mismo ocurre con alrededor de un tercio de la grasa que contienen los productos lácteos. En consecuencia, todos los comestibles que aportan grasas saturadas a nuestra dieta son también las principales fuentes de grasas monoinsaturadas.

El pliegue único de las grasas monoinsaturadas les confiere la interesante propiedad culinaria de que son líquidas a temperatura ambiente y se solidifican cuando se refrigeran. Esto significa que los aceites ricos en grasas monoinsaturadas, como los de cacahuete, aguacate y canola, no toleran el frío glacial.

Las grasas poliinsaturadas tienen tantos enlaces dobles en su estructura que solemos llamarlas *aceites* en lugar de *grasas*. Los aceites poliinsaturados, como el de maíz, soja, semillas de algodón, linaza y cártamo, pueden permanecer oleosos muy por debajo de la temperatura de congelación del agua gracias a sus múltiples pliegues. Esta es una de las razones por las que se encuentran en cantidades tan altas en el kril y en el pescado azul de agua fría (más adelante en este capítulo se tratará el tema de los aceites de pescado).

Actualmente, alrededor del 20 % de las grasas que consumimos son poliinsaturadas. Más de la mitad están contenidas en los aceites vegetales y los elaborados a partir de semillas que se emplean en la cocina, y otra cuarta parte proceden del trigo y otros cereales presentes en nuestra dieta. Pero, curiosamente, menos del 3 % de nuestra grasa corporal está metabolizada a partir de las grasas poliinsaturadas. Esto no se debe a que nuestro organismo no emplee dichas grasas; de hecho, y como se detalla a continuación, las utiliza con muchos fines. Ocurre solamente que los pliegues adicionales que contienen los aceites poliinsaturados no permiten que el cuerpo humano los emplee para almacenar grandes cantidades de grasa de forma eficaz.

Por el contrario, los vegetales almacenan, generalmente, los triglicéridos como grasas poliinsaturadas. Algunos, como las aceitunas, los cacahuetes y la colza, contienen una mayor cantidad de grasas monoinsaturadas. Ocasionalmente, unos en concreto utilizan las grasas saturadas para el almacenamiento; es el caso del coco y el cacao, por ejemplo. Esta es la razón por la cual distintos aceites vegetales pueden tener propiedades muy diferentes, tanto en la sartén como en la despensa.

## La nueva mantequilla del emperador

Aunque muchas personas creen que la margarina es un producto para untar poliinsaturado, esta idea es más que nada un reclamo publicitario. La margarina convencional tiene un contenido en grasas saturadas del 20%, aproximadamente. En cambio, alrededor de la mitad de la grasa presente en la mantequilla es saturada. Ambos productos tienen un contenido en grasa del 80%, como mínimo.

La margarina ha sido siempre una imitación de la mantequilla, más que un protagonista culinario por derecho propio. Se dice que, en sus orígenes, fue concebida en respuesta a un desafío planteado por el emperador francés. En 1869, había huelgas en toda Francia. Los trabajadores se estaban rebelando. El ejército estaba hambriento y a punto de ir a la guerra. No había suficiente mantequilla para repartir. Pero en lugar de decirle a la gente que no debería comer cruasanes con mantequilla, sino *brioches* (de hecho, también se necesita mantequilla para hacer *brioches*), el emperador organizó una competición científica con el fin de encontrar una alternativa barata a la mantequilla.

Al parecer se presentó una sola propuesta, que obviamente ganó. Consistió en mezclar grasa de animales bovinos (el sebo, compuesto en su mayor parte por grasas saturadas) con leche desnatada. El producto resultante no era amarillo, pero se volvía a contar con una grasa de textura cremosa. Fue posteriormente, a partir del momento en que el sebo se reemplazó por aceite vegetal y la mezcla se tiñó de amarillo, cuando la alternativa que era la margarina pasó a ser la nueva mantequilla.

## EL PUNTO DÉBIL DE LOS ENLACES DOBLES

Los mismos enlaces dobles que hacen que las grasas insaturadas tengan una textura aceitosa son también su talón de Aquiles, porque las hacen especialmente vulnerables al ataque del oxígeno, sobre todo cuando son sometidas a la acción del fuego. En otras palabras, esos enlaces dobles implican que las grasas no saturadas como los aceites vegetales pueden echarse a perder. Esta es la razón principal por la que los seres humanos hemos preferido, históricamente, emplear las grasas saturadas que contienen la mantequilla, la manteca y el sebo, es decir, la grasa de los animales. Las grasas saturadas no tienen enlaces dobles y no se deterioran tan fácilmente, por lo que pueden almacenarse durante largos períodos o dejarse en la despensa a temperatura ambiente sin que empiecen a oler mal. Por supuesto, hoy en día se añaden una gran cantidad de conservantes a las grasas poliinsaturadas con el fin de alargar su vida útil. Por eso, los aceites poliinsaturados que se obtienen actualmente y los productos de untar elaborados a partir de ellos no corren el riesgo de deteriorarse. Pero la preservación de las grasas insaturadas es difícil o imposible en el caso de los alimentos enteros, como el pescado. Por ejemplo, un pez puede empezar a oler bastante mal si se mantiene fuera del agua durante un tiempo prolongado. Esto se debe principalmente al deterioro que experimentan las grasas poliinsaturadas presentes en los aceites que contiene. Esta es también la razón por la que el pescado debe almacenarse cuidadosamente entre hielo o en el refrigerador y cocinarse tan pronto como sea posible. En cualquier caso, el pescado comienza a oler mal mucho antes de haberse corrompido.

### Las salpicaduras

¿Alguna vez has calentado aceite en una sartén hasta el punto de que chisporrotea y saltan salpicaduras que llegan a cualquier parte de la cocina? Esto no ocurre porque tengas el fuego demasiado alto o porque no lo estés haciendo como los chefs famosos que salen por televisión. La razón de este fenómeno es eminentemente química.

En realidad, el aceite puro no chisporrotea ni salpica en absoluto cuando se calienta. Pero el agua sí. Todos conocemos el bullicioso burbujeo del agua que está hirviendo en un fogón.

El aceite no se disuelve en el agua y el agua no se disuelve en el aceite, sino que se separan en dos capas: el agua se hunde hasta el fondo mientras que el aceite queda flotando en la parte superior, como las mareas negras en el océano.

En un océano hay más agua que petróleo, pero en nuestra sartén, habitualmente, hay más aceite que agua. Por ello, cualquier agua que se mezcle accidentalmente con el aceite mientras cocinamos queda atrapada debajo de la capa de aceite. A medida que la sartén se calienta, esta agua atrapada se calienta más y más, hasta que se convierte de pronto en una burbuja de vapor, que se eleva y explota en la superficie del aceite, y salen despedidas pequeñas gotas de aceite en todas direcciones.

Una forma de evitar que suceda esto es calentar la sartén primero, antes de poner el aceite, para que se evapore cualquier resto de agua que pueda haber. Otro truco consiste en guardar la sartén poniendo papel absorbente en su interior o pasarle un trapo seco antes de utilizarla, también con el objetivo de que esté bien seca en el momento de cocinar.

Otras ocasiones en las que salpica el aceite son aquellas en las que depositamos la comida en una sartén caliente. Oímos crujir el alimento y nuestros brazos desnudos reciben las salpicaduras del aceite. Esto ocurre porque el agua que había en la superficie de los alimentos se hunde enseguida debajo del aceite, se calienta mucho, se convierte en vapor y luego explota, lo cual da lugar al efecto chisporroteante que caracteriza la cocción con aceite.

Aplicar un paño seco a los alimentos antes de cocinarlos reducirá las salpicaduras. Dejar la comida fuera del congelador un tiempo antes de freírla (por ejemplo, en la nevera sin su envoltorio) también permitirá que su superficie se seque. Otra opción es rebozar o enharinar los alimentos, pues estos recubrimientos absorberán la humedad. Escaldar los comestibles antes de secarlos y freírlos es una posibilidad más.

Si nada de esto funciona, siempre puedes usar un delantal y poner enseguida la tapa a la sartén.

---

El hecho de que tengan solamente un enlace doble hace que los aceites ricos en grasas monoinsaturadas, como el de oliva, sean más resistentes frente al deterioro en la despensa, o que no necesiten tantos conservantes como los aceites poliinsaturados. Como consecuencia, históricamente es muy popular cocinar con grasas monoinsaturadas, especialmente en el contexto de la cocina mediterránea.

Los enlaces dobles también determinan diferencias en cuanto a los humos tóxicos que despide la sartén cuando cocinamos con ellos. Los más conocidos son los aldehídos, que se forman como ácidos grasos y se desprenden con el calor. Cuanto más caliente está el aceite, más se forman, por lo que los vapores tóxicos son mayores cuando freímos en una sartén, aunque también pueden desprenderse algunos cuando salteamos los alimentos. Los aceites de cocina que tienen muchos enlaces dobles generan, normalmente, más aldehídos y otras sustancias tóxicas que aquellos con pocos enlaces dobles o ninguno. Pero sea cual sea el aceite que utilicemos, algo de humo entrará en nuestros ojos si lo calentamos lo suficiente.

## EL PUNTO DE HUMEO

Cuando el aceite se calienta mucho, llega un punto, conocido como *punto de humeo*, en que se evapora y libera un humo azulado. Esto es indicativo de que el aceite está demasiado caliente para cocinar con él. Debes sacarlo del fuego enseguida, evidentemente; de lo contrario, tu cocina y tu casa se llenarán de partículas de humo tóxicas y del olor acre de la grasa quemada.

Este olor, demasiado familiar, a restaurante de comida rápida proviene de la quema del glicerol (los palitos travesaños situados en la parte superior de las tres cadenas de ácidos grasos en la analogía del portillo de críquet que utilicé cuando hablé de los triglicéridos, ¿recuerdas?). En consecuencia, cualquier aceite de cocina puede producir humo tóxico, tanto si es predominantemente saturado como si es monoinsaturado o poliinsaturado.

De todos modos, las grasas saturadas se queman un poco antes en la sartén (es decir, echan humo a una temperatura más baja) que los aceites poliinsaturados. Esto se debe a que, sin la presencia de los enlaces dobles, el calor (la energía) no tiene adónde ir. En consecuencia, al cocinar a fuego alto debemos emplear más grasas saturadas (por ejemplo, manteca de cerdo o aceite de coco) que aceites poliinsaturados, o la sartén se secará demasiado.

Las sustancias que se encuentran mezcladas con el aceite también pueden reducir el punto de humeo. Por ejemplo, el aceite de oliva virgen extra, que está menos procesado, tiene un punto de humeo cien grados inferior al aceite de oliva ligero, altamente refinado, al cual se le han quitado el color, los flavonoides y otros elementos que pueden arder fácilmente. Esta es también la razón por la cual la mantequilla clarificada, conocida como *ghee*, va bien y es tan popular en la cocina: se le han retirado las proteínas lácteas, que se convierten en humo fácilmente, con lo cual su punto de humeo es cincuenta grados más elevado.

El hecho de que sea puro y saturado no es lo único que hace que el aceite humee. Si se utiliza el mismo aceite de cocina una y otra vez, el punto de humeo disminuye progresivamente, al liberarse los ácidos grasos y el glicerol del complejo de triglicéridos, lo cual ayuda a que se desprendan como humo.

## Gases lacrimógenos

🐢 Cuando se calienta en exceso, el glicerol presente en los triglicéridos se descompone en una sustancia química llamada *acroleína*, la cual es desagradable y altamente irritante. De hecho, fue utilizada en la Primera Guerra Mundial como un tipo de gas lacrimógeno, bajo el nombre en clave de Papite. Sin embargo, no funcionó muy bien como arma de destrucción masiva, porque, en contacto con el aire, la acroleína experimenta una reacción espontánea que neutraliza eficazmente sus efectos tóxicos, aunque sigue oliendo mal.

El problema acabaron por resolverlo dos químicos que trabajaban en el Departamento Francés de Guerra Química. En sus experimentos, descubrieron que se podían añadir otras sustancias químicas en cantidades ínfimas para impedir esa reacción de neutralización. Es importante el hecho de que se dieron cuenta de que esas sustancias químicas también podían evitar que otras cosas se echasen a perder, tales como alimentos, el caucho y muchos otros productos que se descomponían en el aire. Llamaron *antioxigénicos* a esos compuestos; actualmente, los conocemos y apreciamos como *antioxidantes*. Su origen fue la búsqueda de una mejor manera de gasear a los alemanes.

## LA PARADOJA MEDITERRÁNEA

Ya sea saturada, monoinsaturada o poliinsaturada, la grasa proporciona energía a nuestro metabolismo. Todo tipo de grasa nos engordará si comemos demasiado en relación con nuestro grado de actividad física. Por ello, si un tipo de grasa u otro es un héroe o un villano dietético se reduce, en última instancia, a si tiene algún efecto aparte de su impacto en el saldo calórico.

Una de las razones por las que se nos ha dicho durante tantos años que el problema no es la cantidad de grasa que consumimos sino el tipo de grasa es la llamada *paradoja mediterránea*.

Resulta que en la década de los cincuenta, cuando las cosas iban tan mal en Estados Unidos en cuanto a las enfermedades cardíacas y la diabetes, países mediterráneos como Grecia e Italia registraban las tasas más bajas. Esto no tenía sentido, porque su dieta contenía grandes cantidades de grasa y se suponía que la grasa era perjudicial para el ser humano. Ahora bien, la población del Mediterráneo había sufrido los estragos de la guerra una década antes, de modo que la gente no era pudiente y vivía de lo que daba la tierra más que de la producción en masa. Ignorando este hecho, surgió la idea de que tal vez la dieta mediterránea tenía alguna particularidad que transmitía un efecto protector. Pero ¿cuál era dicha particularidad? No se sabía.

La dieta mediterránea clásica consiste en comer muchos cereales, verduras, legumbres, frutas, frutos secos y pescado no procesados, además de aceite de oliva, y cantidades reducidas de carne, leche, productos lácteos y azúcar. El vino, por regla general, se toma con las comidas y con moderación. Esencialmente, todo ello da lugar a una alta proporción de calorías procedentes de vegetales que no han sido procesados en comparación con las calorías provenientes de los productos de origen animal o los alimentos altamente procesados.

Pero entre la gran variedad de componentes de la dieta mediterránea, se apuntó a las grandes cantidades de grasas monoinsaturadas que se consumen en esta en comparación con las grandes cantidades de grasas saturadas, supuestamente perjudiciales para el corazón, que se consumían en otros países. Mientras que los estadounidenses comían mantequilla, manteca y otras grasas, uno de los rasgos distintivos de la cocina mediterránea era el aceite de oliva.

## Virgen extra

Cuando se presiona y exprime la pulpa de una aceituna, sale un jugo aceitoso de color amarillo: esto es el *aceite de oliva virgen extra*.

*Virgen* significa que el aceite se ha producido por medio de aplastar aceitunas solamente; no ha tenido lugar ningún proceso de refinado, ni se ha calentado el aceite, ni se le han añadido aditivos, ni se le ha aplicado ningún tratamiento químico. Para extraer el resto del aceite de la pulpa hay que acudir a estos procedimientos, y se obtiene el denominado *aceite puro de oliva*.

Debido a su papel clave en la cocina mediterránea, muchos estudios han analizado los posibles efectos beneficiosos para la salud del aceite de oliva. Por ejemplo, en un estudio, los investigadores dieron varias cucharadas de aceite de oliva virgen extra a los participantes todos los días, y encontraron que el riesgo que tenían de padecer un ataque cardíaco o incluso morir jóvenes se redujo significativamente.

Todos los aceites de oliva tienen un contenido en grasa próximo al 100%. La mayor parte de esta grasa es monoinsaturada (entre el 55 y el 85%). Contienen un porcentaje menor de grasas saturadas, que oscila entre el 8 y el 25%, y de grasas poliinsaturadas, que oscila entre el 5 y el 20%. Si fuese solamente la combinación especial de grasas lo que hiciese que el aceite de oliva fuese tan bueno para la salud, la variedad virgen extra no presentaría ninguna ventaja sobre el aceite de oliva puro. Los frutos secos, que también son ricos en grasas monoinsaturadas (aunque, por lo demás, son muy diferentes del aceite de oliva), tienen unos beneficios para la salud muy semejantes.

Sin embargo, el aceite de oliva virgen extra tiene muchos otros componentes procedentes de la pulpa de la aceituna que son los que le dan su sabor, aroma y color únicos. En la actualidad, la atención ha pasado de ponerse en las grasas saludables a los posibles efectos beneficiosos de algunos de estos otros componentes (los polifenoles, por ejemplo), por lo que el refinado tiene poco sentido para quienes están preocupados por la salud.

En la cocina mediterránea, el aceite de oliva virgen extra generalmente se usa sin calentar o a baja temperatura. Sin embargo, en la mayor parte de los países occidentales se utilizan los aceites a altas temperaturas, para freír, asar y hornear. Si bien podemos comprar el costoso aceite de oliva por el bien de nuestra salud, la desventaja que presentan todos los otros componentes del aceite de oliva virgen extra es que no les sienta tan bien la elevada temperatura que alcanza una sartén. Por lo tanto, cualquier beneficio puede perderse con mayor facilidad en forma de humo.

---

## EL COLESTEROL

La explicación lógica que se dio a la paradoja mediterránea fue que mientras que las grasas saturadas incrementaban los niveles de colesterol en Estados Unidos, la preferencia de los griegos por el aceite de oliva y el consumo moderado de grasa animal implicaba que tenían niveles de colesterol mucho más bajos y, por lo tanto, menos problemas cardíacos.

Es perfectamente cierto que las dietas ricas en grasas saturadas tienen un mayor efecto sobre los niveles sanguíneos de colesterol que las que son ricas en grasas insaturadas (consulta el capítulo siete para obtener más información). Y los beneficios que pueda presentar el hecho de prescindir de los alimentos ricos en grasas saturadas (como la mantequilla) u optar por alimentos con un menor contenido en grasas saturadas (como la margarina o el aceite de oliva) se deben casi por completo a la reducción de los niveles del denominado colesterol malo en la sangre.

A causa de la relación existente entre el colesterol y las grasas saturadas, y del vínculo que hay entre el colesterol y los ataques cardíacos, las grasas saturadas fueron rotundamente vilipendiadas en la segunda mitad del siglo XX. Esta campaña, en cuyo contexto muchos médicos recomendaban a sus pacientes que comiesen margarina, ha sido tan efectiva que las generaciones modernas consumen actualmente menos de la mitad de grasas saturadas que hace cincuenta años.

## Una falsificación en forma de grasa

En 1972, Nueva Zelanda era una nación insular agrícola aislada. Su sector lácteo había presionado durante mucho tiempo y con dureza para evitar que la margarina se vendiese en el país. De hecho, era ilegal comprar margarina sin receta médica, y había que ir a la farmacia para obtenerla.

Sin embargo, en esos tiempos, la tendencia estaba cambiando. Los datos recabados en muchos países empezaban a relacionar las grasas saturadas, como las de la mantequilla, con los niveles sanguíneos de colesterol elevados y el aumento de las tasas de enfermedades cardíacas. En Estados Unidos, el discurso favorable a la margarina también estaba tomando fuerza y, por primera vez, el consumo de margarina empezó a superar al de mantequilla, más cara. Aunque la mantequilla fabricada en Nueva Zelanda era más barata, en comparación, que la producida en Estados Unidos, existía la seria preocupación de que una mantequilla falsificada invadiese el país. El objetivo de dicha invasión sería engañar a los consumidores. Como en la película *La invasión de los ladrones de cuerpos*, un día los neozelandeses se despertarían y descubrirían que su nuevo mundo estaría lleno de réplicas de mantequilla alienígenas.

Sin embargo, hay tendencias que no se pueden contener. Y la ley de la margarina de 1908 fue enmendada en 1972 para permitir, por fin, que este producto se vendiese libremente. En un último intento por mantener la cuota de mercado, el *lobby* lácteo de Nueva Zelanda ideó un gran plan para que se ordenase que toda la margarina fuese teñida de azul, con el fin de que los consumidores pudiesen detectar enseguida la diferencia entre la mantequilla local y la exótica margarina. El plan falló.

No era la primera vez que se hacía algo así. Las legislaturas estatales de Vermont, Dakota del Sur y New Hampshire habían aprobado leyes que exigían que la margarina se tiñese de rosa a principios del siglo XX. Estas leyes, inconstitucionales, fueron anuladas por el Tribunal Supremo.

---

Prescindir de las grasas saturadas era la única forma de reducir el colesterol malo en los años setenta, pero el efecto de dicha reducción solamente era modesto, en el mejor de los casos. Actualmente contamos con abundantes maneras de lograr esto, mucho mejores (consulta el capítulo diez). Además, los perjuicios que ha tenido para nuestra salud el mayor consumo de grasas insaturadas hacen que pueda no haber valido la pena adoptar esa estrategia.

## DESEQUILIBRIO

Durante la segunda mitad del siglo xx, la cantidad de grasa presente en la dieta habitual cambió radicalmente. En proporción, la gente no estaba comiendo mucha menos grasa. Por el contrario, sobre la base de la paradoja mediterránea y la supuesta explicación a ella, se comenzó a reemplazar los productos que tenían grasas saturadas por equivalentes con grasas poliinsaturadas. Por ejemplo, se reemplazaron la mantequilla y la manteca por la margarina y los aceites vegetales. Hoy en día, solo un tercio de las grasas presentes en nuestra dieta son saturadas. La mayor parte del resto son monoinsaturadas, y tomamos unas pocas poliinsaturadas, que constituyen entre el 8 y el 10 % de nuestra ingesta total de grasas.

El problema que presenta este cambio de tendencia es que las grasas contenidas en nuestra dieta constituyen mucho más que un peligro para nuestros niveles de colesterol o nuestra cintura. También cumplen una serie de funciones vitales en el cuerpo humano, desde el mantenimiento del sistema inmunitario y las funciones cerebrales hasta la regulación del flujo sanguíneo y la protección contra lesiones.

Algunas grasas poliinsaturadas son absolutamente esenciales para nuestra salud. De hecho, en otros tiempos eran conocidas como *vitamina F* y deben obtenerse de los alimentos que ingerimos, al igual que las otras vitaminas. Esto se debe a que si bien nuestro cuerpo es capaz de generar y almacenar todos los otros tipos de grasa, no puede fabricar las grasas útiles con dobles enlaces reactivos, que están colocados exactamente a tres o seis eslabones de distancia del final de la cadena de ácido graso. *Omega* es la vigesimocuarta y última letra del alfabeto griego y, por esta razón, el final de una cadena de ácido graso se denomina *omega*. Estas grasas esenciales suelen recibir el nombre de ácidos grasos omega 3 ($\omega$-3) y omega 6 ($\omega$-6). Su constitución química única hace que estas grasas sean muy útiles para crear otros componentes, como ciertas sustancias químicas esenciales que tienen funciones reguladoras y de señalización.

Los humanos no podemos producir estas grasas especiales, pero los vegetales las generan sin ningún problema. La grasa de los animales que comemos, incluidos los peces, puede contener también cantidades útiles de estas grasas esenciales, porque estos animales comen vegetales principal o exclusivamente.

Pero el hecho de que no podamos vivir sin ellas no significa que sean buenas para nosotros en las enormes dosis y las proporciones antinaturales en que a menudo las tomamos.

Los ácidos grasos omega 3 y omega 6 se parecen bastante entre sí (solo tienen un enlace doble en un lugar diferente), por lo que compiten por muchas de las mismas vías de reacción química en nuestro cuerpo. Sin embargo, los productos de las reacciones que tienen lugar cuando se usan los omega 3 son muy diferentes, desde el punto de vista químico y funcional, de los productos derivados de utilizar los omega 6. Por lo tanto, el resultado final de lo que sucede cuando comemos grasas poliinsaturadas también depende, en parte, de la cantidad de omega 3 que haya en el cuerpo frente a la cantidad de omega 6.

Se cree que lo óptimo para gozar de buena salud es que ambas grasas estén presentes en el organismo en la misma proporción, o casi. Pero en una dieta moderna típica, por cada ácido graso omega 3 que consumimos tomamos al menos una docena de ácidos grasos omega 6, y muy a menudo una cantidad incluso superior. Sin lugar a dudas, esta desproporción puede alterar el equilibrio de las sustancias químicas señalizadoras producidas a partir de estas grasas, lo cual puede tener consecuencias para nuestra salud, como depresión, ataques cardíacos, accidentes cerebrovasculares, artritis, osteoporosis, inflamaciones y algunos tipos de cáncer.

Para abordar este desequilibrio, actualmente se recomienda que, por el bien de nuestra salud, incrementemos la ingesta de omega 3. Las fuentes más habituales de este tipo de grasas en nuestra dieta son los vegetales que comemos, así como la grasa de los animales que comen vegetales. Las yemas de huevo son, en su mayor parte, grasas saturadas, pero la cantidad de omega 3 que contienen puede incrementarse por medio de alimentar a las gallinas con plantas ricas en omega 3 (como la linaza y la santolina) o, a veces, con aceite de pescado. Los ácidos grasos poliinsaturados omega 3 son especialmente elevados en el pescado azul de aguas frías y en el aceite que se extrae de él. Es por eso por lo que se recomienda que comamos más a menudo este tipo de pescado y por lo que muchas personas toman suplementos de aceite de pescado.

Y luego está el caso de los esquimales...

## Los *inuit* y los suplementos de aceite de pescado

Es atractivo pensar que regresar a unos hábitos alimentarios «naturales» nos permitirá evitar los males asociados a la forma que tenemos de alimentarnos actualmente en Occidente. Mucho antes de que se popularizase la dieta paleolítica, se creía que era paradójico el hecho de que la población *inuit* de la Groenlandia ártica presentase bajos índices de enfermedades cardíacas a pesar de ingerir grandes cantidades de grasas saturadas (la que contenían las focas y las ballenas). En esos tiempos se creía que estas grasas eran una causa importante de enfermedades cardíacas. Además, los *inuit* no comían fruta ni verdura, lo cual constituía otra transgresión dietética intolerable.

¿Tal vez habían desarrollado una inmunidad genética desconocida? ¿O tal vez su dieta incluía algún componente extraordinario que les proporcionaba unos poderes especiales que les permitían derrotar al gordo villano que estaba envenenando a Estados Unidos? Si los demás consumiésemos cierta cantidad de este componente, ¿estaríamos igualmente a salvo?

La dieta de los *inuit* contenía una cantidad especialmente elevada de ácidos grasos omega 3, a partir de la ingesta de pescado azul, denominado también *pescado graso*, y de la ingesta de animales que comían pescado azul. ¿Era tal vez el aceite presente en este tipo de pescado el factor clave? Era una magnífica idea; a ella le debemos el hecho de que uno de los complementos alimenticios más populares que se encuentran en todas las farmacias sea el aceite de pescado. Pero el caso es que los *inuit* no son especialmente inmunes a las enfermedades cardíacas. De hecho, presentan un mayor índice de accidentes cerebrovasculares y una esperanza de vida menor en comparación con la media europea. Además, los últimos ensayos efectuados para evaluar la eficacia de los suplementos de aceite de pescado no han confirmado que contribuyan a reducir los problemas cardíacos.

Las mismas propiedades reactivas que hacen que los omega 3 sean beneficiosos para la salud también hacen que sea difícil almacenarlos a temperatura ambiente durante largos períodos sin que se deterioren. Y una vez que se han corrompido, estos aceites no solo no son útiles sino que, además, huelen mal y pueden ser perjudiciales para la salud. Al menos en Groenlandia no hay escasez de hielo.

---

Además de incrementar la ingesta de omega 3 a través del aceite de pescado y similares, otra forma en que se recomienda fomentar un equilibrio saludable entre los dos omegas es reducir la ingesta de omega 6. Este es uno de los objetivos clave de la dieta paleolítica, en la cual se consumen menos granos y semillas y sus aceites, que son la principal fuente de ácidos grasos poliinsaturados omega 6 en las dietas convencionales. En la dieta paleolítica, estos alimentos son reemplazados por aceites monoinsaturados en los que predominan las grasas, como el aceite de oliva, y grasas saturadas, como la mantequilla. Consumido de esta manera, y en cantidades modestas, el villano reformado que son las grasas saturadas pasa a trabajar para nosotros en lugar de hacerlo en contra nuestra.

## MALÉFICAS

En las décadas de los setenta y los ochenta, evitar las grasas saturadas (de origen animal) a toda costa era el pilar central de una dieta saludable. Se descartaron la mantequilla, la manteca de cerdo, el sebo y los aceites de palma y coco. Esto posibilitó que un nuevo tipo de grasas entrasen en nuestro organismo, las denominadas *grasas trans*. Aunque fueron aclamadas como salvadoras, resultaron ser las más perniciosas de todas.

Las grasas *trans* se producen, por lo general, cuando se sobrecalientan las grasas insaturadas; normalmente, las contenidas en los aceites vegetales. Esta operación puede ser deliberada y tener como objetivo la producción de manteca vegetal sólida o *ghee*. Por ejemplo, algunos productos de *vanaspati* (*ghee* vegetal) que se venden en la India pueden tener un contenido de grasas *trans* superior al 20 %.

A veces las grasas *trans* se generan accidentalmente; por ejemplo, cuando los productos que salen de la sartén contienen las que se han generado en el aceite vegetal reutilizado y sobrecalentado en el que se han frito.

El descubrimiento relativo a cómo producirlas fue tan revolucionario que sus inventores recibieron el Premio Nobel en 1912.

Las grasas *trans* son un producto ingenioso en apariencia, pero traicionero. En lugar de presentar los enlaces dobles que dan lugar a pliegues interesantes en la estructura, como ocurre con las otras grasas insaturadas, las *trans* presentan torceduras, lo cual, paradójicamente, da lugar a que su base de carbono esté especialmente enderezada y rígida.

Esta estructura química implica que las grasas *trans* se parezcan a las grasas saturadas, y se comporten como ellas, a la hora de cocinar. Se pueden aglutinar fuertemente y se vuelven semisólidas a temperatura ambiente, como la mantequilla. También se derriten en la boca por efecto del calor y proporcionan una alternativa sabrosa a otras grasas en la fabricación de productos horneados. De hecho, las grasas *trans* aseguran más que la mantequilla que los productos de pastelería sean uniformemente esponjosos.

El tiempo de conservación de las grasas *trans* también es más largo, y es menos fácil que se echen a perder que las grasas poliinsaturadas que se encuentran en los aceites vegetales convencionales. Además, no se queman tan fácilmente como las grasas saturadas, por lo que posibilitan que se genere menos humo en los establecimientos de comida rápida. Y su producción en masa es más económica que la de la mantequilla.

Todas las ventajas químicas que presentaban las grasas *trans* no tenían, como contrapartida, un encarecimiento del producto, de manera que tuvieron vía libre. Los artículos elaborados con ellas podrían considerarse saludables y volverse populares gracias a que no contendrían el diablo alimenticio que eran las grasas saturadas, con sus efectos nocivos sobre los niveles de colesterol. No es de extrañar que todo el mundo sustituyese la mantequilla por la margarina y los aceites vegetales en los años setenta.

## El final del reinado de la margarina

Érase una vez que la margarina era la reina. Era barata y casi indistinguible de la mantequilla. Los médicos ensalzaron sus virtudes y recomendaron a todos sus pacientes que se pasasen a ella, ya que tenía un bajo contenido en grasas saturadas y nada de colesterol, ambas causas importantes de las enfermedades cardíacas.

Sin embargo, un estudio en el que se hizo el seguimiento a ciento veinte mil enfermeras durante ocho años a fines de los años setenta y principios de los ochenta mostró claramente que las personas que consumían grasas *trans* en mayor medida presentaban un mayor riesgo de desarrollar enfermedades cardíacas y de morir de resultas de ello. Posteriormente, la diabetes, la muerte súbita y otros problemas se asociaron con la ingesta de las grasas *trans*. Y en 1980 la margarina era la principal fuente de este tipo de grasas.

La margarina tenía buen aspecto en teoría y en la cocina. Pero los médicos se habían equivocado; habían hecho un pacto con el diablo. Y todos sabemos qué consecuencias tienen estos pactos. Las grasas *trans* parecían la panacea, pero eran un veneno. La gente moría y la venta de la margarina se fue directamente al infierno.

---

Resulta que había una trampa oculta. La misma disposición química superresistente que hacía que las grasas *trans* fuesen una maravilla culinaria también provocaba que fuesen nefastas para nuestra salud. De hecho, incrementan el riesgo de muerte prematura más que cualquier otro componente de nuestra dieta. Y no parece haber un límite seguro en cuanto a su consumo; incluso una pequeña ingesta puede ser suficiente para que los riesgos de muerte y enfermedad aumenten.

A partir del reconocimiento de este hecho, la mayor parte de las fuentes de grasas *trans*, como la margarina y la manteca vegetal, han tenido la oportunidad de redimirse. En la actualidad, su contenido en este tipo de grasas es de menos del 0,2 %, en la mayoría de los casos. De todos modos, algunos alimentos procesados y productos para untar siguen conteniendo grasas *trans*. Entre los principales delincuentes se encuentran las palomitas de maíz para microondas, algunas galletas, los pasteles, las patatas fritas y las pastas saladas. A veces, «grasas *trans*» consta en la lista de ingredientes de la etiqueta; si no están ahí, puedes apostar que a los productores les trae sin cuidado tu salud. Es probable que pronto, en muchos países, se requieran comprobaciones y sea obligado reflejar el contenido de grasas *trans* en la etiqueta.

Todas las grandes cadenas de comida rápida y para llevar de renombre, por su parte, se han pasado al aceite de canola, el cual no contiene grasas *trans*. Si bien esto hace que los productos cocinados con el nuevo aceite no sean tan perjudiciales, siguen sin ser saludables. Las frituras producidas en establecimientos que son dirigidos por gente sin escrúpulos pueden contener grasas *trans*, sobre todo si se reutilizan aceites vegetales con el fin de reducir costes. Una vez más, es probable que estas prácticas acaben por regularse, ya que se han hecho llamamientos a prohibir todas las grasas *trans* en los restaurantes y establecimientos de comida rápida. En algunos lugares ya son ilegales. Pero siguen siendo un problema importante en muchos países en vías de desarrollo, en la India y otros países del sur de Asia sobre todo, donde el *ghee* vegetal y las frituras son iconos culinarios, incluso en el ámbito doméstico.

Finalmente, algunas grasas *trans* están presentes de forma natural en la carne y en productos lácteos como el queso y la mantequilla. Pero estas no son las grasas sintéticas que ocasionaron tantos problemas con la margarina; son distintas de aquellas desde el punto de vista químico y tienen tanto componentes grasos *trans* como componentes grasos insaturados. No se considera que estas grasas *trans* naturales impliquen un problema importante para la salud humana.

## EN CONCLUSIÓN

Vivimos en un mundo de locos. Las grasas saturadas eran nocivas y ahora no lo son. Las grasas *trans* y las poliinsaturadas fueron la solución, pero ahora son el problema. El aceite de pescado salvó a los esquimales, pero actualmente «huele mal». Era esencial que redujésemos nuestra dependencia de las dietas bajas en grasas, pero ahora estamos consumiendo demasiados azúcares y carbohidratos.

Paul Newman dijo en una ocasión, desde el interior de su coche de carreras, que era inútil frenar cuando el mundo estaba patas arriba. Esto es exactamente lo que sienten muchas personas en relación con su dieta. Si vas a estrellarte de todos modos y nada tiene sentido, ¿por qué reducir la velocidad? Y ¿de qué serviría frenar?

Pero todavía no hemos llegado a este punto. Aún tenemos mucho tiempo para girar el volante y reducir la velocidad. Y apuntar a la grasa que estamos comiendo puede suponer una gran diferencia.

Las grasas que tomamos no son intrínsecamente beneficiosas o perjudiciales; solo son una cosa u otra según nuestra forma de consumirlas. Obviamente, el hecho de tomar demasiadas grasas hace que ingiramos excesivas calorías, muchas de las cuales van a acabar en la «despensa» que tenemos alrededor de la cintura. Por lo tanto, prescindir de la grasa innecesaria es una forma sencilla de reducir la ingesta calórica.

La mayor parte de las grasas saturadas presentes en nuestra dieta provienen de la carne y los lácteos. Si establecemos el hábito de comer carne magra o de sustituir cierta cantidad de carne por otro alimento que no contenga grasa (si optamos por las legumbres en lugar de por la carne picada, por ejemplo), no perderemos más que calorías.

La mayoría de las grasas insaturadas presentes en nuestra dieta (así como una cuarta parte de las saturadas) provienen de aceites y productos para untar, los cuales, en conjunto, aportan la misma cantidad de calorías a nuestra cintura que todas las grasas saturadas que consumimos actualmente. Es posible cocinar sin aceite o, al menos, con menos cantidad. Hoy en día tenemos utensilios de cocina antiadherentes, un trillón de hierbas y especias, vaporeras, ollas de cocción lenta, una gran cantidad de alimentos no procesados y muchas otras oportunidades de deshacernos del aceite. Esto significa menos calorías, no menos comida. También significa menos gases lacrimógenos.

# ¿De veras tengo que...

# 7

## ... ingerir menos azúcares añadidos?

Pregunta: *¿Qué cantidad de azúcares añadidos hay realmente en un refresco?*
Respuesta: En promedio, hay unas ocho cucharaditas de azúcar en cada lata.

P: *¿Y cuántos azúcares añadidos debería ingerir?*
R: Se recomienda que procuremos no superar las seis cucharaditas diarias de azúcares añadidos, entre todo lo que comemos y bebemos.

P: *¿No es una misión imposible?*
R: Es difícil, pero no imposible. Los alimentos que no han sido procesados (los integrales, por ejemplo) no contienen azúcares añadidos.

P: *¿Debería preocuparme solamente la fructosa?*
R: La mitad del azúcar de mesa es fructosa.

P: *¿Qué pasa si soy goloso?*
R: No es algo por lo que debas sentirte culpable.

P: *¿Son peligrosos los edulcorantes artificiales?*
R: No más que los azúcares añadidos.

Casi todos los organismos del planeta consumen algo de azúcar con el fin de generar la energía que necesitan para funcionar. Pero el cerebro humano solo quema azúcar. Tener azúcares en la sangre es tan esencial para nuestro cerebro como el aire que respiramos. Si no dispusiésemos de ellos durante más de unos minutos, nuestro cerebro se apagaría. Al igual que ocurre cuando nos falta el oxígeno, perderíamos la conciencia y moriríamos.

Debido a la importancia del azúcar para todas las formas de vida y al hecho de que comemos animales y plantas que también dependen de él, casi todos los alimentos que ingerimos contienen algunos azúcares. Denominamos *carbohidratos* a todos los azúcares presentes en nuestra dieta. Aproximadamente la mitad de la energía (de las calorías) que obtenemos de nuestros alimentos suele provenir de los carbohidratos que ingerimos.

Hay dos tipos de carbohidratos, esencialmente. Por una parte, están los carbohidratos complejos; son los que solemos llamar *almidones* y *fibra*. Se hablará de ellos en los siguientes capítulos. Por otra parte, están los azúcares simples; normalmente los denominamos *azúcar*, para simplificar.

## SIMPLEMENTE AZÚCAR

Los azúcares simples son los que nuestras papilas gustativas pueden reconocer como dulces. Entre ellos están la sacarosa (el «azúcar de mesa» blanco que utilizamos en la cocina y que añadimos al té y al café), la lactosa (presente en la leche) y la fructosa (presente en la fruta y en la miel). Dentro de nuestra sangre circula otro azúcar simple, la glucosa, denominada *dextrosa* cuando se incluye en los alimentos. Esta es la razón por la que la sangre fresca tiene un sabor dulce además de salado, el cual habrás percibido si alguna vez te has lamido un corte que te hayas hecho en el dedo.

Los azúcares simples abundan de forma natural en todos los alimentos dulces, como la fruta, la leche, el maíz y la miel. Ahora bien, cuando se habla de los efectos nocivos del azúcar sobre la salud, generalmente solo se está haciendo referencia a los azúcares y jarabes que se añaden en el procesamiento de los alimentos y, en menor medida, los que agregan los consumidores a sus comestibles (al té y al café, por ejemplo). Esta es la razón por la cual también se emplean denominaciones más descriptivas, como *azúcares añadidos*, *edulcorantes* o *productos endulzados*, a la hora de hablar del azúcar en relación con la salud.

Aproximadamente la mitad de todo el azúcar que consumimos proviene de los azúcares naturales presentes en la fruta, las verduras y la leche. La otra mitad proviene de los azúcares añadidos. La gran diferencia es que la fruta, las verduras y la leche aportan otros nutrientes útiles a nuestra dieta además del azúcar. En cambio, los azúcares añadidos lo único que aportan es azúcar. Esta es la razón por la cual las calorías procedentes de productos con un alto contenido en azúcar se suelen denominar *calorías vacías*.

Mucha gente está preocupada por el exceso de azúcares añadidos en la dieta. Tanto es así que, desde principios del 2020, y desde principios del 2021 en el caso de los pequeños y medianos productores, todas las etiquetas nutricionales de Estados Unidos deberán enumerar específicamente la cantidad de «azúcares añadidos» presentes en los productos y la ingesta diaria recomendada de estos azúcares. Se recomiendan, para gozar de buena salud, menos de 25 g de azúcares añadidos por día (o seis cucharaditas); el límite absoluto son 50 g diarios. Una sola lata de un refresco normal suele contener unos 35 g de azúcar, o el equivalente a unas ocho cucharaditas de azúcares añadidos, por lo que en la nueva etiqueta nutricional deberá constar que esa lata de refresco contiene el 70 % del límite diario recomendado de azúcar. Y las botellas de 600 ml deberán reflejar que los azúcares que contienen suponen el 130 % de ese límite.

Evidentemente, estas nuevas etiquetas mostrarán de manera muy gráfica el problema de los azúcares añadidos a la gente, y la alentará a elegir productos menos azucarados. También puede ser que obligue a los fabricantes a buscar alternativas más saludables si quieren seguir contando con el favor de los consumidores. La misma estrategia ha funcionado recientemente con las grasas *trans* (consulta el capítulo seis).

Aunque algunos fabricantes concienzudos ya están enumerando el contenido de azúcares añadidos en sus productos, en la mayoría de los países solo se requiere que figure la cantidad total de azúcares en las etiquetas, generalmente bajo el nombre de *carbohidratos*. Este cómputo incluye todos los azúcares añadidos y los azúcares presentes de forma natural en comestibles como las frutas, las verduras o la leche. Esto evita la propaganda de que determinados productos no tienen azúcares añadidos, cuando la realidad es que contienen grandes cantidades de azúcares naturales, procedentes de concentrados de frutas por ejemplo. De todos modos, normalmente no se hace constar cuál es el límite diario de la ingesta de azúcar que nos convendría respetar, por lo que es el mismo consumidor el que tiene que averiguar qué representa la cantidad de azúcares que se consigna en las etiquetas.

En el ámbito de la población en general, la principal fuente de azúcares añadidos son las bebidas. Los refrescos, las bebidas energéticas, las bebidas deportivas, las bebidas de frutas y similares constituyen al menos un tercio de todas las fuentes de azúcares añadidos presentes en la dieta promedio. En Estados Unidos, la proporción es muy superior y se acerca a la mitad. Para contextualizar este dato, se trata de la misma cantidad de azúcar que consumimos, cada día, procedente de todas las frutas y verduras que comemos, aproximadamente.

Además de las bebidas, la otra gran fuente de azúcares añadidos son los productos de repostería. En promedio, los pasteles, las galletas, los donuts, las tartas de frutas y las barras de *muesli* suponen otras dos cucharaditas de azúcar diarias. Y hay más azúcares añadidos en nuestra dieta que pasan desapercibidos, ocultos en comestibles tan habituales como los cereales para el desayuno, el pan, los yogures y las salsas. Estos productos no siempre tienen un sabor dulce, pero se les añaden azúcares, de forma sutil, para mejorar su sabor o compensar otros sabores que nos resultarían menos agradables. Por ejemplo, una cucharada de salsa de tomate contiene aproximadamente una cucharadita de azúcar añadido, un tazón típico de cereales para el desayuno cinco cucharaditas y una rebanada típica de pan blanco una o dos cucharaditas de azúcar añadido. Ninguno de estos productos sabe igual si no se le incorpora azúcar.

Si tenemos en cuenta los muchísimos componentes de nuestra dieta que tienen azúcares añadidos, es muy fácil entender que pocos habitantes de las sociedades modernas se acercan al objetivo de un consumo inferior a seis cucharaditas al día. El límite de las doce cucharaditas también se supera con facilidad; ¡basta con que tomemos la típica botella de refresco para ello!

La mayoría de nosotros tomamos unas veinte cucharaditas de azúcares añadidos al día entre lo que comemos y bebemos, lo que significa que una cucharadita de azúcar en nuestro té o café no es muy relevante. Al menos uno de cada ocho adultos ingiere regularmente más de treinta cucharaditas de azúcares añadidos (125 g) al día sin destapar tan siquiera el azucarero.

Además del resto de lo que comemos, los azúcares añadidos contribuyen en gran medida a que incorporemos al organismo unas calorías que no necesita. En consecuencia, el solo hecho de prescindir de los comestibles que tienen muchos de estos azúcares añadidos o de reemplazarlos por alternativas menos calóricas es una forma práctica de controlar la cintura. Reducir a la mitad la cantidad de azúcares añadidos que consumimos a diario por medio de unas cuantas decisiones sencillas relativas a los productos que ingerimos puede mejorar nuestro saldo calórico casi en la misma medida que correr durante media hora todos los días. Por ejemplo, puedes beber agua y comer una fruta en lugar de tomar un zumo.

También puedes sustituir tu yogur azucarado por un yogur sin edulcorantes con frutas del bosque para reducir a la mitad el consumo de azúcares añadidos.

**DOS EN UNO**

Existen distintos tipos de azúcares añadidos; cada uno tiene una determinada composición química. El más popular es la sacarosa, conocida también como *azúcar de mesa*. La sacarosa está compuesta por otros dos azúcares, la glucosa y la fructosa, unidas de forma natural para constituir un par químico. Este vínculo solo se rompe durante la digestión. En consecuencia, la sacarosa es solo un vehículo oportuno que permite que la glucosa y la fructosa lleguen a nuestra sangre.

## El azúcar moreno

El azúcar blanco que nos servimos, la sacarosa, se fabrica a partir de la caña de azúcar o la remolacha azucarera; se extrae el jugo a la planta y el producto se seca y procesa hasta obtener el azúcar bruto. Este se refina para producir los cristales de azúcar blanco, que queda separado de la oscura meladura.

El azúcar moreno comercial es esencialmente azúcar blanco al que se ha vuelto a incorporar un poco de meladura, mientras que el azúcar bruto es esencialmente azúcar blanco antes de que se haya eliminado toda la meladura.

Esto hace que el azúcar bruto y el moreno sean más pegajosos y tengan un sabor más complejo. No son más saludables solo porque sean crudos, porque conserven el color marrón original o porque estén menos procesados.

De hecho, debido a que los cristales del azúcar bruto y moreno son mucho más pequeños y se compactan mucho más que el azúcar de mesa blanco convencional, hay más calorías (y menos aire) en las cucharaditas de estos tipos de azúcar que en las cucharaditas que contienen los equilibrados cristales del azúcar blanco.

---

En lugar de añadir azúcar de mesa (sacarosa) a los alimentos y bebidas procesados, es posible que los fabricantes decidan prescindir del intermediario y se limiten a incorporar una mezcla de glucosa y fructosa a sus productos. Con ello, se logra el mismo efecto edulcorante que con el azúcar de mesa.

La glucosa pura no es muy dulce. La fructosa pura lo es mucho más; algunos encuentran que es incluso demasiado dulce. Además, el consumo de fructosa pura puede ocasionar diarrea a algunas personas. Teniendo en cuenta el factor de la tolerancia y también el del sabor, a los productos que contienen fructosa siempre se les añade algo de glucosa, ya sea en la misma proporción (como en el azúcar de mesa) o en una relación proporcional de 55-45 (un 55 % de fructosa frente a un 45 % de glucosa, como en la miel). Esta mezcla proporciona prácticamente el mismo dulzor y la misma saciedad empalagosa que el azúcar de mesa. Al fin y al cabo, la sacarosa se descompone en fructosa y glucosa en el proceso de la digestión. Esto supone que ambas estrategias dan lugar al mismo resultado dentro del cuerpo, esencialmente.

La fructosa se encuentra en la naturaleza en las frutas, la miel y algunas verduras, por ejemplo. El maíz dulce natural no contiene fructosa; sin embargo, tiene mucha glucosa y almidón, que se pueden convertir en fructosa mediante procesamiento industrial. El hecho de mezclar la glucosa natural del maíz con la fructosa creada por su procesamiento enzimático da lugar a un producto artificial conocido como *jarabe de maíz de alta fructosa*. En muchos países, esta alternativa barata al azúcar de caña (a la sacarosa) es el azúcar añadido más utilizado.

## BONANZA

Todo el mundo sabe que si comemos demasiados alimentos dulces podemos engordar, y que esto puede conducirnos además a padecer patologías asociadas con el sobrepeso, como son la diabetes, las enfermedades cardíacas y algunos tipos de cáncer (estos temas se tratan en el capítulo cuatro). Ahora bien, estos problemas de salud ¿son característicos de la ingesta excesiva de azúcar o se deben a la sobreingesta en general? No está claro; el debate sigue abierto. Gran parte del peligro que presentan los azúcares añadidos reside, probablemente, en el hecho de que estos componentes constituyen tal vez la principal fuente del exceso de calorías que ingerimos.

Pero más allá de que los comestibles dulces contengan calorías y de que estas calorías sean deliciosamente agradables, existe el argumento de que los azúcares añadidos en los alimentos y las bebidas tienen unos efectos especiales sobre nuestro cuerpo que hacen que contribuyan más al volumen de la cintura que cualquier otro componente de la dieta.

En particular, se cree que el cuerpo humano trata el componente de los azúcares añadidos que es la fructosa de manera diferente a como trata la glucosa. Esta última está presente en nuestro organismo todo el tiempo, de forma natural. Nuestro cerebro depende de ella. Por lo tanto, está cuidadosamente regulada y nuestro cuerpo no la utiliza nunca si no es necesario. En cambio, la disponibilidad de la fructosa presente en las frutas y la miel cambia con las estaciones.

## El jardín del edén

En el Paleolítico no había azúcares añadidos. De hecho, no fue hasta el siglo XIX cuando pasaron a estar ampliamente disponibles. La única fructosa significativa que consumían nuestros antepasados era la que contenían las bayas y otras frutas, que estaban maduras, eran dulces y abundaban maravillosamente durante períodos muy breves solamente, cada una en su estación correspondiente.

Para aprovechar al máximo esos lapsos afortunados, el ahorrador cuerpo humano le ha reservado un hueco especial a la fructosa, en el hígado concretamente. Este órgano es muy eficaz a la hora de convertir en grasa toda la fructosa que ingerimos. A diferencia de lo que ocurre con el metabolismo de la glucosa, la metamorfosis de la fructosa en grasa no está regulada de forma estricta; el único factor de control es la cantidad de fructosa consumida.

Este mecanismo de conversión del azúcar en grasa fue, evidentemente, muy importante para nuestra supervivencia a largo plazo como especie, ya que la siguiente temporada en que los árboles, plantas y arbustos darían fruto podía ser que estuviese muy lejos en el tiempo o en el espacio.

De todos modos, la grasa que contiene el hígado es más que un almacén de energía útil para cuando lleguen tiempos difíciles. Esta grasa también desencadena otras adaptaciones, al menos a corto plazo. Por ejemplo, si la grasa que contiene el hígado es excesiva, las señales hormonales que indican que el azúcar sea absorbido y utilizado por el cuerpo para obtener energía están mitigadas. Esto hace que haya más azúcar disponible para el crecimiento y la capacidad de procesamiento del cerebro. Esas manzanas maduras y dulces, ricas en fructosa, de las que nos atiborramos en el jardín del edén pudieron haber sido realmente la fuente de todo el conocimiento humano.

---

Puesto que aprovechar al máximo la fruta cuando es su temporada es tan importante para todos los animales, incluidos los antiguos seres humanos, algunos argumentan que esta es la razón por la cual el azúcar puede ser menos saciante que otros tipos de nutrientes. Según esta hipótesis, el hecho de que la sensación de saciedad sea mucho más difícil de alcanzar con el azúcar tiene el propósito de que consumamos este nutriente en cantidades mucho mayores que los demás. Esto también hace que sea mucho más fácil consumir demasiado azúcar que comer en exceso otros nutrientes. Pero esta dinámica tendría pleno sentido solamente si fuésemos una especie animal cuya supervivencia dependiese de la fruta de temporada: se trataría de comer fruta mientras estuviese madura, de engordar mientras el sol brillase convenientemente (antes de que llegase el invierno), etc. Pero no está claro que esto pueda aplicarse a los seres humanos modernos.

Por supuesto, el hecho de atiborrarnos de fructosa durante la estación o las estaciones en que la fruta estaba madura no era problemático cuando éramos muy activos y delgados. El problema que afrontamos hoy en día es que la omnipresencia de la fructosa en la dieta moderna (ya sea como azúcar añadido o como jarabe de maíz, presentes, uno u otro, en casi todos los comestibles) ocasiona que a nuestra fisiología paleolítica le parezca que la fruta está madura y que su temporada se extiende a todos los días del año. Esto significa que nuestro hígado produce, habitualmente, un exceso de grasa, que no necesitamos. Esta es la razón por la cual algunas personas (no todas) creen que el exceso de azúcares añadidos presentes en la dieta moderna es el mayor problema de salud que afrontamos y la principal causa del sobrepeso y la obesidad.

Una visión alternativa es que la fructosa en sí no es realmente tóxica, malvada o venenosa. Después de todo, cuando está en su forma natural (es decir, dentro de la fruta), no aparece asociada con ningún problema de salud importante. En todo caso, el cuerpo humano consume más energía para convertir la fructosa en grasa de la que consume para procesar la glucosa. Según esta visión, el azúcar es una deliciosa fuente de calorías, ni mejor ni peor que otras fuentes de energía presentes en nuestra dieta, si bien se distingue de ellas, por supuesto, por el hecho de que su sabor nos gusta muchísimo y solemos comer demasiado. El mayor problema es, tal vez, que consumimos el azúcar aislado de su fuente natural; en cambio, cuando comemos una fruta, no estamos tomando su azúcar solamente, sino que lo incorporamos al organismo junto con la fibra y los otros nutrientes saludables que contiene el alimento.

## PLACERES DULCES

Al ser humano le gusta lo dulce. Incluso en partes del mundo que no constaban en ningún mapa, cuando se han dado alimentos con azúcares añadidos a los habitantes de esos lugares, los han encontrado deliciosos, en todas las ocasiones.

En muchos idiomas, la palabra *dulce* ha llegado a significar no solo algo muy agradable al paladar, sino también algo inherentemente placentero o atractivo: *dulces palabras*, *dulces sueños*, *voz dulce*, *la «dolce vita»*…

No nos encanta el azúcar por mero hedonismo. Obviamente, disponer de una estupenda fuente de energía en forma de azúcares presenta una ventaja evolutiva. Para nuestros antepasados, *dulce* significaba *maduro*, y *maduro* significaba más energía y mayor seguridad alimentaria. De hecho, la preferencia por los alimentos dulces se asocia, por lo general, con un mayor consumo de fruta. La próxima vez que nuestros hijos nos pidan golosinas podemos consolarnos pensando en lo bien adaptados que están (a la vida en la jungla).

## Una cosa es apreciar el dulce y otra ser goloso

En los animales, la capacidad de saborear lo dulce y la preferencia por comer alimentos con ese sabor están estrechamente relacionadas. Por ejemplo, los gatos no tienen receptores para lo dulce, puesto que son carnívoros, y prefieren masticar cartón o hierba antes que algo dulce y pegajoso. Por el contrario, los osos sí poseen sensores para lo dulce y, como resultado, sienten debilidad por la miel, como es bien sabido. Pero esta relación no parece ser válida para los humanos. El grado en que podemos saborear lo dulce no tiene nada que ver con el grado en que nos gusta ni con si vamos a comer o no muchos productos dulces. Por lo tanto, la persona golosa no es ni hipersensible a lo dulce ni está compensando excesivamente una presunta falta de sensibilidad al respecto.

Sin embargo, sigue extendida la creencia de que la mayoría de las personas con sobrepeso son golosas y han engordado por haber comido demasiadas delicias azucaradas. Pero el hecho de percibir el sabor dulce, o el hecho de que nos gusten los comestibles dulces, no afecta a nuestro peso corporal. El sobrepeso y la obesidad obedecen a factores mucho más complejos; no podemos limitarnos a echarle la culpa a nuestro antojo de dulce.

Nuestra preferencia por el azúcar, o nuestra ansia al respecto, están influidas por un abanico de factores, incluida la edad. Los niños son más golosos que sus padres. De hecho, el dulzor es la característica más importante que determina lo que están dispuestos a comer nuestros hijos. No obstante, su fascinación por el dulzor concentrado se desvanece rápidamente durante la adolescencia, ya que sus gustos cambian, en todos los sentidos.

Hay quien sugiere que las mujeres son más golosas que los hombres. Esta es la base de un viejo dicho según el cual si una mujer embarazada tiene antojo de dulce es porque lleva una niña en su seno: «azúcar, especias y todas las cosas buenas; de eso están hechas las niñas pequeñas». En cambio, tener antojo de alimentos salados significa que hay un niño en el vientre. Y, por supuesto, experimentar ambos tipos de antojos puede significar que se van a tener gemelos. Afortunadamente, las cosas no son así en realidad.

A todos nos gusta un poco de dulzor, pero solo hasta cierto punto. A partir de dicho punto, hay dos tipos de personas, *grosso modo*. En el caso de algunos individuos, el hecho de consumir azúcar más allá de este punto hace que disfruten aún más o, al menos, que sigan disfrutando igual. Para estas personas, las golosas, nada es nunca «demasiado dulce». En el caso del otro tipo de individuos, llega un punto en que los comestibles dulces se les hacen demasiado empalagosos; en ese momento, dejan de disfrutarlos.

El gusto no tiene que ver solamente con cuestiones biológicas. También está vinculado, de forma importante, con nuestras experiencias pasadas y nuestras expectativas respecto al futuro. El azúcar es nuestra primera «experiencia con las drogas». Y cuanto más agradable, gratificante o relajante recordemos que fue esa experiencia, más probable será que queramos reproducirla. En nuestra infancia, asociamos lo dulce con algo especial, por lo que este tipo de alimentos actúa como un placebo que nos remite a esas situaciones en el plano mental.

## EL SUBIDÓN DEL AZÚCAR

Muchas personas toman un refrigerio dulce por la necesidad que tienen de recibir un estímulo emocional, a menudo en momentos del día en los que disponen de menos energía o están sometidas a estrés. En cierta medida, el mero placer asociado a la ingesta de algo dulce es estimulante; podemos obtener el mismo tipo de excitación si nos hacen un cumplido o si algo marcha como queremos. Pero mientras que no podemos comprar un cumplido o una dosis de buena suerte, el chocolate o las magdalenas están siempre a la venta.

Cuando los azúcares simples entran en contacto con nuestro paladar, envían un mensaje químico al cerebro. Este mensaje no solo le dice que acabamos de comer algo dulce, sino que también desencadena la liberación de sustancias químicas que suelen estar asociadas con sensaciones de gratificación y placer. La más conocida de estas sustancias es la dopamina, pero tienen lugar muchos otros cambios químicos, la suma de los cuales conduce a la agradable sensación que experimentamos después de comer alimentos dulces.

Esta sensación no solo puede producirla el azúcar, sino que hay también otro tipo de comestibles que pueden estimular felizmente al cerebro, es decir, que pueden motivar la secreción de dopamina. De hecho, todos los alimentos que ingerimos pueden estimular, en mayor o menor medida, la liberación de sustancias químicas cerebrales asociadas con la gratificación. Cuantas más calorías consumimos, más recompensado se siente el cerebro. Esta es la razón por la cual los banquetes y los festines constituyen, desde hace muchísimo tiempo, una parte muy importante de la cultura humana. Solo con pensar en la comida de Navidad ya salivamos.

Pero las cosas dulces de la vida son especiales más allá de la gratificación que nos ofrecen el sabor y las calorías de los productos dulces. A la mayoría se nos ha condicionado desde la niñez a percibir que constituyen literalmente recompensas u obsequios vinculados a ocasiones especiales: «Haz esto y obtendrás este postre (dulce) o este regalo (dulce)». Más tarde, en la edad adulta, no es de extrañar que recurramos al estímulo que es lo dulce para recrear la sensación de logro.

El cerebro humano aprende de forma proporcional a la cantidad de sustancias químicas que produce vinculadas a la gratificación.

En otras palabras, cuanto mayor es el premio, más fuerte es el recuerdo. Esta programación probablemente esté diseñada para que nos acordemos mejor de hacer una y otra vez lo que es bueno para nosotros, y para que deseemos hacerlo cuando no tenemos la oportunidad.

Con el tiempo, el cerebro aprende a esperar estos estímulos. Cuanto mayores son las recompensas, y cuanto más a menudo se experimentan, más fuertes se vuelven estas sensaciones. Incluso cuando podríamos sentirnos mejor por otras vías, el cerebro se ha autoejercitado a llevar a cabo la acción a la que está acostumbrado y sabe que obtendrá la satisfacción correspondiente. Aunque ese comportamiento nos perjudique, el hábito es más fuerte que la lógica.

## La hiperactividad y el azúcar

Muchos padres creen que el azúcar hace que sus hijos no puedan parar quietos. El azúcar tiene un efecto estimulante en los adultos cuando comen un postre dulce; en tal caso, ¿por qué no iba a tener un efecto similar en sus vástagos? Parece lógico. Sin embargo, la asociación entre el azúcar y la hiperactividad se debe principalmente al contexto y a las connotaciones existentes, más que al azúcar en sí. Por ejemplo, si es Halloween, es normal que los niños estén emocionados. Muchas de las gratificaciones que ofrecemos a los niños pueden desembocar en conductas hiperactivas. En Navidad están demasiado excitados incluso antes de que se corte la primera barra de turrón. No hay quien pueda contenerlos en las fiestas de cumpleaños a pesar de que todavía no se haya cortado la tarta.

Pero si creemos que es verdad que el azúcar los excita, lo es. Podemos ver pequeños monstruos dulces dondequiera que miremos. En un estudio, se dio a beber un refresco *light* a todos los niños que participaron, pero a unas madres se les dijo que se les había dado un refresco normal y a otras se les dijo la verdad. Resultó que el primer conjunto de madres puntuó a sus hijos como más hiperactivos después de la ingesta del refresco que el segundo grupo.

---

Una de las razones por las cuales la cocaína es tan adictiva es que provoca una acumulación de dopamina en el cerebro. La dopamina es una sustancia química muy vinculada con la sensación de gratificación; su presencia en cantidades elevadas hace que todo parezca más intensamente placentero de como realmente es. La cafeína tiene unos efectos similares, aunque en mucha menor medida. Ahora bien, por la misma razón, cuando las sustancias químicas que han desencadenado la sensación de recompensa dejan de estar presentes, el cerebro ya no está «dopado» y todo parece menos gratificante.

¿Es realmente adictivo el azúcar? Esta cuestión sigue siendo objeto de debate. Al menos en los ratones es tan adictivo como la heroína. En los humanos, sin embargo, es sobre todo el placer y el alivio resultantes de que el dulce azúcar estimule la producción de dopamina lo que impulsa nuestro comportamiento. Cuando algo funciona, podemos habituarnos a ello, en especial si lo disfrutamos. Incluso podemos desarrollar un hábito compulsivo en relación con ello, es decir, podemos acudir repetitivamente al comportamiento o la sustancia sin obtener, necesariamente, ningún placer. Pero no nos volvemos adictos al azúcar en sí.

**UNA DULCE ALTERNATIVA**

Como bien sabemos, los alimentos y las bebidas ricos en azúcares añadidos contienen una cantidad significativa de energía, en gran medida innecesaria. Por este motivo, una forma popular de reducir su impacto en nuestra cintura sin tener que prescindir totalmente de los alimentos dulces ha sido sustituir el azúcar por sustancias químicas desprovistas de calorías pero capaces de activar, también, nuestros receptores del sabor dulce. Estas sustancias son conocidas como *edulcorantes* o *sustitutos del azúcar*, porque esta es su finalidad. Este es el principio que hay detrás de muchas bebidas *light* y productos bajos en calorías que se venden actualmente.

Los más utilizados son los edulcorantes artificiales o sintéticos, como la sacarina, el aspartamo y el acesulfamo K. Todas estas sustancias químicas tienen un sabor dulce muy intenso, mucho más potente que el del azúcar de mesa. Esto significa que pueden utilizarse en cantidades muy reducidas para lograr un dulzor similar al que proporciona el azúcar con un aporte de calorías mucho menor que las versiones de esos mismos productos que han sido endulzadas con azúcares.

## Accidentes dulces

Constantin Fahlberg era un químico especialista en azúcares que fue contratado por la H. W. Perot Import Firm en 1877 para que se asegurase de que los envíos de azúcar de la compañía fuesen puros. Le permitieron desarrollar su trabajo en el hospital Johns Hopkins y, una vez que hubo acabado, permaneció en el laboratorio para concentrarse en los productos químicos purificadores que se encuentran en el alquitrán de hulla.

Una noche, después de haber agarrado un panecillo para cenar, descubrió que tenía un sabor notablemente dulce. También tenían un sabor dulce sus manos, puesto que, con las prisas, había olvidado lavárselas. Cuando regresó al laboratorio, redescubrió la sustancia química de sabor dulce que había llegado a sus manos y después a su comida. Este fue el origen de la sacarina.

Cincuenta años después, un segundo edulcorante artificial, conocido como ciclamato, se descubrió de manera similar, cuando el estudiante de posgrado Michael Sveda, que estaba trabajando en un medicamento contra la fiebre, dejó su cigarrillo en un banco del laboratorio. Cuando volvió a ponérselo en la boca, tenía un sabor dulce.

El edulcorante aspartamo también fue descubierto casualmente, por el científico James Schlatter en este caso, en 1965, cuando se lamió el dedo, contaminado, para levantar una hoja de papel. Lo mismo sucedió con el descubrimiento del acesulfamo K, en 1974: Karl Claus se lamió el dedo accidentalmente para pasar una página durante un experimento.

Aunque puedas observar un patrón, no te lamas los dedos al azar, por favor. Por cada éxito, es probable que se hayan envenenado diez mil científicos con este tipo de descuidos.

---

Por más dulce que sea, el sabor de los edulcorantes artificiales no es el del azúcar. La dosis incorrecta de sacarina puede tener un sabor metálico. El azúcar también contribuye al «espesor» de los alimentos, especialmente de las bebidas, por lo que aquellos a los que se añaden edulcorantes artificiales pueden parecer menos espesos o más acuosos, cuando están en la boca, que los azucarados habituales.

Para resolver este problema, muchos productos *light* contienen complejas mezclas de edulcorantes artificiales y agentes de carga (fibra soluble, por ejemplo) con el fin de lograr una consistencia similar a la que proporciona el azúcar. Sin embargo, incluso cuando la formulación es perfecta, de tal manera que juramos que no podemos distinguir la diferencia al probar los productos, nuestra mente inconsciente aún puede determinar cuál es la bebida *light*.

Otro grupo de sustancias químicas utilizadas como sustitutos del azúcar son los llamados *edulcorantes naturales*, como la sucralosa (también conocida como Splenda), la estevia y la fruta del monje (*luo han guo*). La sucralosa es azúcar común (sacarosa) que ha sido clorado. Esto hace que sea unas quinientas veces más dulce que el azúcar, por lo que necesitamos quinientas veces menos cantidad para lograr el mismo dulzor que con el azúcar. Además, nuestro organismo absorbe solamente el 15 % de la sucralosa que ingerimos (mientras que absorbe casi el 100 % del azúcar convencional), por lo que su huella en el saldo calórico es muy pequeña.

Los extractos de *Stevia rebaudiana*, una hierba originaria de Paraguay, también se utilizan como edulcorantes naturales y están ganando popularidad. Estas sustancias químicas también son mucho más dulces que el azúcar de mesa, lo que significa que basta con utilizarlas en cantidades muy reducidas para obtener un producto dulce. En cuanto al aporte calórico, en cada cucharadita de estevia hay diecisiete veces menos calorías que en una cucharadita de azúcar. Pero nunca tomaremos tanta cantidad.

Consumidos en las cantidades recomendadas, ni los edulcorantes artificiales ni los naturales tienen unos efectos adversos evidentes sobre la salud humana, al menos a corto plazo. El problema es que a menudo no ingerimos las cantidades recomendadas, y si vemos algo etiquetado como bebida *light* o producto bajo en calorías, a menudo nos sentimos liberados de la culpa y lo consumimos en cantidades mucho mayores de lo que lo haríamos si fuésemos precavidos. Sin embargo, está comprobado que la ingesta excesiva de edulcorantes puede provocar trastornos estomacales en algunas personas. No está claro si pueden ocasionar perjuicios más serios a la salud.

Aunque las alternativas edulcorantes bajas en calorías parezcan la solución perfecta para reducir la ingesta calórica, la realidad es que quienes acuden a estas opciones no están mucho más delgados ni sanos que los que consumen los productos convencionales (los que tienen azúcares añadidos). Recuerda que, en promedio, solo el 20 % de los azúcares añadidos que tomamos proceden de los refrescos. Por lo tanto, aunque reducir el consumo de refrescos puede ser útil a algunas personas, no bastará para compensar la mayor parte de los azúcares añadidos que ingerimos en otros momentos.

Otro factor que contribuye a explicar el hallazgo mencionado es que aquellos que consumen bebidas *light* de forma rutinaria pueden sentirse libres de comer otras cosas. Del mismo modo, quienes están preocupados por llegar a tener sobrepeso es más probable que tomen productos bajos en calorías. Otro argumento es que las sustancias químicas superdulces pueden cambiar la respuesta a los verdaderos azúcares presentes en nuestra dieta, lo cual podría llevarnos a desear los productos superdulces en mayor medida.

## EN CONCLUSIÓN

Si escuchamos a los medios, el azúcar parece el nuevo paria de las dietas modernas: nos dicen que es puro, blanco y mortal. Hoy en día, el simple acto de añadir dos cucharaditas de azúcar a una taza de café es casi tan herético como encender un cigarrillo o pedir un refresco para acompañar la comida. Y como ocurre con los cigarrillos y los refrescos, hay quienes reclaman que se impongan impuestos para disuadir a los consumidores corrompidos por sus placeres adictivos.

Pero los mismos azúcares «tóxicos» que se encuentran en una lata de refresco también se encuentran, de forma natural, en la fruta. Un plátano grande o una manzana contienen tanto azúcar como dos latas de refresco, y a pesar de ello nadie se queja de las manzanas ni trata de prohibirlas en las escuelas; incluso, como afirma un proverbio galés, pueden mantener alejado al médico. Por lo tanto, no deben de ser solamente los azúcares añadidos los causantes de todos los problemas. Ciertamente, contribuyen a ellos, pero no estamos engordando porque estemos ingiriendo demasiados azúcares añadidos, sino porque estamos comiendo demasiado.

El principal inconveniente que presentan los azúcares añadidos no es tanto lo que aportan como lo que dejan de aportar. El azúcar se comporta de manera diferente cuando forma parte de una manzana que cuando se encuentra en una lata de refresco, no porque el azúcar sea diferente, sino porque la manzana también tiene fibra, almidón resistente y otros fitonutrientes. El refresco, en cambio, no consiste más que en calorías vacías. Si más del 10 % de las calorías presentes en la dieta provienen de los azúcares añadidos, no vamos a nutrirnos lo suficiente. La ingesta promedio de azúcares añadidos en el contexto de la dieta estadounidense representa el 15 % de la ingesta calórica total, aproximadamente. Está claro que esta dieta tiene carencias.

De todos modos, prescindir de todos los azúcares añadidos no es la solución; esto haría que la dieta fuese menos sabrosa y menos gratificante. Ahora bien, si se lleva una dieta a base de productos frescos y deliciosos, los azúcares añadidos estarán de más; solo habrá que contar con ellos en ocasiones especiales, en las que podremos disfrutarlos alegremente, sin sentirnos culpables.

## ¿De veras tengo que...

# 8

## ... prescindir del almidón?

Pregunta: ¿Comían almidón nuestros ancestros?
Respuesta: No hasta que empezaron a cocinar.

P: ¿Ayudará a mi cintura llevar una dieta baja en carbohidratos?
R: Lo que ayudará a tu cintura es ingerir menos calorías.

P: ¿Qué tal los alimentos que presentan un índice glucémico bajo?
R: Tanto tomar menos azúcar como consumir alimentos cuyo azúcar tarda más en metabolizarse es bueno para la salud. Mejor hacer ambas cosas.

P: ¿Debo comer más fibra?
R: Muy probablemente. Pero ¡no comas cartón!

P: ¿Por qué el pan hace que me sienta hinchado?
R: Porque algunos almidones no se dejan digerir y pasan a alimentar a las bacterias del intestino, lo cual genera gas.

P: ¿Es verdad que si como la corteza del pan se me rizará el pelo?
R: Las peluqueras y peluqueros trabajan mejor en ese sentido.

La mayoría de los azúcares presentes en nuestra dieta no tienen un sabor dulce. En lugar de ser simples y de tener la capacidad de excitar nuestras papilas gustativas, están vinculados en estructuras complejas, como eslabones de una cadena compuesta por cientos o incluso miles de moléculas de azúcar. Este tipo de azúcares son conocidos como *carbohidratos complejos*.

El tipo de enlaces que unen las moléculas de azúcar en las «cadenas» mencionadas determina lo que sucede en nuestro cuerpo cuando comemos estos carbohidratos, también llamados hidratos de carbono. A veces, los enlaces alinean los azúcares en una especie de espiral apretada, lo cual permite que la cadena de azúcares se aglutine estrechamente en gránulos semicristalinos. Esto es el almidón.

La mayor parte de las plantas verdes almacenan en forma de almidón la energía que obtienen de la luz solar durante el día, para disponer del combustible que las ayudará a crecer durante la noche. Esto significa que la mayoría de las plantas y alimentos de origen vegetal son ricos en almidón. Por lo tanto, muchos de nuestros alimentos básicos favoritos lo contienen: el pan, los cereales, el maíz, las patatas, las legumbres, la pasta, los fideos y el arroz (y la cerveza, por supuesto).

### EL COCINERO INTELIGENTE

Normalmente, el almidón crudo está tan fuertemente enrollado y empaquetado que nuestro intestino no puede digerirlo muy bien; es demasiado corto para realizar correctamente esta función. Los animales que se alimentan a base de vegetales crudos, como los gorilas, se las arreglan gracias a que tienen un intestino mucho mayor y a que mastican durante largo tiempo antes de tragar. Incluso nuestro viejo antepasado, el *Homo habilis*, tenía un intestino mucho más grande que el que posee el hombre moderno. Si tratásemos de comer vegetales ricos en almidón sin cocerlos (por ejemplo, si masticásemos una mazorca de maíz cruda), nuestro intestino solamente digeriría con mucha lentitud y de manera incompleta ese almidón. Esta es la razón por la cual el almidón crudo se denomina a menudo *almidón resistente*: el hecho de que esté superenrollado y de que sea granular hace que sea físicamente resistente a las enzimas presentes en el intestino humano que querrán descomponerlo en sus azúcares constituyentes.

## Energía para el cerebro

Aproximadamente el 20% de la energía que consumimos todos los días es utilizada por el cerebro. A veces incluso más, si estamos estresados. En cambio, los primates como los gorilas, los chimpancés y los orangutanes pueden derivar solamente el 10% de la energía que consumen al cerebro, en el mejor de los casos.

Esto ocurre porque, teniendo en cuenta el tamaño de nuestro cuerpo, nuestro cerebro es más del doble de grande que el de los simios. También contiene alrededor de ochenta y seis mil millones de neuronas, el triple de las que contiene el cerebro del gorila, aproximadamente.

Pero el precio que debemos pagar por tener este superordenador en la cabeza es elevado en términos de energía. El cerebro humano necesita azúcar para seguir funcionando. Y aparte de la miel, las bayas y otras frutas de temporada, había pocas fuentes de azúcar en nuestra antigua dieta, que estaba basada en los alimentos crudos. Ciertamente, esa cantidad de azúcar no era suficiente para satisfacer la demanda de grandes poblaciones y los requisitos de unos cerebros de gran tamaño. Una dieta a base de raíces, brotes y hojas no proporciona suficiente energía para que el cerebro humano pueda mantener su funcionamiento.

Esta forma de alimentación es correcta para los gorilas, que, aun así, tienen que pasarse la mayor parte del día comiendo para nutrir el cerebro. No hay suficientes calorías ni suficientes horas en el día que posibiliten una aportación adicional que permita que el cerebro de los simios aumente de tamaño. Es así como los gorilas y los chimpancés han seguido siendo gorilas y chimpancés.

Por otra parte, hace un millón ochocientos mil años aproximadamente, los humanos descubrieron una forma inteligente de eludir el problema que suponían los almidones resistentes y de extraer suficiente azúcar de las raíces y tubérculos amiláceos para que el cerebro doblara su tamaño e incrementase su capacidad. La solución fue tan sencilla como cocinar esos alimentos.

---

En presencia de un poco de calor y agua, se abre la estructura en espiral del almidón crudo. Este efecto se conoce como *gelatinización* y hace que el duro almidón se vuelva blando e inestable, como los espaguetis cocidos. Cuando el almidón estaba duro, nuestras enzimas digestivas no podían actuar sobre él, pero ahora tienen la capacidad de descomponerlo en grandes cantidades de glucosa, la cual constituye el principal combustible del cerebro humano. Por ejemplo, obtenemos mucha más glucosa con una patata cocida que con una cruda. A diferencia de los gorilas, no necesitamos pasarnos seis horas al día masticando antes de tragar. El desarrollo de la cocción no solo permitió que nuestro cerebro se hiciese más grande, sino que también nos permitió tener más tiempo libre para usarlo.

La glucosa procedente del almidón nos dio además la carga de carbohidratos que nuestros músculos necesitaban para correr durante largos períodos, especialmente tras nuestras presas.

La glucosa es también el principal combustible que posibilita que el feto se desarrolle de forma adecuada. En consecuencia, muchos consideran que el descubrimiento de la cocción y el novedoso acceso al azúcar que proporcionó fue el acontecimiento clave que dio un vuelco al curso de la evolución humana.

Si, como en la película *2001: una odisea en el espacio*, los alienígenas hubiesen venido a la Tierra hace dos millones de años para ayudarnos, no nos habrían dado armas, sino lecciones de cocina. En la actualidad no podríamos sobrevivir sin cocinar, literalmente.

### ELIMINAR LA RESISTENCIA

La evolución humana no terminó con el descubrimiento de la cocción con fuego. Para aprovechar al máximo la energía contenida dentro de los granos que recolectábamos, también necesitábamos prepararlos; más concretamente, debíamos eliminar su recubrimiento, el cual constituye una barrera física parcialmente resistente tanto a la cocción como a nuestros jugos digestivos.

Por lo general, poner los granos en remojo no es suficiente para ablandarlos con el fin de hacerlos digeribles; además, esta operación requiere mucho tiempo. Pero existe la posibilidad de aplastarlos; por ejemplo, se pueden esparcir sobre una losa y golpear con una piedra. Con esta acción se logra romper algunas de las barreras, lo cual permite aprovechar en mayor medida el almidón. En general, cuanto mayor es el procesamiento, o refinado, más fácil resulta digerir los granos. Por ejemplo, la cantidad de almidón resistente del trigo integral es más de cinco veces superior a la cantidad que contiene la harina de trigo altamente procesada (fina y blanca). Y cierta cantidad de harina de trigo altamente procesada puede proporcionar más del doble de glucosa que la misma cantidad de trigo integral.

A lo largo de la historia, cada vez hemos procesado más los alimentos, sobre todo en los tiempos modernos. Es decir, los alimentos se han vuelto cada vez más fáciles de digerir y han sido cada vez más capaces de satisfacer las necesidades del cerebro sin tener que comerlos en grandes cantidades. Esto ha sido y fue esencial para alimentar grandes poblaciones; ganarnos el pan (o robarlo) fue fundamental para nuestra supervivencia.

## Los disturbios del pan

Los tiempos eran difíciles en la década de 1780 en Francia. El trabajador promedio se gastaba la mitad del salario en pan. Se «ganaba el pan», literalmente.

Y la situación empeoró. Se perdieron cosechas y el precio del pan subió aún más. Como era de esperar, algo tuvo que ocurrir. Las masas se rebelaron y culparon a las clases dominantes de sus problemas. El 14 de julio de 1789, un encuentro que comenzó como un motín por el tema del pan terminó con la toma de la Bastilla, y la monarquía francesa sucumbió. La reina del momento, María Antonieta, nunca pronunció las famosas palabras «paysans n'avaient pas de pain. Qu'ils mangent de la brioche», que se traduce como 'los campesinos no tienen pan..., que coman *brioches*'. Se le atribuyeron cincuenta años más tarde, cuando se recreó con tintes partidistas la narrativa relativa a los hechos acaecidos durante la Revolución francesa.

El *brioche* es una especie de pan de lujo hecho de harina, mantequilla y huevos. Cualquiera que pensase que bastaba con elegir otro alimento si el pan se había agotado, como haríamos hoy en día en un desayuno de tipo bufé, demostraba un gran desconocimiento de la realidad, incluida la difícil situación de los campesinos, la escasez de ingredientes o la necesidad que hay de harina tanto para elaborar pan como para elaborar *brioches*.

Por supuesto, hoy en día las cosas son diferentes. Las masas pueden emprender revueltas, pero no están muriendo de hambre. Es bastante evidente que estamos ingiriendo demasiadas calorías en lugar de demasiado pocas. Un mayor acceso al almidón comestible fue la solución en 1789, pero esta accesibilidad se ha convertido en parte del problema doscientos años después. El almidón que consumimos con tanta facilidad contribuye a nuestro desequilibrio calórico y constituye una amenaza potencial para nuestra longevidad.

En cambio, el almidón resistente, que fue la pesadilla del hombre primitivo y de las masas hambrientas y está tan ausente de los alimentos modernos, se considera actualmente una posible solución. Algunas dietas lo incluyen como el ingrediente mágico para perder peso; en el contexto de estas dietas se consumen patatas crudas, avena sin cocinar e incluso plátanos verdes, por ejemplo. Ciertamente, el aporte calórico que se obtiene de estos alimentos es menor, mientras que la sensación de saciedad es semejante.

## LAS DIETAS BAJAS EN CARBOHIDRATOS

En el caso de la mayoría de las personas, los alimentos con almidón son la principal fuente de azúcar (de carbohidratos) y, por lo tanto, la principal fuente de calorías. Por esta razón, y por otras que veremos más adelante en este mismo capítulo, este tipo de alimentos tienen muy mala reputación. Cuando la mayoría de las personas piensan en hacer dieta, empiezan por prescindir de las grasas y los azúcares (o por reducir su consumo), y los siguientes de la lista son los productos amiláceos; a veces, incluso, estos son los primeros alimentos en ser sacrificados.

En los últimos años, las dietas bajas en almidón (es decir, bajas en carbohidratos) se han vuelto muy populares. Son aquellas en las que los hidratos de carbono aportan menos del 20% de la ingesta calórica total. En cambio, en la dieta convencional, los carbohidratos, que son almidones principalmente, suponen aproximadamente el 50 % de las calorías que consumimos.

Esta reducción tan importante de los hidratos de carbono casi siempre significa eliminar los alimentos con almidón y reemplazarlos por otros que contienen, proporcionalmente, más proteínas o grasas (por ejemplo, carne roja, pollo, pescado, mariscos, huevos, queso, frutos secos y semillas) o consumir alimentos de base vegetal bajos en carbohidratos (por ejemplo, vegetales no amiláceos, hojas verdes y tomates).

## La dieta de Banting

William Banting vivió en el siglo XIX y regentaba una importante empresa de pompas fúnebres en Londres. De hecho, uno de sus clientes era nada menos que la familia real británica; por ejemplo, organizó el funeral del príncipe Alberto, consorte de la reina Victoria.

Con sesenta años, tenía exceso de peso, y era consciente de que tenía un problema. Escribió:

> No podía agacharme para atarme los zapatos [...] ni realizar ciertos pequeños actos propios de la condición humana sin sufrir un dolor y experimentar unas dificultades considerables, cosas que solo los corpulentos [las personas con mucho sobrepeso] pueden comprender. Me vi obligado a bajar las escaleras de espaldas y poco a poco, para que las articulaciones de los tobillos y las rodillas no se resintiesen tanto, y jadeaba con cada pequeño esfuerzo, especialmente el de subir escaleras.

Lo probó todo: el ayuno, el ejercicio vigoroso, los baños turcos, la brisa marina e incluso montar a caballo. No reparó en gastos, pero nada le fue bien. Después de consultar con los mejores médicos de Harley Street, acabó por descubrir que el truco consistía en renunciar al pan, la leche, el azúcar, la cerveza y las patatas. Es decir, a los azúcares y los almidones. Perdió veinte kilos en un año y recuperó la salud. Quedó tan impresionado por el éxito de la dieta que en 1863 publicó, por su cuenta, un librito en el que narró su aflicción y su redención final, la cual, escribió, «casi podría calificarse de milagrosa, si no fuese porque fue el resultado de aplicar el mero sentido común».

No es de extrañar que su *Letter on Corpulence* [Carta sobre la corpulencia] se convirtiera en un *best seller* internacional, y que fuese la precursora de todos los otros libros sobre dietas escritos por celebridades que actualmente llenan las estanterías. El mensaje es directo: como a mí me funcionó, a ti también te funcionará.

---

Tal vez los ejemplos más conocidos de dietas modernas bajas en carbohidratos son la dieta Atkins y la paleolítica. Pero hay muchas otras que comparten prácticamente los mismos principios con respecto a los carbohidratos; las variaciones que presentan atañen sobre todo a otros macronutrientes, como las proteínas o las grasas. Por ejemplo, la dieta Atkins no restringe la cantidad de grasas ingeridas, mientras que otras dietas bajas en carbohidratos reducen tanto la ingesta de grasas como la de hidratos de carbono, por lo que la proporción de energía obtenida de las proteínas aumenta. Por este motivo, este tipo de dietas se denominan a veces *ricas en proteínas* en lugar de *bajas en carbohidratos*.

Las dietas bajas en hidratos de carbono son atractivas porque son muy fáciles de entender y es sencillo determinar qué es lo que no conviene comer: los alimentos dulces y los que contienen almidón. Sin embargo, debido a que muchos de nuestros alimentos básicos son ricos en carbohidratos, el repertorio de comestibles que podemos elegir se ve reducido en gran medida, por lo general. Esta es probablemente la razón más importante por la cual las dietas bajas en carbohidratos funcionan bien al principio: comemos mucho menos porque tenemos mucho menos para elegir. Además, el hecho de comer más proteínas y grasas ayuda a que nuestro estómago quede más saciado, lo cual puede mitigar el apetito. La ingesta de menos carbohidratos también puede hacer que perdamos peso con rapidez; esto puede animarnos a seguir con la dieta si nos asalta la duda de si deberíamos o no mantenerla.

El gran problema es que, a largo plazo, erradicar de la dieta los comestibles ricos en carbohidratos significa que dejamos bastante marginado algún grupo de alimentos y que nos perdemos muchas de nuestras comidas favoritas o muchas de las más interesantes y agradables. Esto puede provocar que acabemos por aburrirnos de nuestro nuevo menú y regresemos a los viejos hábitos, la consecuencia de lo cual es que no tardamos en recuperar el peso perdido. A largo plazo, las dietas bajas en hidratos de carbono solo son tan buenas como cualquier otra dieta a la que estemos dispuestos a sujetarnos.

Reducir la ingesta de carbohidratos a veces también significa incrementar demasiado la ingesta de grasas, lo cual presenta sus propios problemas (consulta el capítulo seis). Si no tenemos cuidado, el hecho de prescindir del almidón en el contexto de cualquier dieta baja en carbohidratos también puede significar que no incorporemos al organismo la suficiente cantidad de nutrientes distintos del almidón presentes en los alimentos amiláceos, como la fibra, el almidón resistente, minerales y vitaminas como el folato.

## LA FIBRA

Algunos de los azúcares contenidos en nuestros alimentos no están enrollados como almidón sino que están unidos sólidamente en estructuras largas y rectas, de algún modo parecidas a los cables largos y firmes que llevan el teléfono e Internet a muchas casas. Estos elementos reciben el nombre de *fibra*.

La carne también contiene partes especialmente duras, a menudo indigeribles, pero no son fibra. La fibra solo se encuentra en las plantas; son especialmente ricos en fibra los granos, las semillas, los frutos secos, las legumbres, las bayas, las verduras y las frutas (la piel de estas, sobre todo).

## El cartón

La fibra sola tiene un sabor terrible. ¿Alguna vez has intentado comer un plato de salvado sin procesar? Sabe a cartón. De hecho, el cartón se fabrica presionando pedazos de fibra extraídos de la pulpa de la madera.

Aunque todos decimos «¡esto sabe a cartón!», nunca comemos cartón, en realidad. Los conejos y los conejillos de Indias pueden comer madera, por lo que comer cartón no supone tanto para ellos. A los gatos les encanta masticar y destrozar cartones, pero no acostumbran a ingerirlos. De todos modos, es importante recordar que la mayor parte del material del que está compuesto el cartón es reciclado, por lo que este producto suele contener sustancias químicas indeseables que no nos conviene probar y que tampoco son apropiadas para alimentar a nuestras mascotas.

No nos encontramos con el problema del sabor a cartón cuando comemos productos vegetales porque las plantas enteras aglutinan las partes fibrosas que es deseable comer con sabores agradables y colores atractivos. Esta es otra razón por la cual comer frutas y verduras enteras es una de las mejores formas de obtener la fibra que necesitamos para nuestra salud digestiva.

A diferencia del apretado almidón, los largos cables de azúcar presentes en la fibra son resistentes y no se pueden desenrollar fácilmente. Esto significa que la fibra generalmente es imposible de digerir, ni siquiera si la cocinamos o la hervimos. Por este motivo, no contribuye mucho a la ingesta calórica ni a aumentar la circunferencia de la cintura.

La fibra tiene su papel en lo que respecta a la salud. Cuando se mezcla con agua, es capaz de absorber parte de esta. Esto hace que el líquido se vuelva espeso y presente una textura viscosa o gelatinosa en la boca; es lo que ocurre, por ejemplo, con los suplementos de fibra. Ahora bien, la fibra no es siempre totalmente soluble, por lo que a veces puede tener una textura ligeramente arenosa. En general, tomar bebidas con fibra es algo parecido a beber gelatina granulada. La gelatina, por cierto, está compuesta por una proteína fibrosa extraída de la piel y los huesos de los cerdos y las vacas.

El mismo tipo de reacción arenosa y espesante se produce también cuando la fibra vegetal que ingerimos se mezcla con otros alimentos y los jugos digestivos en el intestino. Esta reacción es importante porque la digestión humana presenta cierta similitud con lo que ocurre dentro de una lavadora: se necesita algo más que agua y jabón para que el proceso funcione; también hace falta cierta agitación.

Los líquidos son fáciles de agitar, con una cucharilla por ejemplo, y las sustancias solubles pueden disolverse rápidamente en ellos; piensa en la facilidad con la que se disuelve el azúcar en una taza de café. Por el contrario, las mezclas espesas y pegajosas, como la masa para pasteles, deben batirse mucho más, y se necesita una cuchara más grande para que el azúcar quede completamente mezclado y disuelto.

Por lo tanto, el hecho de incorporar fibra soluble a una comida (legumbres o verduras de hoja verde, por ejemplo) transforma el contenido del estómago en una masa pegajosa. Y las enzimas digestivas tardan mucho más tiempo en mezclar esa masa. Esto ralentiza el proceso de la digestión y todos los alimentos que integraban la comida liberan sus nutrientes de forma más gradual (no son solo las legumbres o las verduras de hoja verde las que lo hacen).

Cuando la fibra se mezcla con agua, se hincha. Esto incrementa el volumen del contenido estomacal, lo cual contribuye a que nos sintamos llenos mucho antes que si comiésemos los mismos alimentos pero desprovistos de fibra. Por ejemplo, nos sentimos más saciados si tomamos pan integral que si comemos la misma cantidad de pan blanco. Gracias al aporte de la fibra es menos probable que tengamos hambre más tarde y tendremos menos necesidad de picar entre comidas.

Si digiriéramos y usáramos todo lo que ingerimos, no precisaríamos hacer de vientre. Pero gran parte de la fibra presente en una comida permanece sin digerir y retiene agua, lo cual sirve para evitar que los contenidos presentes en el tracto digestivo se sequen demasiado. Además, el mayor volumen que adquieren facilita el tránsito intestinal. Está plenamente justificado que alimentos ricos en fibra como las ciruelas pasas y el ruibarbo sean conocidos por su efecto laxante.

En promedio, consumimos menos de la mitad de la cantidad de fibra que necesitamos para gozar de una salud digestiva óptima. Una razón de ello es que la mayoría de los productos elaborados con granos que forman parte de nuestra dieta han sido muy procesados y refinados, lo que significa que la mayoría de las partes ricas en fibra se han eliminado y solo queda la parte rica en almidón: el interior del grano. El arroz y el pan blancos, por ejemplo, son el resultado de este proceso. Tras ser digeridos, este tipo de comestibles acaban cómodamente instalados en nuestra cintura.

Por el contrario, los alimentos integrales conservan el revestimiento rico en fibra, el *salvado*. Por ejemplo, la harina hecha con granos enteros tiene un contenido en fibra más de diez veces superior a la harina blanca convencional utilizada para preparar el pan blanco convencional. Y lo mismo ocurre con el arroz integral con respecto al arroz blanco. Si, manteniendo nuestra dieta actual, sustituyésemos todos los productos refinados que estamos consumiendo por sus equivalentes integrales, duplicaríamos con creces nuestra ingesta de fibra.

## LA DIABETES *MELLITUS*

La mayoría de las personas creen, erróneamente, que la causa de la diabetes es la ingesta excesiva de azúcar. Y como el almidón es generalmente la principal fuente de azúcar, se suele considerar que es la causa principal de la diabetes *mellitus*, también llamada *diabetes sacarina*. Sin duda, hay demasiado azúcar (demasiada glucosa) en la sangre de las personas que tienen diabetes. Pero como se vio en el capítulo cuatro, la razón de este exceso de glucosa tiene más que ver con un exceso de grasa ubicada en lugares inapropiados a causa de comer demasiado en general que con la sobreingesta de productos dulces o con almidón específicamente.

Sin embargo, cuando la gente toma conciencia de que los alimentos ricos en almidón como el pan y las patatas contienen una carga de azúcar oculta, o de que representan nuestra mayor fuente diaria de carbohidratos o azúcar, intentan evitar los almidones, concretamente, para mitigar el riesgo de padecer diabetes.

El razonamiento parece bastante lógico. Como hemos visto, aunque el almidón no tiene un sabor dulce, sus azúcares encerrados se liberan fácilmente de sus cadenas cuando el grano es refinado y digerido. Es decir, la cantidad de azúcares incorporados al organismo cuando comemos pan blanco o una magdalena a media mañana, y la velocidad a la que estos azúcares llegan a la sangre, son muy similares a la cantidad de azúcares y la velocidad de incorporación que se obtienen con la ingesta de una tableta de chocolate con leche, un producto esencialmente dulce. De hecho, el riesgo de padecer diabetes tipo 2 a partir del consumo habitual de arroz blanco, formado por almidón en su mayor parte, es aproximadamente el mismo que si se consumen refrescos con regularidad. Por lo tanto, prescindir del arroz blanco tiene tanto sentido como prescindir de los refrescos (lo cual tiene mucho sentido).

## La insulina

Cuando se digiere cualquier azúcar, ya sea simple y dulce o complejo y con almidón, se desencadena la liberación de hormonas que coordinan la respuesta de nuestro cuerpo. La más importante de estas hormonas es la insulina, que controla la entrega eficiente de azúcares en los lugares de almacenamiento para que puedan utilizarse en los períodos entre comidas.

La cantidad de insulina que se necesita para un correcto funcionamiento metabólico depende de estos factores:

- La cantidad de azúcares que acabamos de ingerir (es decir, la cantidad de carbohidratos).
- La rapidez con la que se digieren y absorben los azúcares presentes en la comida ingerida (es decir, el índice glucémico de los alimentos).
- Lo eficaz que sea la insulina en la ejecución de su trabajo (lo cual depende de lo sensible o resistente a la insulina que sea nuestro metabolismo).

Si el organismo no puede producir una cantidad adecuada de insulina en los momentos oportunos, los niveles de glucosa en sangre aumentarán de forma descontrolada, y aparecerá la diabetes tipo 2. Su causa no son los azúcares o almidones que ingerimos, sino nuestra incapacidad de responder a ellos de manera apropiada.

Ciertamente, una de las formas de controlar la diabetes es llevar una dieta baja en carbohidratos. El hecho de consumir menos hidratos de carbono puede ayudar al páncreas a producir suficiente insulina para gestionarlos o permitir que la enfermedad sea más fácil de controlar por medio de la medicación.

Otra forma de controlar la diabetes es cambiar el tipo de carbohidratos que estamos consumiendo por otros que liberen sus azúcares más despacio, lo cual hará que el páncreas no deba producir tanta insulina destinada a ocuparse de ellos. (La liberación más lenta del azúcar también puede lograrse por medio de las dietas bajas en carbohidratos).

La velocidad a la que se absorbe un azúcar se puede estimar mediante el índice glucémico (IG) de un alimento. El IG clasifica distintos alimentos según la rapidez con la que hacen subir los niveles de glucosa y según el grado en que incrementan dichos niveles tras comer una determinada porción del alimento, en comparación con lo que sería tomar la misma cantidad de glucosa.

Un IG bajo, de menos de 55, generalmente significa que los alimentos entregan su carga de azúcar más lentamente que el azúcar común o azúcar de mesa. Esto supone que debe producirse menos insulina con menor rapidez. También implica que es menos probable que deseemos comer de nuevo al cabo de poco tiempo y que tendremos a comer menos en general, lo cual ayuda a controlar el peso. Muchos de los alimentos que tienen un IG bajo, pero no todos, también son ricos en fibra, lo que puede explicar, en parte, algunas de sus ventajas.

Por el contrario, los alimentos con un IG alto (de 70 y superior) liberan sus azúcares con rapidez tras ser digeridos. Esto provoca un rápido incremento de la glucosa en el torrente sanguíneo y la necesidad de que la cantidad de insulina se eleve rápidamente en respuesta, para que la glucosa siga estando bajo control. Muchas de las principales fuentes de almidón presentes en nuestra dieta (alimentos a base de harina, como el pan y otros productos horneados, y los elaborados con patata) pueden tener un IG alto, a veces incluso superior al de la miel o el azúcar de mesa. Los alimentos con un IG alto tampoco nos hacen sentir tan saciados, y en caso de que sí, el efecto no tarda en desaparecer, y pronto volvemos a tener hambre.

El problema que presenta esta estrategia dietética es que puede ser difícil detectar las alternativas que tengan un IG bajo. Algunos envases muestran el IG del producto, pero en el caso de muchos comestibles básicos no viene indicado. Además, el valor que consta en el envase es solamente orientativo; puede variar bastante según la persona y el tipo de comida, según la forma en que ese alimento se combine con otros e incluso según cómo se prepare.

Por ejemplo, el hecho de tomar algo de proteína y grasa en la cena puede reducir el IG del postre dulce por medio de hacer que pase más despacio por el estómago y que su digestión sea más lenta. Por lo tanto, los alimentos dulces no son tan perjudiciales si se toman después de una comida salada. Ahora bien, si se toma el producto dulce solo, sin ningún otro alimento que pueda hacer más lento su paso por el tracto digestivo, nada evitará que su carga de azúcar llegue rápidamente a la sangre. Esto es lo que ocurre cuando tomamos, solos, un refresco, un zumo de fruta, una rebanada de pan blanco, un pastelito o una magdalena, por poner algunos ejemplos. El consumo de alcohol con las comidas también puede reducir el IG, tanto el de la comida como el del mismo alcohol.

## Al dente

A menudo se recomienda que la pasta, las verduras, el arroz y las legumbres se sirvan al dente, es decir, que tengan cierta consistencia en el momento de morderlos.

La pasta crujiente, cruda, no es perjudicial para nosotros. De hecho, tiene un alto contenido en almidón resistente, que puede ser beneficioso. Ahora bien, como ocurre con los plátanos verdes, la pasta cruda puede generar gases en altas dosis. Y la mayoría encontraríamos que sabe demasiado a almidón.

Por otra parte, ¡a nadie le gustan los espaguetis pastosos!; no podemos hacer que giren alrededor del tenedor sin que se rompan. Y los macarrones demasiado cocidos se disuelven en la salsa de queso que les añadimos.

La otra ventaja que presenta la pasta al dente es que tiene un IG más bajo y contiene un almidón más resistente que la pasta que se cuece hasta quedar muy blanda. Esto significa que el procesamiento del almidón es más lento, de manera que nos saciamos antes y tardamos más en sentir hambre de nuevo.

Otro truco culinario consiste en no cocer bien la pasta y dejarla enfriar antes de acabar de cocerla. Esta técnica permite que el almidón pase a estar compuesto por cristales más grandes y estables, más resistentes a nuestras enzimas digestivas. Si la segunda cocción tiene lugar a menos de 120 °C, el almidón se mantiene resistente, lo cual hace que el azúcar entre con mayor lentitud en el torrente sanguíneo y que no incorporemos tantas calorías. Por supuesto, si comemos la pasta fría tras cocerla (en una ensalada, por ejemplo), se pueden lograr los mismos beneficios.

El mismo principio es válido si se recalientan o si se comen frías las patatas cocidas, otras hortalizas que contengan almidón y cereales como el arroz. También explica por qué el *sushi*, la pasta fría o incluso las ensaladas de patata pueden provocar gases a algunas personas.

---

Es importante recordar que solo los alimentos que contienen carbohidratos están clasificados según su IG y que el IG únicamente clasifica los carbohidratos en cuanto a su efecto sobre los niveles de glucosa. No es una clasificación relativa al efecto más o menos beneficioso para la salud de dichos alimentos. Por ejemplo, el hecho de que el índice glucémico de los helados sea bajo no los convierte en productos saludables; es la grasa lo que ralentiza la entrega del azúcar, pero dicha grasa contribuye al incremento del volumen de la cintura, lo cual es problemático.

Más allá del control del peso, también hay datos que sugieren que las dietas ricas en fibra (las que incluyen una gran cantidad de cereales integrales, legumbres, frutos secos, frutas, verduras, etc.) están asociadas con un riesgo menor de desarrollar diabetes. En consecuencia, el hecho de prescindir totalmente del pan integral, las legumbres y las verduras amiláceas puede causar que no incorporemos al organismo algunos de los componentes que mantienen la diabetes alejada, como la fibra, el almidón resistente y otros nutrientes.

Una solución más sensata para prevenir la diabetes es no renunciar a los almidones por completo, sino sustituir los más perjudiciales por alternativas más nutritivas. Ejemplos de almidones que convendría abandonar son el arroz blanco, la pasta demasiado cocida y los productos elaborados con harina de trigo refinada, que son azúcar en su mayor parte, como los refrescos. Y ejemplos de almidones que convendría incorporar son los alimentos integrales y las verduras de hoja verde.

## LOS FODMAP Y LOS GASES

Por cada célula del cuerpo hay unas diez bacterias que nos acompañan en nuestro viaje por la vida. De hecho, dentro de cada persona hay más microbios que humanos han caminado sobre la faz de la Tierra: unos cien billones en total, cuyo peso asciende a unos dos kilos.

Estas bacterias no están con nosotros con el objetivo de viajar gratis. De hecho, pagan a su manera, mediante la realización de una serie de tareas importantes, incluidas la eliminación de toxinas y la producción de sustancias químicas que nos mantienen sanos. Sin embargo, a veces ocurre que nuestros pasajeros bacterianos contribuyen a nuestra mala salud. De hecho, muchas afecciones habituales, como la obesidad, la diabetes, las enfermedades cardíacas, los problemas intestinales y algunos tipos de cáncer, se han relacionado con cambios en la composición de la flora intestinal o en las sustancias químicas producidas por estos microorganismos.

La composición de las bacterias que recubren nuestro intestino se ve alterada de forma significativa por lo que comemos, especialmente por lo que no digerimos y dejamos que coman ellas. A estas bacterias les encanta la fibra, el almidón resistente y otros azúcares indigeribles. Estos azúcares son conocidos, en conjunto, como FODMAP (acrónimo, en inglés, de *oligosacáridos*, *disacáridos*, *monosacáridos* y *polioles fermentables*). Puesto que no los digerimos ni absorbemos, son los principales nutrientes que llegan al colon para alimentar a las bacterias que residen en el lugar.

Podemos nutrir o incluso incrementar la población de bacterias del intestino consumiendo regularmente alimentos ricos en FODMAP. Esta es la razón por la cual incluir fibra, verduras crudas, almidón no procesado o azúcares indigeribles en las comidas hace que ingiramos los componentes denominados *prebióticos* (por oposición a los *antibióticos*, que matan las bacterias).

El inconveniente es que los FODMAP que alimentan las bacterias del intestino grueso también provocan la liberación de gases cuando fermentan. Por ejemplo, las alubias incrementan la producción de gas a causa de su alto contenido en azúcares poco digeribles, fibra y almidón resistente.

## Ventosidades

La mayoría de las personas son felizmente flatulentas. En un día normal, liberamos silenciosamente entre dos y tres litros de gases, principalmente hidrógeno, dióxido de carbono y metano. Esta es la cantidad de gas que contiene, de forma aproximada, un globo de fiesta hinchado.

Pero a algunos los incomoda mucho todo este gas. El estiramiento y la distensión del intestino puede hacer que experimenten sensaciones molestas de saciedad o hinchazón, calambres, eructos, gases y, a veces, diarrea.

De hecho, la razón más habitual por la que muchas personas, las mujeres sobre todo, prefieren no consumir alimentos con almidón es evitar la sensación de «pesadez» que a menudo experimentan después. En los casos graves se padece el síndrome del intestino irritable, cuya causa es, por lo general, el exceso de gas o una gran sensibilidad a él.

---

Si consumimos muchos FODMAP (si comemos latas enteras de alubias, por ejemplo), producimos una cantidad de gas mayor de lo habitual. Siempre que incrementemos la ingesta de estos azúcares también aumentará la producción de gas, sobre todo si el incremento es repentino. Por ejemplo, si estamos acostumbrados a tomar tostadas de pan blanco para desayunar y un día decidimos realizar un acto saludable y tomar un tazón de avena cruda, es probable que al día siguiente tengamos más gases de lo habitual.

Los alimentos con FODMAP que más se consumen son los que también tienen una gran cantidad de almidón; por ejemplo, el pan, los cereales, la pasta y los plátanos (sobre todo cuando no están completamente maduros). Asimismo, muchas hortalizas contienen azúcares FODMAP que nosotros no podemos digerir, aunque nuestras bacterias sí pueden hacerlo. Ejemplos de estas hortalizas son los champiñones, el brócoli, la coliflor, las coles de Bruselas y otros miembros de la familia de la col, el ajo, la cebolla y otros miembros de la familia de la cebolla. Del mismo modo, las alubias, las manzanas, las peras, los aguacates, las ciruelas, las ciruelas pasas, la sandía y las frutas con hueso también pueden generar algunas ventosidades.

Algunos individuos tienen menos capacidad de digerir ciertos azúcares naturales, como la fructosa (presente en los dulces, por ejemplo) o la lactosa (presente en la leche y los productos lácteos). Esto significa que si ingieren en cantidades excesivas estos azúcares llegarán a las bacterias del intestino en mayores cantidades que en el caso de la mayoría de las personas. Sus bacterias se atiborrarán con el azúcar extra y producirán la misma cantidad de gas que si hubiesen consumido demasiados FODMAP (como si hubiesen comido una lata entera de alubias cocidas, por ejemplo). Esto da lugar, a veces, a unos síntomas desagradables conocidos como *intolerancia* (a la lactosa o a la fructosa, en este caso). La mayoría de las personas pueden consumir productos lácteos y postres dulces sin experimentar estos problemas, ya que absorben bien estos azúcares, por lo que no llegan a las bacterias del intestino grueso que producirían su fermentación y los consiguientes gases.

En el caso de un número significativo de personas, el hecho de reducir los alimentos ricos en FODMAP (los azúcares que fermentan en el intestino) puede hacer que sientan la barriga considerablemente mejor después de las comidas. Esto se puede lograr de distintas maneras, según cuál sea la fuente alimentaria de los FODMAP. Para muchos, la principal fuente de FODMAP es el grano de cereal presente en el pan, los productos de repostería, los cereales del desayuno y muchos otros alimentos. Para librarse de los efectos indeseables, optan por los productos que no contienen gluten.

## EL GLUTEN

Los productos elaborados con trigo contienen más que almidón y fibra. También contienen muchas proteínas diferentes que están presentes de forma natural en los granos de trigo. La más abundante de estas proteínas es el gluten, una sustancia pegajosa, adhesiva. El gluten es esencial para mantener unida la masa de pan que adquiere volumen en el horno. En su ausencia, el pan o bien queda plano o bien es denso y se desmenuza con facilidad.

El gluten solo se encuentra en los granos del trigo y de especies relacionadas, como el centeno y la cebada, así como en los híbridos de trigo como la espelta, el kamut y el triticale. Esto significa que cualquier producto que contenga estos granos también posee algo de gluten. Por una parte están los productos hechos con trigo que es evidente que contienen gluten, como el pan, los pasteles, las galletas, los cereales, la pasta y similares. Por otra parte, hay muchos otros productos que contienen gluten pero en los que su presencia no es tan evidente; puede encontrarse, por ejemplo, en las salchichas, la cerveza, los helados, las salsas, los caldos y la mayonesa.

En las últimas décadas, el gluten se ha convertido en cierta medida en otro paria, y muchas veces recibe el mismo trato que otros villanos alimentarios, como el colesterol y las grasas saturadas. Esto se debe principalmente a que un pequeño número de personas (tal vez entre el 1 y el 2 % de la población) son alérgicas al trigo o reaccionan al gluten específicamente. Esto último se conoce como *enfermedad celíaca* o *celiaquía*.

### La enfermedad celíaca

La enfermedad celíaca afecta al 1 o el 2% de los adultos y es el resultado de que el sistema inmunitario ataca y daña al intestino cada vez que la persona ingiere gluten.

Para conservar la salud es esencial que quienes sufren esta enfermedad prescindan del gluten absolutamente, lo que significa que deben evitar todos los productos hechos con trigo y que contengan trigo, durante el resto de su vida. Incluso pequeñas cantidades de gluten son suficientes para provocar una reacción. No hay cura ni tratamiento posibles más allá de evitarlo.

La avena no contiene gluten y en algunos países puede etiquetarse como libre de gluten. Pero tiene un componente similar y puede ocasionar la misma reacción que el trigo en algunos celíacos. Además, muchas veces la avena está contaminada con pequeñas cantidades de trigo, lo cual también puede ocasionarles problemas.

Aunque los síntomas son distintos según la persona, si alguien con la enfermedad celíaca consume alimentos que contengan gluten, puede padecer problemas intestinales como diarrea crónica, distensión/hinchazón, dolor abdominal y gases. En consecuencia, muchos celíacos no se dan cuenta de que lo son; creen que padecen molestias estomacales o el síndrome del intestino irritable. Sin embargo, una vez que se les diagnostica la enfermedad y se los trata, la causa de sus síntomas suele ser obvia.

---

La moda de los productos sin gluten obedece sobre todo a una estrategia de *marketing*, aunque ciertamente facilita a las personas celíacas el acceso a alimentos adecuados para ellas. El 99 % de la población no padece celiaquía y no hay pruebas de que el gluten perjudique su salud en algún sentido ni les ocasione problemas intestinales. Sin embargo, el hecho de que prescindir del gluten sea el único tratamiento para la enfermedad celíaca es suficiente para que la mayoría de las personas crean que la opción de prescindir de los granos y el gluten sea la intrínsecamente saludable. Pero que algunos individuos necesiten un determinado tratamiento para su enfermedad no significa que todos los demás deban seguir ese tratamiento.

De todos modos, prescindir del gluten presenta algunos aspectos positivos, que no tienen nada que ver con esta proteína. Por ejemplo, los azúcares resistentes que hay en los productos elaborados con trigo pueden generar gases y alterar el intestino de algunas personas, las cuales pueden sentirse menos hinchadas e incómodas si no consumen gluten. En estos casos, los efectos beneficiosos se obtienen porque se ha evitado la ingesta de FODMAP, y no del gluten. Además, debo señalar que el trigo no es la única fuente de FODMAP en nuestra dieta.

Pero los productos sin gluten también presentan sus inconvenientes. El procesamiento especial al que han sido sometidos y el hecho de emplear granos u otros productos de base sustitutorios (como la chía, la quinoa, el amaranto, el arroz, la patata, etc.) hace que los productos sin gluten sean más caros que los elaborados a partir del trigo, ya que estos últimos se producen en masa.

Renunciar totalmente al trigo también significa prescindir de una importante fuente alimentaria de fibra, minerales y vitaminas como el folato, que es esencial para la salud y el desarrollo de los bebés cuando están en el útero materno. Si las mujeres no toman suplementos de ácido fólico mientras planifican su embarazo o no comen verduras de hoja verde (las palabras *folato* y *fólico* deriva de la latina *folium*, 'hoja vegetal'), el pan enriquecido con ácido fólico es su principal fuente de folato, y tiene poco sentido que renuncien a él.

Y cuando decidimos prescindir totalmente del trigo, ¿con qué lo sustituimos? A menudo, un producto sin gluten contiene más grasa, y a veces más azúcar, para que sea tan apetecible como los elaborados a partir del trigo. Solo parece razonable ingerir pastillas amargas si vale la pena por el bien de la salud.

## LA CORTEZA DEL PAN

Los niños no suelen comer la corteza del pan, por más que les pidamos que lo hagan, por más que nos quejemos. La tratan con el mismo desdén que la piel del plátano o la cáscara de la naranja.

Es difícil entender por qué. Todo es pan, al fin y al cabo; todo él está hecho con la misma masa y, por lo tanto, con los mismos ingredientes. Sin embargo, la evaporación del agua de la parte exterior da lugar a una corteza marrón seca y dura, que contrasta con el interior blando y poroso, la miga.

La velocidad a la que se pierde el agua presente en la superficie del pan se puede regular ajustando la temperatura, el grado de humedad o el flujo de aire en el interior del horno. Esto permite a los panaderos controlar con precisión el grosor y la dureza de la corteza y obtener los mismos resultados una y otra vez.

De la misma manera, es muy posible preparar pan desprovisto de corteza horneándolo a bajas temperaturas y manteniendo alta la humedad en el horno, o calentándolo desde el interior de la masa en lugar de hacerlo desde el exterior (por medios eléctricos o por medio del sistema de microondas, por ejemplo). Pero este concepto nunca ha tenido éxito, a pesar de que nuestros hijos detesten comer la corteza y a pesar de nuestro disgusto frente a este despilfarro.

### Ricitos

Un famoso cuento de viejas sugiere que el hecho de comer la corteza del pan hace que el cabello se vuelva rizado o más rizado.[*] Ciertamente, el pelo de los niños es menos rizado que el de los adultos, en general, pero esto no se debe a que no coman la corteza del pan. Ocurre sencillamente que el cabello infantil es más delgado y más corto, y tiene menos

---

[*] Esta es una creencia popular en algunos países. (N. del T.)

posibilidades de rizarse. Los rizos naturales obedecen mucho más a una cuestión genética que alimentaria.

El cabello rizado se consideró, en otros tiempos, un signo de prosperidad importante. ¿Qué mujeres medievales disponían del tiempo que les permitiese rizar su pelo de manera elaborada con una finalidad estética? Las que no tenían que trabajar duro haciendo cortezas, seguramente.

Y ¿qué se hacía con las cortezas excedentes, en caso de que sobrasen? Muy sencillo: darlas a los cerdos, cuyas colas son rizadas.

La canción de cuna dice:

> ¡Ricitos! ¡Ricitos! ¿Serás mía?
> No lavarás los platos, ni alimentarás a los cerdos,
> sino que te sentarás en un cojín, harás finos bordados
> y te alimentarás de fresas, azúcar y nata.

¿No es esto lo que haría una mujer de la alta sociedad de la época?

---

En los tiempos pasados en los que aún no existían los conservantes, la corteza del pan tuvo un papel importante en la extensión de la vida útil de este alimento. Pero al estar en el exterior, la corteza también está en contacto con el entorno externo, y con los dedos, las moscas y otros posibles agentes contaminantes. Al evitar la corteza, ¿es posible que nuestros hijos estén teniendo un comportamiento higiénico?

La misma reacción química que hace que la corteza se vuelva marrón también hace que presente unos sabores más complejos e intensos que los que se encuentran en el resto del pan. La mayoría de los adultos prefieren estos sabrosos trozos duros a la suave miga. Nuestros hijos no.

A los niños les encantan, por lo general, los sabores dulces, y no les gustan los amargos. Y la mayor concentración de sustancias químicas amargas presentes en el pan se encuentra en la corteza. La misma preferencia en cuanto a los sabores también ocasiona que los niños consuman con alegría las patatas, cargadas de almidón, y eviten las verduras, por más ricas que sean en sabores y nutrientes. Y beben leche, mientras que nosotros adoramos el amargo café tostado.

Esta preferencia gustativa puede ser un mecanismo de supervivencia muy importante, pues hace que los niños escupan, por instinto, sustancias amargas que pueden ser venenosas antes de adquirir el conocimiento de cuáles son saludables y consumen con avidez los alimentos dulces y que proporcionan mucha energía.

La misma reacción química que causa que la corteza tenga su sabor característico también genera ciertas sustancias con el potencial de afectar a nuestra salud. Algunas de ellas han demostrado, en estado puro, tener efectos contra el cáncer, mientras que otras han mostrado tener el efecto opuesto. Por lo tanto, no está claro cómo repercute en la salud el hecho de comer la corteza del pan.

Lo más probable es que la corteza del pan no sea más saludable que la miga; la idea de que sí lo es ha sido más que nada un mito forjado por padres exasperados. La corteza no contiene más fibra ni más antioxidantes que la miga, porque la masa es la misma. El solo hecho de que la parte interior contenga bolsas de aire y la corteza no, no significa que sean dos tipos de pan radicalmente diferentes; ocurre solamente que una parte es más densa que la otra.

Por otra parte, el pan no suele consumirse solo, sino que acostumbra a ser una base comestible a la que se añade mantequilla, mermelada, miel, queso o una serie de condimentos; de hecho, nos encanta que lo que le ponemos encima caiga por los bordes. Ocurre lo mismo con la *pizza*; su seca corteza nos parece insulsa en comparación con el suntuoso relleno.

Algunas empresas han intentado resolver este problema recubriendo la masa de la *pizza* con ingredientes adicionales o haciéndola más dulce o salada con el fin de disimular los componentes amargos, pero no han tenido mucho éxito en este empeño. La masa de la *pizza* sigue siendo una «cuchara», un «palito de helado», un utensilio barato con el que meterse la cubierta en la boca. No es más que la corteza.

## EN CONCLUSIÓN

Los alimentos con almidón como el pan, los cereales, el arroz o las patatas son más que la suma de sus azúcares o sus calorías. No nos confundamos: los azúcares y las calorías son significativos en lo que respecta a nuestra cintura y nuestra salud, y si bien abandonar estos alimentos en favor de los que tienen un bajo contenido en carbohidratos o un índice glucémico bajo puede tener un efecto inmediato y evidente, a largo plazo esta estrategia no es mejor que otras para controlar el peso. Les puede ir muy bien a algunas personas, como William Banting, pero no tanto a otras para quienes prescindir del pan u otros granos es una gran dificultad que inevitablemente desembocará en la rebelión.

Al mismo tiempo, si no comemos suficientes verduras (y, reconozcámoslo, no estamos comiendo suficientes; consulta el próximo capítulo), nuestra principal fuente de fibra y almidón resistente son los granos con almidón que nos planteamos abandonar. En la medida en que las bacterias intestinales son un factor clave para la salud, alimentarlas aún menos tiene poco sentido, a menos que estén causando problemas como dolor, hinchazón o exceso de gases.

La solución evidente es comprometerse y tener un pie en ambos lados. Come un poco de pan pero sácale el máximo partido a su fibra. Come arroz y pasta pero sácale el máximo partido a su almidón resistente. Come más legumbres, frutos secos y cereales integrales. Y, lo que es más importante, cuando cambies tu dieta, hazlo gradualmente, para que los gases no te detengan.

# ¿De veras tengo que...

# 9

## ... comer más fruta y verdura?

Pregunta: *¿Es realmente importante?*
Respuesta: Sí.

P: *¿Viven más tiempo los vegetarianos?*
R: No a causa de comer verduras.

P: *¿Me harán más fuerte las verduras?*
R: La remolacha, tal vez sí.

P: *¿Me ayudarán las verduras a ver en la oscuridad?*
R: No.

P: *¿Es cierto que «una manzana al día del médico te libraría»?*
R: Sí, o un plátano.

P: *¿Qué tal los superalimentos de los que tanto se habla?*
R: Propaganda, más que otra cosa.

P: *¿Cómo puedo lograr que mis hijos se coman las verduras?*
R: Enfocándote en los aspectos placenteros del asunto.

Desde la primera vez que nos sentamos en la mesa del comedor nos han dicho que nos comamos las verduras. A nuestros padres no les importaban demasiado los otros componentes de la comida. Incluso podíamos saltarnos el postre (¡lo cual no estábamos dispuestos a hacer!). Pero insistían en que no teníamos opción en cuanto a las verduras. ¿Por qué? Porque eran realmente buenas para nosotros. («¡Cómete las zanahorias, haz el favor!»).

**LOS VEGETARIANOS**

La idea de que comer muchas frutas y verduras es beneficioso para nosotros tiene su origen, en parte, en lo que creemos que les ocurre a las personas que las consumen con regularidad. Un grupo de población que es evidente que tiene este comportamiento son los vegetarianos.

En la mayoría de los países occidentales, entre el 3 y el 5 % de los habitantes se consideran vegetarianos, y, en general, hay muchas más mujeres vegetarianas que hombres. Sin embargo, en algunos países, como la India, el porcentaje es al menos diez veces superior.

### La herejía vegetariana

La mayoría de las personas no son vegetarianas, y las que lo son han sido marginadas, desde hace mucho tiempo, por ser diferentes. La Inquisición romana consideraba que los vegetarianos eran herejes, e incluso hoy en día muchos siguen percibiendo a la minoría vegetariana como liberal, alternativa, idealista, fanática o incluso feminista.

En 1999, un estudiante de secundaria de South Jordon (Utah) fue expulsado por llevar una camiseta con la palabra *vegano* impresa en el dorso. La expulsión fue refrendada por el tribunal federal, que dictaminó que el centro educativo tenía derecho a expulsar a quienes vestían «atuendos de pandillas». Se creía que algunas pandillas de la zona habían adoptado el veganismo, y se explicó que «los atuendos propios de pandillas se han vuelto una cuestión especialmente preocupante desde que dos estudiantes usaron gabardinas en el tiroteo que tuvo lugar en la Escuela Secundaria de Columbine, en Colorado».

---

Los vegetarianos no son las únicas personas que comen mucha verdura. Y el vegetarianismo plantea la dificultad de llevar una dieta que contenga todos los nutrientes necesarios. Pero si el hecho de comer verduras tiene realmente un efecto, debe de ser especialmente evidente en el caso de los vegetarianos. Y, curiosamente, parece haber una incidencia ligeramente menor de algunas enfermedades importantes entre los vegetarianos en comparación con el resto de la población, enfermedades como los ataques cardíacos, los accidentes cerebrovasculares, la obesidad, la diabetes y algunos tipos de cáncer. Ahora bien, no está claro que esta realidad se deba a las frutas y verduras que prefieren comer.

Evidentemente, una de las razones por las que los vegetarianos parecen estar un poco más sanos es que el tipo de personas que eligen comer solo vegetales, o llevar una dieta en la que predominan los vegetales, suelen ser individuos concienciados que tienen muchos otros comportamientos saludables; por ejemplo, eligen su dieta más cuidadosamente, hacen más ejercicio, no fuman, consumen alcohol con moderación y controlan mejor la circunferencia de su cintura. En esencia, es más probable que sigan todos los consejos encaminados a fomentar una buena salud. ¡También es probable que hiciesen caso a sus padres cuando les pedían que se comiesen el brócoli! Muchas personas son vegetarianas por motivos que no tienen que ver con la salud (por ejemplo, a causa de sus creencias religiosas, por no querer hacer daño a los animales, por el impacto ambiental asociado con la ingesta de carne y pescado, etc.), pero lo habitual es que el factor de la salud sea uno de los alicientes.

Es importante destacar que, si se dejan aparte todos los otros comportamientos saludables de los vegetarianos, la probabilidad de muerte en un período dado de cinco a diez años es casi la misma en aquellos que comen carne y aquellos que no.

Esto no significa que comer vegetales no sea beneficioso para la salud. Por el contrario, la falta de frutas y verduras en la dieta es una de las principales causas de enfermedad y muerte prematura en el mundo. Ahora bien, es probable que haya un punto más allá del cual el consumo de estos alimentos no sea especialmente ventajoso.

Tres raciones diarias de verdura y tres de fruta constituyen, probablemente, la ingesta más favorable en términos de salud. Si se mantiene esta pauta, el hecho de hacerse vegetariano y comer muchas más raciones de vegetales no parece extender la esperanza de vida. Ahora bien, si apenas se comen alimentos vegetales (como en Estados Unidos, donde se toman mucho menos de dos raciones diarias en promedio), el vegetarianismo parece una panacea en comparación. Todo es cuestión de perspectiva.

### UNA MANZANA MÁS AL DÍA

A igual cantidad de calorías, las frutas y verduras tienen componentes que no podemos encontrar en ningún otro tipo de alimentos. Uno de los más importantes es la fibra, probablemente. Como se vio en el capítulo anterior, la fibra es la parte no digerible de las plantas con la que alimentamos a las bacterias intestinales, las cuales, a su vez, cuidan de nuestra salud de muchas maneras diferentes; entre otras cosas, hacen que corramos un menor riesgo de padecer enfermedades cardíacas, diabetes y algunos tipos de cáncer.

La fibra solo se encuentra en las plantas. Pero los granos que comemos suelen estar tan procesados y refinados que han sido desprovistos de la mayor parte de ella. Por este motivo, las frutas y verduras son las principales fuentes de fibra. Ahora bien, apenas comemos hortalizas, y cuando lo hacemos, lo que más consumimos son patatas, un alimento con mucho almidón y, en menor medida, maíz, calabaza, calabacín y zanahoria. La principal fuente de fibra, en la mayor parte de las dietas, suele ser la fruta fresca que consumimos ocasionalmente, cuando nos acordamos.

En nuestros días podemos elegir entre una enorme variedad de frutas. Pero las que más comemos son manzanas y plátanos; son las favoritas de la gente, y están disponibles todo el año. En promedio, nuestro consumo de manzanas y plátanos es más de cinco veces superior a nuestra ingesta total de frutas del bosque, naranjas, frutas con hueso y melón.

## Una manzana al día

Hay un viejo adagio muy popular en el mundo de habla inglesa, *an apple a day keeps the doctor away* ('una manzana al día mantiene al médico alejado', adaptado más bien como *una manzana al día del médico te libraría* en castellano). Se ha dicho que las manzanas tienen efectos sobre la salud humana desde que el bíblico Adán era un niño, pero parece ser que este proverbio no apareció hasta el siglo XIX, en el suroeste de Gales.

Las manzanas se desarrollaban con facilidad en medio de las frías y húmedas condiciones climáticas del sur de Gales. La variedad más famosa era la Gwell Na Mil, 'mejor que mil', bien conocida por sus cualidades medicinales y culinarias. En Inglaterra y Estados Unidos, esta variedad también se conocía como Seek-no-Further, 'no sigas buscando', por razones obvias.

En el siglo XIX, el estreñimiento se consideraba la «raíz de todos los males» y «el camino más corto hacia la vejez, las arrugas y la decrepitud». La salud de las personas se veía deteriorada por sus propios excrementos; tenía lugar una autointoxicación. En general, la causa del estreñimiento era el consumo excesivo de carne, hábito muy propio de los granjeros galeses, y debían llamar al médico a menudo. Por lo tanto, comer una manzana al día era una solución evidente para mantener al médico alejado, debido a la fibra laxante que contiene esta fruta.

---

Gran parte de la fibra de la manzana se encuentra en la piel, por lo que si la pelamos, su contenido total en fibra se reduce a la mitad; además, también desechamos un tercio de su contenido en vitamina A y dos tercios de su contenido en vitamina K. La piel además contiene algunos antioxidantes interesantes y potencialmente beneficiosos, como la quercetina, el ácido ursólico y otros triterpenoides, y ayuda a evitar que el interior se oxide en contacto con el aire. Aun así, comer una manzana pelada es mejor que no comer ninguna, y es una buena manera de que los niños empiecen a comer esta fruta cuando aún no tienen los dientes que les permitan comer las manzanas enteras sin problemas. El zumo de manzana no puede sustituir a la fruta, ya que no contiene fibra, a menos que se preparen batidos con manzanas enteras.

Un plátano pelado contiene tanta fibra como una manzana pelada. Pero así como solemos comernos las manzanas con su piel, siempre tiramos la piel del plátano (o dejamos que se ponga marrón y asquerosa, hasta que otra persona la encuentra en el fondo de nuestra mochila escolar y la tira a la basura).

En realidad, la piel del plátano es comestible, si bien es un poco fibrosa y cerosa y ligeramente amarga, aunque pierde amargor a medida que madura. Aun así, puede añadirse tranquilamente a un batido de plátano sin que se experimenten efectos adversos (pero ¡acuérdate de quitarle la pegatina y lavarla primero!).

Cuando los plátanos están verdes, no tienen un sabor muy dulce, ya que la mayoría de los azúcares están aglutinados como almidón resistente. A medida que el plátano madura y se vuelve amarillo, se descomponen más almidones, lo cual libera el azúcar y el sabor se vuelve más dulce. Ocurre lo mismo con la mayoría de las frutas cuando maduran, pero el cambio de sabor de los plátanos es el más drástico.

La ventaja potencial que tiene comer plátanos verdes es que las grandes cantidades de almidón resistente pueden incrementar la salud de nuestras bacterias intestinales. En consecuencia, los plátanos verdes se han convertido en un componente popular de la dieta, en parte porque evitan el gran aporte de azúcar de los plátanos maduros, y también por la sensación de saciedad que solo los microorganismos felices y sus gases pueden darnos. Aparte del sabor, otro aspecto desagradable son las flatulencias y la hinchazón provocadas por la acción de la flora intestinal. Y no hay otros inconvenientes por mencionar.

### Cómo pelar los plátanos

Los plátanos están perfectamente «empaquetados». Acceder a su interior sin aplastar sus contenidos requiere habilidad. ¡Dale un plátano a un bebé y verás lo mal que lo puede pasar!

La mayoría de las personas cortan o rompen parcialmente el extremo del plátano que lo unía a la planta y tiran de él hacia abajo, separando así la piel adherida de la pulpa que hay debajo. Se abre una brecha que permite que la piel adyacente también se pueda tirar hacia abajo desde la parte superior en dos o tres secciones, hasta que el plátano queda totalmente expuesto.

Esta no es la única forma de pelar un plátano. Los monos empiezan desde el otro extremo, el que presenta un pequeño acabado marrón, que es el resto de la flor del plátano. Si se aprieta con cuidado en este punto, la piel se parte en dos mitades limpias. A continuación, podemos sujetar el plátano por el extremo protuberante, como si fuese una piruleta, y comerlo hasta el final.

También puedes cortarlo por la mitad con un cuchillo y compartirlo con tu pequeño mono.

---

Se recomienda que comamos al menos dos raciones de fruta fresca todos los días; por ejemplo, dos manzanas o una manzana y un plátano. Parece una tarea fácilmente asumible, pero menos de la mitad de los adultos lo hacen de forma regular. Las mujeres más que los hombres, los niños más que los adultos, pero con poca diferencia. A pesar de la abundancia de fruta fresca de la que disponemos, la mayoría de la gente sigue sin comer la suficiente todos los días. Como resultado, rara vez consumimos la cantidad de fibra que necesitamos para conservar un buen estado de salud.

Si todos comiéramos solamente una porción más de fruta al día (por ejemplo, otra manzana), más del 80 % de las personas alcanzarían el objetivo de comer, al menos, dos frutas diarias. Esto es significativo, porque grandes estudios llevados a cabo en China han demostrado que el incremento del consumo de fruta, a partir de una ingesta baja, podía reducir el índice de mortalidad en un 6 % en el conjunto de la población; para ello bastaba con comer una fruta más al día. La reducción de la mortalidad se debía principalmente a un menor riesgo de morir de un ataque cardíaco o un accidente cerebrovascular. En el mismo estudio se observó que las personas que comían tres o más raciones al día no presentaban un índice de supervivencia mucho mayor que las que solo comían las dos raciones diarias recomendadas. Como ocurre con las verduras, llega el punto en que más no significa mejor. Pero en el caso de todas las demás personas, en particular las muchas cuya ingesta habitual de fruta era casi nula, las posibilidades de muerte prematura disminuían significativamente si comían una manzana más al día.

## VER EN LA OSCURIDAD

Una de las razones por las que pensamos que comer vegetales puede ser bueno para nosotros es que creemos que son buenos para la vista y, sobre todo, que pueden ayudarnos a ver en la oscuridad.

No es tan fácil ver en la oscuridad. Necesitamos que unas células muy especiales que se encuentran en la parte posterior de los ojos, los bastones, sean activadas por las pequeñas cantidades de luz que siga habiendo en los lugares oscuros en los que queremos ver. Cada ojo contiene alrededor de cien millones de bastones, cuya única función es facilitar la visión cuando la luz es escasa. Estas células son muy sensibles a la luz. Esto significa que están completamente desactivadas cuando estamos expuestos a la brillante luz del día, por lo que no son de mucha ayuda en este caso. Pero cuando es de noche o cuando la luz es escasa, entran en acción y son determinantes para poder ver.

Los bastones no distinguen el color, y esta es la razón por la cual vemos más bien en tonos de gris en la oscuridad. De todos modos, en el mundo actual lleno de farolas y luces LED, es muy poco habitual que dispongamos de tan poca luz que no lleguemos a distinguir ningún color.

## Ojos brillantes

Muchos animales tienen una visión nocturna mucho mejor que la de los humanos. Evidentemente, este es el caso de los animales nocturnos, que se ven obligados a ver en la oscuridad. Pero incluso los perros y los gatos tienen una visión muy superior a la de sus amos cuando la luz es escasa.

Esto se debe en parte a que estos animales poseen una capa cristalina especial en la parte posterior de los ojos que refleja la luz entrante. Esta luz reflejada puede regresar de nuevo a sus ojos, esencialmente para amplificar la señal y permitirles ver en un entorno que a nosotros nos parecería completamente oscuro.

Esta es también la razón por la que cuando vemos animales por la noche, sus ojos parecen tener un brillo extraño y colorido, que puede ser desde verdoso o azulado hasta rojizo o anaranjado. Por lo general, el color reflejado depende de la especie, lo que permite a los observadores entendidos identificar a un animal por el brillo de sus ojos. Por ejemplo, en la selva, por la noche, los ojos de un tigre tendrían un color verde brillante, y los de un conejo un color rojo sangre.

Los ojos del ser humano también reflejan luz, pero al no disponer de la capa cristalina especial, lo hacen en mucha menor medida. En consecuencia, solo podemos ver la luz que reflejan nuestros propios ojos cuando nos sorprende de lleno el *flash* de una cámara fotográfica. Esto ocasiona el efecto de los ojos rojos, tan poco fotogénico, que aparece en algunas de nuestras peores fotos.

---

Los bastones que utilizamos para ver por la noche poseen una sustancia química especial que permite detectar la luz entrante. La base de esta sustancia es la vitamina A, la mayor parte de la cual la obtenemos de la ingesta de frutas y verduras. En las plantas, la vitamina A está presente en unas sustancias químicas amarillas, naranjas y rojas conocidas como *carotenoides*, que se convierten en vitamina A cuando las ingerimos. Esta es la razón por la cual las frutas y las verduras de color naranja y rojo suelen recomendarse como una buena fuente de esta vitamina. Algunos ejemplos de estos alimentos son la zanahoria, el boniato, la calabaza, el pimiento, el tomate, las fresas, el mango, el albaricoque, el melón y la sandía. Pero las verduras de hoja verde nutritivas, como la espinaca, la col rizada, el brócoli y la lechuga, contienen la misma cantidad de vitamina A. En todos los casos, lo mejor es consumir estos alimentos frescos y enteros, ya que la vitamina A puede perderse durante su preparación, cocción o almacenamiento. Las hojas de espinaca marchitas que yacen en el fondo de nuestra nevera contienen solamente una pequeña parte del valor nutricional, y del sabor, que tienen las hojas recién recolectadas de nuestro propio jardín.

También podemos obtener vitamina A de algunas fuentes animales. Por ejemplo, la astaxantina es un carotenoide rosado que se halla en altas concentraciones en el salmón y el camarón. La vitamina A pura solo está presente en productos procedentes de animales que han comido vegetales y la han almacenado en sus tejidos; donde más se encuentra es en el hígado, los huevos y la leche.

El consumo demasiado bajo de vitamina A puede llevarnos a la ceguera nocturna, ya que los bastones no cuentan con la cantidad que requieren para fabricar las sustancias químicas necesarias para ver con poca luz. Este es un gran problema en muchos países en vías de desarrollo, y se puede arreglar por medio de ingerir más vegetales coloridos, como zanahorias. De alguna manera, nuestros padres tenían algo de razón cuando nos decían que el hecho de comernos las verduras podía ayudarnos a ver en la oscuridad. Pero esto solo es así si nuestra ingesta de vitamina A es realmente muy escasa, lo cual no ocurre casi nunca en el mundo desarrollado, aunque no nos comamos todas las verduras (excepto si seguimos una dieta muy extrema).

No tiene sentido tomar mucha más vitamina A de la que precisamos. Por más que nos comamos todas las verduras del mundo, o que mastiquemos un par de zanahorias todos los días, no podremos ver tan bien en la oscuridad como nuestros gatos. Pero al menos podemos encender la luz si necesitamos ver.

## LAS FRUTAS Y VERDURAS NOS HACEN FUERTES

Por sí solo, el cuerpo humano no puede fabricar todos los elementos esenciales que necesita para funcionar correctamente. Y cualquier elemento que no podamos hacer nosotros mismos debemos obtenerlo comiendo aquello que sí puede hacerlo. Los elementos vitales que obtenemos por medio de nuestra dieta se conocen como *vitaminas*.

Las vitaminas hacen más que ayudarnos a ver en la oscuridad. Desde el punto de vista químico, nuestro cuerpo depende de ellas para seguir funcionando y mantenerse fuerte y saludable. Y en los días previos a las multivitaminas y los alimentos enriquecidos, la mejor fuente de vitaminas eran las frutas y verduras frescas. Las verduras no nos volvían débiles, o, lo que venía a significar lo mismo, nos hacían fuertes.

### Naranjas y limones

Tal vez el mejor ejemplo de cómo, en el pasado, el hecho de comer fruta y verdura nos hacía fuertes es la difícil situación que debían afrontar los marineros que efectuaban viajes de larga distancia. Alejados de tierra firme durante muchas semanas consecutivas, sin poder acceder a alimentos frescos, las tripulaciones tenían déficit de vitamina C y desarrollaban *escorbuto*. Perdían la fuerza poco a poco, hasta que morían. No era inusual que menos de la mitad de los que partían en un viaje marítimo no regresaran jamás. Finalmente, se encontró un antídoto: todo lo que necesitaban hacer era comer verduras o frutas frescas para obtener el elemento vital (la vitamina C) que contenían. La mejor fuente de esta vitamina eran los cítricos como las naranjas y los limones.

Esta es probablemente la base de la famosa canción de cuna *Naranjas y limones, cantaron las campanas de San Clemente*. St Clements se encontraba en la zona del mercado, junto a los muelles, donde se podían comprar productos para los viajes por mar, que podían pagarse al regreso, aunque esto no siempre sucedía. Si no podías pagar cinco *farthings* (el coste de tal vez unos pocos limones), los tribunales de Old Bailey podían enviarte a prisión.

---

Desde el siglo XVIII, todos los navegantes saben que las frutas y verduras los mantienen fuertes y les proporcionan una base nutricional esencial que les permite hacerse aún más fuertes cuando llevan a cabo las vigorosas tareas que deben realizar en el mar.

La reelaboración más famosa de esta sabiduría es el superhéroe de dibujos animados Popeye el marino, que lograba su fuerza sobrehumana por medio de consumir una lata de espinacas. El hecho de que fuesen espinacas enlatadas, y no alubias cocidas u otro alimento, lo que hacía que sus músculos se hincharan y le permitiesen rescatar a su caprichosa novia mediterránea, Olivia Olivo, actualmente forma parte del folclore.

Se dice que los primeros estudios científicos al respecto habían determinado, erróneamente, que el contenido en hierro de la espinaca era diez veces más alto de lo que era realmente, lo cual hacía que pareciese un superalimento. Y, por supuesto, el hierro es el material del que está hecho el acero. También era bien sabido que el déficit de hierro conducía a una debilidad y un letargo profundos, y en el caso de un marinero falto de hierro y que tenía poco acceso a la carne fresca, está claro que el de las espinacas lo hacía un poco más fuerte, aunque seguro que no le otorgaba la misma fuerza sobrehumana que a Popeye.

Junto con los cítricos, las verduras de hoja verde frescas eran bien conocidas por transformar a los marineros con escorbuto en navegantes robustos, literalmente de la noche a la mañana. En sus viajes alrededor del mundo, el capitán Cook reunía este tipo de verduras en cada oportunidad por sus propiedades contra el escorbuto. No es de extrañar que la gente creyera que las verduras aportaban fuerza, dado que a veces lo hacían, realmente.

A principios del siglo XX se entendió que las vitaminas eran la verdadera razón de las propiedades de las verduras y se supo que la espinaca contenía cantidades muy elevadas de las vitaminas A, $B_1$, $B_2$, $B_6$, C y K. La espinaca era lo más parecido a una píldora multivitamínica. Por supuesto, muchas otras hortalizas son también ricas en vitaminas; las zanahorias por ejemplo. Sin embargo, las zanahorias, al ser tomadas por un conejo pícaro y al ser conocidas solamente por ayudarnos a ver mejor, no fueron aupadas a lo más alto del podio.

El hecho de que las espinacas puedan conservarse enlatadas también fue, probablemente, un factor importante para Popeye. La comida enlatada está siempre lista, uno la puede llevar consigo y tiene una larga vida útil. Por otro lado, las verduras frescas son estacionales y es difícil que se conserven más de unos pocos días. No habría sido práctico que Popeye hubiese tenido que ir a buscar sus espinacas a un huerto cada vez que secuestraban a Olivia. Este alimento enlatado era literalmente comida rápida para él. En la actualidad aún hay, en muchos hogares, latas de alubias o espaguetis con las que socorrer a algún miembro de la familia que tenga una necesidad urgente de reponer fuerzas.

## La remolacha

Visto en retrospectiva, Popeye probablemente debería haber comido remolacha enlatada. Esta hortaliza es sorprendentemente rica en nitratos, unas sustancias químicas a partir de las cuales el cuerpo humano produce óxido nítrico con facilidad. Y el óxido nítrico es tal vez la sustancia química natural más capaz de relajar los vasos sanguíneos humanos, lo que les permite dilatarse, lo cual a su vez facilita que la sangre llegue adonde es necesario.

Se cree que esta mejora del flujo sanguíneo es la razón por la cual la ingesta de remolacha puede incrementar la resistencia en el deporte. Un mayor flujo de sangre significa que se necesita menos oxígeno para llevar a cabo la misma tarea y, por lo tanto, que se pueden realizar más tareas con la misma cantidad de oxígeno.

El efecto no es enorme, pero tampoco lo es la diferencia entre ganar el oro o la plata. Esta es la razón por la cual muchos deportistas, al igual que muchas personas que compiten ocasionalmente, toman remolacha, en la actualidad, para obtener un efecto estimulante.

Comer la remolacha entera es mejor, probablemente, que consumir suplementos de remolacha o sales de nitrato, ya que proporciona otros componentes beneficiosos, como azúcar y fibra. Además, el jugo concentrado de remolacha, como se encuentra en algunos suplementos, puede ocasionar malestar gastrointestinal a algunas personas.

El único problema que tiene comer remolacha es que el cuerpo humano no descompone su color rojo, otorgado por la sustancia química conocida como *betanina*, de manera que se excreta intacto. Esto puede hacer que, temporalmente, la orina adquiera un tono entre rosado y púrpura. En consecuencia, la popularidad que ha adquirido la remolacha en los últimos años se ha hecho visible en las pruebas de orina efectuadas en los juegos olímpicos destinadas a detectar el consumo de drogas.

---

Popeye no fue el primero en verse transformado por el consumo de frutas y verduras. En la historia religiosa cristiana, Adán recibió conocimiento cuando comió la fruta prohibida. En la mitología china, los ocho inmortales alcanzan la inmortalidad comiendo un melocotón. Más recientemente, Bananaman (el hombre banana) obtiene su fuerza extraordinaria al ingerir un plátano. Lamentablemente, no hay absolutamente nada en las espinacas, la remolacha, los melocotones, las manzanas o los plátanos que aporte cualidades sobrehumanas, lo cual no significa que no puedan ser superbeneficiosos para nuestra salud.

## LOS SUPERALIMENTOS

Otra creencia muy extendida es que muchas plantas contienen también algunos componentes químicos superespeciales que son excelentes para nuestra salud. Son conocidos como *fitoquímicos* o *fitonutrientes*, denominaciones que indican que estas sustancias químicas, o estos nutrientes, se encuentran en las plantas.

Es absolutamente cierto que algunas plantas contienen determinados elementos químicos exclusivos que, tomados en ciertas dosis, ejercen una acción sobre las funciones biológicas del cuerpo humano. Muchos de estos elementos son venenosos, pero algunos pueden tener una acción medicinal. La aspirina se identificó originalmente en la corteza del tejo, y sigue empleándose exhaustivamente para tratar la fiebre y el dolor de cabeza. La quinina, que también se extrae de la corteza de un árbol, aún se usa para tratar la malaria. Otra de estas sustancias químicas especiales es el folato.

## Un gran enriquecimiento

El folato (o ácido fólico, cuando es sintético) es una vitamina totalmente esencial para la salud humana y la fertilidad, sobre todo en la primera etapa del embarazo. Durante el primer mes, incluso antes de saber que está embarazada, el folato que ingiera la mujer encinta es determinante para el bebé que está creciendo en su útero.

La principal fuente de folato son las verduras de hoja verde. Por lo tanto, las hojas que comemos habitualmente, como la lechuga, la espinaca, la acelga y las coles de Bruselas, constituyen una fuente natural e importante de folato. Este también está presente en cantidades significativas en las legumbres (los guisantes, las alubias, las lentejas, los cacahuetes, etc.), el brócoli, los espárragos, el aguacate y el arroz, así como en los cereales y semillas integrales. Asimismo, se encuentra en altas concentraciones en el hígado de varios animales y en los productos elaborados a partir de este órgano. El problema es que no siempre comemos tantas verduras de hoja verde y legumbres como deberíamos. Y casi nunca comemos hígado.

Para prevenir las serias complicaciones que podrían derivar de un consumo insuficiente de folato al principio del embarazo, actualmente están enriquecidos con ácido fólico la harina, los cereales y el zumo de naranja. Esto ha hecho que los adultos hayan visto doblados sus niveles medios de folato y que ya no sean el 24% quienes presentan niveles realmente bajos, sino menos del 1%. Esta intervención de tanta magnitud ha reducido significativamente la cantidad de bebés nacidos con defectos graves. Además, muchas mujeres toman suplementos de ácido fólico mientras planifican su embarazo, así como durante el embarazo y la lactancia, para facilitar el desarrollo de sus bebés.

Sigue siendo objeto de debate cuál es el efecto de los suplementos de ácido fólico sobre la salud de los adultos. Los ensayos clínicos en los que se han dado a los sujetos suplementos de ácido fólico o alimentos enriquecidos con esta sustancia no han reproducido los claros beneficios que presenta llevar una dieta con un alto contenido en folato. Es posible que esto no tenga relación con el folato, sino con el hecho de que estas dietas son también ricas en las saludables frutas y verduras. También puede ser que, después del enriquecimiento de los alimentos mencionados anteriormente, el folato ya no sea un factor limitante. Por lo tanto, los suplementos ya no tendrían un efecto tan claro como tenían anteriormente, mientras que las frutas y verduras siempre serán igual de geniales y nunca podrán ser reemplazadas por una píldora.

---

Algunas plantas, sobre todo algunas de sus partes (las bayas, por ejemplo), son especialmente ricas en fitonutrientes. Muchas personas creen que tiene que haber alguna planta que contenga la cura para el cáncer o las enfermedades cardíacas, y que lo único que hace falta es un Sean Connery que la encuentre por nosotros en las profundidades de la selva amazónica.

Hoy en día, muchas de las maravillas nutricionales del mundo vegetal se promocionan como superalimentos. Por desgracia, tal promoción es, más que nada, una estrategia de *marketing*. No hay ninguna baya mágica capaz de aportar una salud excelente.

Pero estas bayas son «súper» en un aspecto: lo que contienen se encuentra casi siempre más concentrado que en otros alimentos y, por lo tanto, brindan mayores beneficios en menores cantidades.

Evidentemente, en tiempos pasados en que reinaba la desnutrición y no había mucho que comer, fueron de gran ayuda estos superalimentos, que suministraban, de forma concentrada, las vitaminas y otros elementos esenciales que necesitábamos para sobrevivir; sobre todo cuando debíamos buscar y comer mucho más de otros alimentos que contenían cantidades mucho menores de esos elementos. Fue así como la mayoría de estas superplantas se convirtieron en míticas. ¡Realmente hubo un tiempo en el que salvaron la vida de la gente!

El problema es que hoy en día casi siempre ingerimos demasiada comida y no demasiado poca. En el contexto de una dieta moderna equilibrada, hay muy pocas posibilidades de que se produzca una carencia nutricional significativa que ponga en peligro la vida de las personas. Muchos alimentos están enriquecidos y, además, mucha gente toma complejos multivitamínicos. Solo cuando no es posible comer una buena variedad de alimentos saludables (por ejemplo, si estamos siguiendo una dieta especial o si tenemos intolerancias o alergias alimentarias), o si hemos restringido el consumo de alimentos hasta el punto de que la ingesta de nutrientes se ha visto perjudicada, pueden volver a ser útiles los superalimentos, que nos proporcionarán lo que necesitamos de forma concentrada, de manera que no tendremos que comerlos en cantidades demasiado elevadas para obtener lo que pide el cuerpo. Ahora bien, si estamos comiendo mal, la solución no son los superalimentos, sino consumir alimentos más saludables.

Si el tema fuese tan simple como «más es mejor», todos los vegetarianos vivirían más tiempo. Pero esto no es así. Y los suplementos vitamínicos serían la solución a todos los problemas de salud. Pero no lo son. De hecho, algunos estudios han mostrado que quienes consumen vitaminas y otros suplementos nutricionales acaban teniendo más problemas de salud, en general, que quienes no los consumen. Puede ser que esto se deba a una ingesta excesiva de componentes beneficiosos o a que el impulso de comer frutas y verduras no es tan fuerte si se están tomando suplementos. En cualquiera de los casos, no hay ningún suplemento o combinación de suplementos que pueda equivaler a una dieta rica en frutas y verduras.

## ARTIMAÑAS

Cuando nuestros hijos no quieren comer sus verduras, hay pocas alternativas. Nuestra mente adulta racional nos impulsa a darles explicaciones lógicas. Les decimos que las verduras los ayudarán a ver mejor o que los harán más fuertes (lo cual no harán, a menos que estén desnutridos). O les decimos que comer verdura es bueno o saludable. Pero a ellos les da igual; estos mensajes les entran por un oído y les salen por el otro.

Peor aún, algunos estudios sugieren que este tipo de argumentos astutos pueden hacer que algunos niños desistan de comer sus verduras. Desde el punto de vista de nuestros hijos, si algo es bueno para su salud o los hace fuertes, es probable que no sea delicioso, sino una especie de medicina amarga que deben tragar. Y no son solo nuestros hijos quienes hacen esta asociación; muchos adultos sienten también que si un alimento es delicioso no puede ser saludable. Un mismo alimento no puede tener ambas cualidades a la vez, en absoluto o en gran medida.

De todos modos, ¡no es el valor nutricional añadido lo que buscan los niños cuando comen! Y tampoco están muriendo de hambre, aunque a menudo afirmen que sí. Sencillamente, hacen lo que les sale de forma natural: comer para autocomplacerse.

Las verduras suelen encabezar el *ranking* de los alimentos que detestan los niños. Esto se debe principalmente a cómo saben. Los niños aceptan mejor la fruta, ya que tiende a ser más dulce, pero las verduras tienen, por lo general, un componente amargo al cual son más sensibles, tanto por motivos biológicos como psicológicos. Además, las verduras siempre están acompañadas de la molesta admonición de que *hay que* comerlas. Si un niño percibe que algo parece una verdura o huele como tal, no hace falta que lo pruebe: eso es una nada apetecible verdura, sin duda, y la rechaza al instante.

En lugar de decir que las verduras son buenas o saludables, los padres más obstinados han ideado una serie de soluciones alternativas para que los niños coman más verduras con mayor frecuencia. En general, todas estas intervenciones consisten en incrementar el placer asociado con la ingesta de estos alimentos.

Por ejemplo, quitar la presión de que hay que comer las verduras justo en ese momento y permitir hacerlo más tarde parece una estrategia útil. Las competiciones de masticar zanahorias y los experimentos con verduras pueden ser divertidos. Participar en actividades relacionadas con las hortalizas, como cultivarlas, ir a comprarlas y preparar comidas con ellas también fomenta la conexión con las verduras e incrementa las posibilidades de que los niños quieran comérselas.

Animar a los niños a probar los alimentos, en lugar de que tengan que comerse un plato entero, también funciona. Acaban por familiarizarse con ellos y empiezan a comer mayores cantidades. Y el hecho de compartir comidas y verduras es una buena forma de predicar con el ejemplo; si tus padres y tu hermano mayor disfrutan con sus verduras, tal vez no sean tan malas, después de todo.

Finalmente, siempre existe el viejo truco de disfrazar las verduras. Sustituye la mitad de la carne de la salsa boloñesa con lentejas y una zanahoria o un calabacín rallados. En los platos al curri, pon solo un poco de pollo o ternera y sustituye el resto con garbanzos y coliflor. Tritura las cebollas y el ajo tan finamente que los niños no puedan saber que están en el plato. Acabarán por esperar que las verduras estén ahí y los platos a base de carne del resto de los comensales les parecerán muy poco gratificantes.

## EN CONCLUSIÓN

En la actualidad, rara vez comemos suficientes verduras. Menos del 5 % de nuestra ingesta total de hortalizas está compuesta por hojas verdes. No es de extrañar que Popeye parezca Superman en comparación con nosotros. Tampoco es extraño que una dieta llena de verduras dé la impresión de contener superalimentos o que las personas vegetarianas parezcan ser las verdaderamente saludables.

Nos manejamos un poco mejor con la fruta, pero no como para lanzar las campanas al vuelo. Todos podríamos comer una manzana (o un plátano) más al día para mantener al médico alejado.

No necesitamos comer cantidades excesivamente elevadas de frutas y verduras ni tenemos por qué limitarnos a consumir estos alimentos. Si queremos hacerlo, es una opción magnífica, sobre todo si los tomamos en sustitución de los componentes altamente procesados, calóricos y nutricionalmente vacíos de nuestra dieta. Pero tomar tres raciones de fruta y tres de verdura al día es suficiente, con toda probabilidad.

Para lograr este objetivo debemos adquirir el hábito de comer estos alimentos. Y para adquirir el hábito debemos disfrutar con ellos, igual que cuando estimulamos el disfrute de nuestros hijos. Las posibilidades son ilimitadas, pues las frutas y las verduras son los alimentos más diversos e interesantes que podemos consumir. Algunas son dulces. Otras son ácidas. Otras son amargas. Algunas son tan complejas que es muy difícil describirlas con palabras. No necesitan ser «súper» ni proceder de otros países u otras latitudes. No tienen por qué ser caras. Basta con que disfrutemos al comerlas; así siempre tomaremos la cantidad suficiente.

# ¿De veras tengo que...

# 10

## ... reducir el nivel de colesterol?

Pregunta: ¿Por qué es malo tener el colesterol alto?
Respuesta: El exceso de colesterol obstruye las arterias y da a otros elementos un material con el que pueden obstruirlas.

P: ¿Y si no tengo el colesterol alto? ¿Debería preocuparme también en este caso?
R: A todo el mundo le beneficia reducir los niveles del colesterol malo, aunque estos niveles no sean altos.

P: ¿Debo evitar comer la yema del huevo y otros alimentos ricos en colesterol?
R: Solo si tus niveles de colesterol están altos o si estás tomando medicación para reducirlos.

P: ¿Debería tomar estatinas?
R: Solo si corres un serio peligro de sufrir un ataque al corazón.

P: ¿Hay algún caso en que el colesterol sea beneficioso?
R: No. Pero cuando se encuentra dentro de las lipoproteínas de alta densidad (HDL, por sus siglas en inglés), ello es indicativo de que el organismo está llevando a cabo con eficacia la tarea de eliminar el colesterol de las arterias obstruidas.

P: ¿Por qué sigo teniendo el colesterol alto a pesar de consumir azúcar libre de colesterol?
R: Todo exceso de azúcar se convierte en exceso de grasa, lo cual significa que habrá más colesterol en la sangre para transportar el exceso de grasa.

El colesterol es desastroso. Es la sustancia que obstruye nuestras arterias; contribuye por lo tanto a que se vuelvan estrechas y rígidas y, en última instancia, a que se taponen completamente. Cuando tiene lugar una obstrucción en las arterias que irrigan el corazón, se produce un ataque cardíaco o infarto de miocardio. Cuando se ve obstruido el flujo sanguíneo al cerebro, se produce un accidente cerebrovascular o ictus cerebral.

Juntos, los ataques cardíacos y los accidentes cerebrovasculares se encuentran entre las causas más importantes de muerte de los seres humanos, y son la razón más probable por la que la mayoría de nosotros no llegaremos a cumplir los cien años. Si no queremos morir relativamente jóvenes, es absolutamente esencial que nuestra sangre siga fluyendo sin problemas hacia el corazón y el cerebro. Y una forma de lograr este objetivo es mantener los niveles de colesterol bajo control y evitar que esta sustancia llegue a obstruir nuestras arterias.

Los científicos han estado midiendo los niveles de colesterol en la sangre humana durante los últimos cincuenta años. Y resulta que si mantenemos bajos estos niveles a lo largo de la vida, las posibilidades de conservar la salud y pasar de los cien años aumentan significativamente. Además, también aumentan nuestras posibilidades de sobrevivir a otros problemas habituales asociados con el sobrepeso, como la presión arterial alta o la diabetes.

Por el contrario, si tenemos unos niveles altos de colesterol en el torrente sanguíneo, corremos mayor riesgo de sufrir un ataque cardíaco o un accidente cerebrovascular. Además, todos los otros problemas que dan lugar al estrechamiento de las arterias (como la diabetes, la presión arterial alta, el tabaquismo y el estrés) provocan este efecto al fomentar la acumulación excesiva de colesterol en las paredes arteriales. Este colesterol que se acumula en las arterias proviene del que está circulando por el torrente sanguíneo; por lo tanto, el hecho de tener altos los niveles de colesterol en sangre hace que sea más fácil que esos otros factores puedan acabar con nuestra vida.

## EL CAMINO A LA RUINA

Los vasos sanguíneos tienen, en nuestro cuerpo, un papel análogo al de la red viaria de nuestras ciudades: la idea es que el tráfico fluya constantemente por las autopistas y las principales arterias y que luego nos desviemos hacia calles más pequeñas y cortas, hasta llegar a nuestro destino.

Al igual que ocurre con cualquier sistema de transporte, la «salud» de las calles y carreteras tiene una importancia determinante para que el tráfico que circula por ellas mantenga un flujo «saludable». Si su superficie se mantiene lisa, el tráfico puede fluir con facilidad y todo el mundo puede llegar adonde necesita ir. Además, las calzadas lisas no ofrecen mucha resistencia, por lo que el desgaste de los vehículos que circulan por ellas es mínimo.

Con el tiempo, es inevitable que se produzcan cambios en la superficie de cualquier vía, a causa de la afluencia y la abrasión. Lo habitual es que algunos puntos adquieran mayor espesor y que otros lo pierdan, y que ello dé lugar a una superficie irregular. Aparecen los baches. Esta falta de uniformidad incrementa el desgaste de los vehículos que circulan y, además, el tráfico se vuelve más ruidoso. Con el transcurso de los años, la superficie de la calzada se vuelve más dura y menos flexible. Finalmente, se va erosionando, y pequeños trozos de asfalto llegan a separarse.

Igual de importante que la calzada es la base sobre la que se apoya, pues recibe la mayor parte de la presión procedente del tráfico y normalmente permanece en el lugar durante más tiempo que el asfalto, el cual puede reemplazarse continuamente. Con el tiempo, la cohesión del suelo que hay debajo del pavimento empieza a debilitarse, a la vez que se ve sometido a una mayor presión, a causa de la rigidez que adquiere la superficie. Si no tienen lugar labores de mantenimiento, la calzada perderá partes del asfalto y el tráfico deberá interrumpirse.

Es importante destacar que estos cambios no acontecen por igual en todas las partes de la vía. Las que se dañan fácilmente y dan lugar a desperfectos con mayor rapidez suelen ser las que reciben una presión adicional por parte de los vehículos pesados o las que reciben la fuerza de las frenadas y el giro de las ruedas al doblar las esquinas. Por el contrario, un automóvil convencional que circula por una carretera recta bien conservada ocasiona muy pocos daños.

Un proceso semejante al deterioro progresivo que afecta a las calzadas tiene lugar en los vasos sanguíneos de nuestro cuerpo, en el que la fatiga, la abrasión y el desgaste general provocan los cambios conocidos como *aterosclerosis*.

Como ocurre con las calles y carreteras de las ciudades, estos cambios no se producen por igual en todos los vasos sanguíneos. Los más grandes son los que están bajo la mayor presión, como ocurre con las arterias viarias más importantes, y son, por lo tanto, los más susceptibles a ser víctimas de la aterosclerosis. Igualmente, en aquellas partes de los vasos sanguíneos en las que el flujo de la sangre se divide y necesita «doblar rápidamente una esquina», el roce extra con las paredes incrementa el desgaste y el riesgo de que se formen «baches».

A medida que pasan los años, la superficie de nuestras arterias se vuelve más dura y menos flexible, como le ocurre al pavimento. Llamamos a este fenómeno *endurecimiento de las arterias*. Las paredes de nuestros vasos sanguíneos pueden perder espesor en algunos lugares y adquirirlo en otros, e incluso pueden abultarse ligeramente. Este efecto se conoce como *placa*, porque desde la superficie se ve lo que parecería una especie de placa conmemorativa que sobresale de una pared lisa. Como se verá más adelante en este capítulo, esta placa está compuesta principalmente por colesterol.

Este bulto liso da lugar a turbulencias en el flujo sanguíneo y ocasiona que el discurrir de la sangre sea más dificultoso y que las células sanguíneas deban afrontar una resistencia. Como ocurre con el tráfico que circula por una vía accidentada, estas turbulencias también generan más ruido, a veces el suficiente como para que pueda escucharse por medio de un estetoscopio.

Así como el reblandecimiento de la base del pavimento acaba por provocar baches, la acumulación de placas llenas de colesterol en las paredes de las grandes arterias mitiga su firmeza y reduce su resistencia frente a las tensiones del uso continuo. Si no se lleva a cabo un mantenimiento preventivo, la placa se vuelve cada vez más inestable. Pero mientras el pavimento permanece intacto, el tráfico sigue fluyendo, por lo que no hay unos síntomas que permitan saber que se presentarán problemas.

Hasta que, un fatídico día, el torrente sanguíneo ejerce una presión sobre una arteria inestable que provoca una ruptura. La superficie de la debilitada arteria se erosiona de repente y «se desprende parte del pavimento». Esto es lo que ocurre exactamente cuando se sufre un ataque cardíaco o un derrame cerebral.

## La vida y la muerte de John Hunter

John Hunter fue un cirujano escocés y una de las figuras científicas más influyentes del siglo XVIII. Su lema era: «No pienses; haz el experimento».

Esta forma de proceder le aportó fama, pero también le metió en problemas. En un experimento legendario, se inoculó pus extraído de una prostituta con gonorrea, una enfermedad de transmisión sexual. Su objetivo era demostrar que la sífilis y la gonorrea eran síntomas distintos de la misma enfermedad, y cuando contrajo ambas, su fama se consolidó. Desafortunadamente, resultó que la prostituta también tenía sífilis, además de gonorrea, por lo que su aclamada conclusión era incorrecta.

En sus últimos años, experimentó grandes dolores pectorales. Cuando se enojaba, lo cual le ocurría a menudo a causa de su carácter temperamental, su corazón empezaba a latir con fuerza y poco después sentía un dolor aplastante en el pecho. Hizo la observación de que su vida estaba en manos de cualquier bribón que decidiera molestarlo o provocarlo. En este caso, tuvo toda la razón. El 16 de octubre de 1793, después de una acalorada reunión con la junta directiva del hospital, salió de la sala, gimió y cayó muerto.

---

El problema que presenta tener un agujero en la superficie de una arteria es el mismo que si nos cortamos accidentalmente. ¡La sangre puede salir! Afortunadamente, la rotura suele ser bastante pequeña y el «equipo de mantenimiento» acude con rapidez para formar un coágulo y detener la fuga de sangre. Pero igual que ocurre si tiene lugar un solo accidente en una hora punta en la autopista, el flujo de sangre por una arteria dañada puede encontrarse muy pronto con un atasco.

Este es un problema incluso mayor que el agujero original, porque se supone que la sangre debe fluir. Si no lo hace, se coagula. No ocurre como con el tráfico, que puede reemprender la marcha cuando las condiciones lo permiten. En el caso de la sangre, detenerse significa quedarse pegada, lo cual es desastroso para el corazón y el cerebro, ya que todo lo que se encuentre a continuación del accidente y que dependa de ese flujo sanguíneo sufrirá y acabará por morir. A diferencia de lo que sucede con la piel, el corazón y el cerebro no pueden volver a crecer, por lo que cualquier pérdida significativa de flujo sanguíneo implica siempre una pérdida de la función cardíaca o cerebral.

Para que la circulación prosiga después de un accidente, la vía debe abrirse. Cuanto antes se pueda lograr esto, más probable será que se evite cualquier daño permanente o, al menos, más probable será que los daños sean mínimos. Esto suele conseguirse por medio del rápido traslado al hospital en ambulancia; los cirujanos harán pasar un globo delgado a través de la arteria bloqueada y lo harán explotar cuidadosamente para restablecer el flujo sanguíneo. Esta operación se conoce como *angioplastia*.

Otra forma de restablecer con rapidez el flujo sanguíneo es disolver cualquier coágulo con el empleo de medicamentos anticoagulantes. Este recurso es equivalente a utilizar un camión grúa para que se lleve el vehículo accidentado y volver a permitir la circulación lo antes posible. Muchos accidentes cerebrovasculares se tratan así en los hospitales.

## Trombolíticos

Es bien sabido que el azar favorece a las mentes preparadas. Pero a veces todo lo que ocurre es cuestión de pura suerte. El científico William Tillet estaba trabajando en su laboratorio por la noche. Trataba de demostrar que la bacteria *Streptococcus* con la que estaba trabajando podía utilizarse para evitar la coagulación de la sangre humana, pero no lo estaba logrando. Así que salió del laboratorio frustrado, dejando sus tubos de ensayo en un estante sin molestarse en limpiarlos. Para su asombro, cuando regresó más tarde, los coágulos que había visto formarse en los tubos que contenían las bacterias se habían disuelto milagrosamente. Había descubierto accidentalmente un trombolítico (un destructor de coágulos), el cual denominó posteriormente *estreptoquinasa*, a partir del nombre de la pequeña bacteria de la que procedía. Aunque era bien sabido que los ataques al corazón eran causados por coágulos que se formaban en las arterias coronarias, en ese momento el único tratamiento disponible era la aspirina, que podía evitar que se formasen nuevos coágulos, pero no podía deshacer los ya existentes. En consecuencia, el trombolítico estreptoquinasa adquirió popularidad inmediatamente. Cuando se administraba a una persona pocas horas después de sufrir un ataque al corazón, la posibilidad de muerte se reducía en un 25 %. En la actualidad, se siguen utilizando distintos tipos de trombolíticos para destaponar arterias después de ataques cardíacos o accidentes cerebrovasculares.

---

A veces, los deterioros de la superficie son muy pequeños y tienen un impacto limitado y temporal sobre el «flujo del tráfico» en nuestras arterias. Estos «pequeños baches» no son lo bastante grandes como para provocar una obstrucción o un ataque al corazón. Pero a medida que cada pequeña erosión va dejando cicatrices, el vaso sanguíneo se estrecha cada vez más. Como ocurre en las autopistas, la mayor parte de las veces no es un problema importante que no pueda circularse por uno o dos carriles, pero las cosas se ponen muy difíciles en las horas punta, cuando hay mucho más tráfico.

Lo mismo ocurre en nuestro corazón. Un pequeño estrechamiento de las arterias no es un gran problema la mayor parte de las veces, ya que sigue fluyendo sangre suficiente para garantizar la supervivencia. Pero cuando el corazón necesita un mayor flujo sanguíneo, por ejemplo cuando nos apresuramos o cuando experimentamos otras tensiones que hacen que el corazón se acelere, la situación se complica. En estas circunstancias, cualquier estrechamiento en la vía que llega al corazón puede convertirse de pronto en un factor limitante que impida que este reciba la sangre con toda la rapidez necesaria. Este problema se suele experimentar como un dolor en el pecho (conocido como *angina de pecho*) y a menudo anuncia obstrucciones más grandes y graves en el futuro (es decir, un ataque cardíaco o un accidente cerebrovascular).

## ¿QUÉ ES EL COLESTEROL?

El colesterol es considerado por todos el malo de la película. Pero no es inherentemente malo; al menos, no al principio. Se trata de una sustancia cerosa que fabrican todas las células, el hígado sobre todo. En realidad, es un componente fundamental para las células; cada vez que nuestro cuerpo produce nuevas, necesitamos colesterol para construirlas.

El colesterol actúa como una especie de material aislante en la superficie de las células; evita que las sustancias del entorno entren y salgan de ellas a su antojo. Gracias al colesterol, la única forma de entrar o salir de una célula es a través de los canales dispuestos al efecto. Dichos canales se pueden regular, abrir o cerrar según sea necesario, lo cual permite ejercer un buen control con el fin de que el medio celular se mantenga sano y estable.

Como cualquier sellador doméstico, el colesterol también es flexible. Esto significa que las membranas celulares enriquecidas con colesterol no solo son impermeables sino que también se pueden doblar, lo cual permite a las células de nuestro cuerpo cambiar de forma o incluso desplazarse si es necesario. En esto se diferencian de las células vegetales, que tienen poco colesterol y un recubrimiento externo rígido, por lo que rara vez se apresuran a ir a cualquier lugar.

Todas las células del cuerpo humano poseen unas enzimas que les permiten fabricar colesterol según las necesidades del momento. En promedio, producimos un gramo de colesterol al día aproximadamente, la mitad del cual lo elabora el hígado, para transportarlo luego adonde es necesario.

No es asunto fácil desplazar el colesterol por el cuerpo hasta donde hace falta como material impermeabilizante y de construcción. Esto se debe a que es un tipo de grasa. Y como el resto de los aceites y grasas, no se disuelve en el agua. Puesto en este medio, cuajaría como el petróleo y quedaría flotando en la superficie, donde no se podría aprovechar y sería tóxico para el medioambiente.

Esto contrasta con lo que ocurre con otros elementos esenciales, como el azúcar, que puede disolverse en la sangre y ser transportado hasta los rincones más alejados del organismo.

Para evitar el problema que se genera cuando los aceites y las grasas están en contacto con el agua, nuestro cuerpo utiliza unos camiones cisterna impermeables conocidos como *lipoproteínas*, llamadas así porque son partículas que contienen lípidos (como el colesterol) y proteínas, que son los conductores de los camiones. Las proteínas específicas que hay en cada lipoproteína confieren unas funciones concretas a dichas partículas; las dirigen hasta su destino y les indican qué deben hacer cuando llegan ahí. Algunas partículas de lipoproteína son intrínsecamente *malas* para nuestra salud, otras pueden ser *buenas* y otras son, simple y llanamente, *feas*.

### EL COLESTEROL «MALO»

La mayor parte del colesterol que circula por nuestro torrente sanguíneo está contenido en pequeñas partículas de lipoproteínas de baja densidad (LDL, por sus siglas en inglés). La principal función de las partículas de LDL es transportar el colesterol fuera del hígado, donde se produce o se reúne, y distribuirlo, como material de construcción, a cualquier parte del cuerpo donde sea necesario. Los lugares que están dañados o inflamados necesitan más colesterol para reconstruirse, por lo que atrapan las partículas de LDL y las acumulan para sus necesidades.

Los vasos sanguíneos hacen esto. Cuando están estresados, dañados o inflamados por cualquier motivo, acumulan colesterol, que toman, en gran medida, de las partículas de LDL. Esta acumulación de colesterol conduce progresivamente a la formación de placa a lo largo de las paredes de los grandes vasos sanguíneos y a la inestabilidad, lo cual acaba por desembocar en ataques cardíacos y accidentes cerebrovasculares.

El colesterol que está dentro de las partículas de LDL y que se desplaza en el interior de este vehículo se llama *colesterol LDL*, y se considera el colesterol «malo». La razón de ello es que los altos niveles sanguíneos de colesterol LDL, y especialmente la exposición a él a lo largo de los años, están asociados con un mayor riesgo de ataques cardíacos, accidentes cerebrovasculares y otras enfermedades que afectan a los vasos sanguíneos.

Esta asociación se reconoció por primera vez hace muchos años, cuando se descubrió que algunas personas y sus familias tenían niveles extremadamente altos de colesterol LDL en la sangre, hasta diez veces superiores a lo normal. Como resultado, presentaban un riesgo mucho mayor de sufrir ataques al corazón, incluso desde los cinco años de edad, y una esperanza de vida tristemente corta. Al mismo tiempo, también estaba claro que algunas personas que habían nacido con concentraciones anormalmente bajas de colesterol LDL en la sangre tenían un menor riesgo de padecer ataques cardíacos y accidentes cerebrovasculares, y mayores posibilidades de vivir mucho tiempo.

## PRESCINDIR DEL COLESTEROL ALIMENTARIO

Dada la indudable relación existente entre el colesterol y los ataques cardíacos y los accidentes cerebrovasculares, la solución evidente consistía en decirle a todo el mundo que dejase de ingerir colesterol. ¿Por qué querríamos crearnos problemas consumiendo más? Así que en las décadas de los setenta y los ochenta se extendió el mensaje de que había que renunciar a los alimentos que contenían mucho colesterol.

## Alimentos ricos en colesterol

Los animales y todos los productos elaborados a partir de su grasa son ricos en colesterol. En consecuencia, las principales fuentes de colesterol de nuestra dieta son las siguientes:

- La carne, incluida la de las aves de corral, en especial aquellas partes que son visiblemente grasas. También la piel, el cerebro, los riñones, el hígado, las salchichas, el tocino, la carne picada, los patés, etc.
- La yema del huevo (la clara no contiene colesterol).
- La leche entera y los productos lácteos elaborados con esta (especialmente el queso, la mantequilla, el *ghee*, el flan y el helado).
- Los cangrejos, camarones, langostas y ostras.
- Los huevos de pescado (caviar, huevas, etc.).

Los vegetales solo contienen pequeñas cantidades de colesterol, en concentraciones al menos cien veces más bajas que en los animales y que en los productos elaborados con sus partes grasas, como la mantequilla. Esto significa que los productos vegetales como la margarina tienen, por lo general, un contenido en colesterol más reducido.

---

En este nuevo contexto, muchos productos «sin colesterol», como la margarina, se abrieron paso con gran facilidad en el mercado y en la alimentación. Todos queríamos las saludables alternativas bajas en colesterol. El colesterol alimentario era el malo de la película, a pesar de que el verdadero problema era el colesterol LDL presente en la sangre. Y al final resultó que lo que comíamos y lo que había en nuestra sangre no estaba tan estrechamente relacionado como se había pensado.

En la gran mayoría de las personas, el hecho de comer un poco más de mantequilla o de consumir productos sin colesterol tiene muy pocos efectos, o ninguno, sobre sus niveles sanguíneos de colesterol. Esto se debe a que el cuerpo humano produce la mayor parte del colesterol que necesita, unos 1.000 mg (1 g) al día. Además de esta cantidad, generalmente ingerimos otros 200 mg; pero si no consumimos nada de colesterol (por ejemplo, si realizamos un ayuno o si somos veganos), nuestro organismo compensa la diferencia elaborando un poco más de colesterol con el fin de garantizar su buen funcionamiento. Del mismo modo, si comemos el doble de colesterol del que solemos consumir (por ejemplo, si un día tomamos mucha mantequilla en lugar de margarina, o si comemos caviar en una ocasión especial), nuestro hígado fabricará un poco menos de colesterol ese día.

Esta es la razón por la cual no hay más que un débil vínculo entre el colesterol que contienen nuestros alimentos y los niveles sanguíneos de colesterol. Solo una de cada cinco personas, aproximadamente, es lo bastante sensible como para que el hecho de comer más o menos colesterol repercuta de un modo significativo en la concentración de colesterol LDL en su sangre. Esto se debe principalmente a las características de sus genes destinados a controlar la absorción y gestión del colesterol.

Pero en el ámbito de la salud pública se trata de atender al bien común. Incluso si solo una de cada cinco personas se beneficia de llevar una dieta baja en colesterol, convencer a toda la población de que consuma alimentos sin colesterol reduce los niveles medios de colesterol LDL entre un 2 y un 5 %. A gran escala, ello repercute en una tasa ligeramente inferior de ataques cardíacos y accidentes cerebrovasculares.

Pero aunque los beneficios de llevar una dieta baja en colesterol son pequeños para la población general, ocurre algo muy diferente si el hígado no tiene forma de fabricar esta sustancia y debe limitarse a compensar el déficit. Esto sucede cuando tomamos estatinas, un medicamento que inhibe la síntesis del colesterol. Y millones de personas las toman.

## EL REINADO DE LAS ESTATINAS

El tipo de medicamento más utilizado para reducir el colesterol LDL son las estatinas. Hay varias formulaciones, dosis y agentes disponibles. Cada uno de sus nombres químicos termina con el sufijo *statina*; tenemos, por ejemplo, la simvastatina, la atorvastatina, la rosuvastatina, la pravastatina, la pitavastatina, etc. Pero todo el mundo las conoce como *estatinas*.

Las estatinas tienen el efecto de inhibir parcialmente la producción de colesterol por parte del hígado. Para compensar el déficit, el hígado retira activamente el colesterol dañino del torrente sanguíneo y los tejidos. Como resultado, en las personas que toman estatinas los niveles sanguíneos de colesterol LDL descienden entre un tercio y la mitad, y también se reduce el riesgo de padecer ataques cardíacos y accidentes cerebrovasculares. El resultado es al menos diez veces mejor que el que se obtiene por medio de llevar una dieta baja en colesterol.

Por cada 1,0 mmol/l (40 mg/dl) de reducción de los niveles de colesterol LDL en la sangre que se logre gracias al empleo de las estatinas, el riesgo de sufrir un ataque cardíaco es entre un 20 y un 25 % inferior. Esto puede salvar perfectamente la vida a aquellos que nacen con niveles altos de colesterol, pero este porcentaje de menor incidencia de ataques cardíacos, e incluso de accidentes cerebrovasculares, es aplicable asimismo a quienes presentan unos niveles relativamente bajos o normales de colesterol LDL en el torrente sanguíneo. Evidentemente, es una muy buena noticia para quienes corren un alto riesgo de padecer un ataque cardíaco o un accidente cerebrovascular; por ejemplo, los enfermos de diabetes o enfermedad renal, aquellos con la presión arterial alta, los ancianos y algunas poblaciones indígenas. En consecuencia, suelen recetarse estatinas a estos grupos de alto riesgo sean cuales sean sus niveles de colesterol, ya que cuanto menos colesterol haya en su sangre menos habrá en sus arterias y mejores serán sus expectativas de futuro.

## Hongos contra el colesterol

Los hongos como la levadura, el moho y las setas producen algunos de los venenos más potentes del mundo. Lo hacen principalmente para protegerse de sus adversarios, que, en general, no son los seres humanos, sino determinados microorganismos. El antibiótico *penicilina* se descubrió accidentalmente cuando se vio que un moho que crecía en el pan rancio era un veneno que, afortunadamente, solo mataba bacterias. Y si la observación de la acción de un moho sirvió para descubrir la penicilina, pensó Akira Endo, un joven microbiólogo japonés, tal vez otro hongo tendría otros secretos que valdría la pena explorar.

Más concretamente, dado que el colesterol es tan esencial para las bacterias como para los humanos, para Endo tenía sentido que algún moho inteligente aprovechara este punto débil y creara un veneno que evitara que las bacterias generaran el colesterol que necesitaban para sobrevivir.

Tras examinar miles de cepas, por fin encontró lo que estaba buscando: un determinado moho de color verde azulado producía una sustancia química que impedía que las bacterias sintetizasen el colesterol que necesitaban para sobrevivir. Este regalo de la naturaleza se convirtió en la primera estatina y fue utilizada para reducir el colesterol en los humanos.

Posteriormente, se descubrieron otras estatinas naturales en el arroz de levadura roja y la gírgola. Sin embargo, ninguna de las estatinas que se utilizan hoy en día es natural. Son parientes sintéticos que se han optimizado para que tengan un efecto más específico sobre el colesterol LDL y para que el organismo humano las tolere mejor.

Tal vez el moho que crece lentamente en las grietas de tu baño contuviese los secretos del envejecimiento. ¿Podría explicar esto su longevidad?

---

Las estatinas funcionan mejor en combinación con una dieta baja en colesterol. Por las razones detalladas anteriormente, cuando no ingerimos colesterol a través de los alimentos, nuestro hígado lo produce en mayor cantidad para compensar el déficit. Pero esta síntesis del colesterol es inhibida por las estatinas. Por tanto, si tomamos una estatina y también prescindimos de los alimentos ricos en colesterol, los niveles de colesterol LDL en la sangre serán aún más bajos, por lo que esta estrategia casi siempre es recomendada por los médicos.

Las estatinas no están exentas de problemas. Algunas personas no pueden tomarlas a causa de los efectos secundarios; los más habituales son los dolores musculares, experimentados por un tercio de quienes toman estatinas aproximadamente, sobre todo si las ingieren en altas dosis. Estos síntomas pueden ser lo bastante graves como para amargar la vida a quienes los padecen y reducir la cantidad de actividad física saludable que pueden realizar. Estudios recientes también han sugerido que el consumo de estatinas puede aumentar el riesgo de desarrollar diabetes tanto como puede hacerlo beber una lata de refresco todos los días.

Estos problemas implican que, probablemente, solo vale la pena que tomen estatinas aquellos que presentan un alto riesgo de sufrir un ataque cardíaco o un accidente cerebrovascular. Para la persona promedio que no es probable que tenga un ataque al corazón, el coste y los problemas de seguridad y tolerancia que presentan las estatinas son, seguramente, peores que el pequeño beneficio que podrían obtener al consumirlas. Pueden ser un medicamento milagroso como la penicilina, pero, al igual que esta, no deben ponerse en el agua potable.

## UN EFECTO DOMINÓ

Aunque el colesterol alimentario solamente tiene, por lo general, un pequeño efecto sobre los niveles de colesterol en sangre, esto no significa que la mantequilla y el queso *cheddar* estén totalmente libres de culpa. La cantidad de colesterol LDL producido por el hígado y bombeado a la sangre también está influida por el tipo de alimentos que comemos y por el tamaño de las raciones que ingerimos. Tiene lugar una especie de efecto dominó, incluso si lo que consumimos no contiene nada de colesterol.

Los individuos que toman alimentos con altos niveles de grasas insaturadas y monoinsaturadas naturales (por ejemplo, los que llevan una dieta de estilo mediterráneo) tienen, por lo general, niveles más bajos de colesterol LDL en el torrente sanguíneo, sea cual sea la cantidad de colesterol que estén ingiriendo. Por el contrario, las personas que llevan una dieta alta en grasas saturadas o grasas *trans* suelen tener unos niveles de colesterol LDL más elevados. En esencia, estas grasas irritan el hígado y le hacen producir más colesterol, aunque el cuerpo no lo necesite. El papel de estas distintas grasas en nuestra salud se analiza en detalle en el capítulo seis.

La fibra que obtenemos por medio de una ingesta elevada de cereales, frutas y verduras también tiene su importancia. Presenta una serie de beneficios para la salud, que se analizan en el capítulo nueve. Uno de los fundamentales es que el consumo elevado de fibra vegetal reduce los niveles de colesterol LDL. Se cree que la fibra provoca que el hígado incremente su producción de ácidos biliares, unas sustancias químicas que contribuyen a la buena digestión. Pero para producir ácidos biliares, el hígado utiliza el colesterol como sustrato, lo que significa que hay menos disponibilidad para producir el colesterol LDL para la sangre, que como resultado disminuye de manera leve.

## Una pequeña competición

Aunque los vegetales solo contienen un poco de colesterol, contienen muchas sustancias químicas que son muy similares a este, los (fito)esteroles o estanoles. Donde están más presentes es en los granos enteros, las legumbres, los frutos secos y las semillas, si bien pueden encontrarse en la mayoría de los productos elaborados a partir de vegetales.

A diferencia del colesterol, los esteroles no son directamente útiles para el metabolismo humano, se absorben con menos facilidad y son rápidamente bombeados de vuelta al intestino cuando se absorben. Pero debido a su similitud con el colesterol, los esteroles vegetales compiten eficazmente con él para acceder a las vías que utiliza el intestino para absorber y empaquetar el colesterol. Esto significa que en una comida mixta que contenga tanto productos vegetales como animales (por ejemplo, carne y verduras, o pan integral con queso *cheddar*), los esteroles vegetales superan con creces al colesterol animal, por lo que menos cantidad de este entra en la sangre.

Varias empresas han enriquecido deliberadamente sus alimentos con esteroles vegetales. Entre estos alimentos hay margarinas, yogures, aderezos para ensaladas, quesos, panes e incluso zumos de naranja. Se trata de una estrategia de *marketing*, sobre todo.

Como se vio anteriormente en este capítulo, el hígado humano suele ser bastante capaz de compensar el colesterol que no absorbemos fabricando un poco más. Por lo tanto, el hecho de consumir alimentos enriquecidos con esteroles o de tomar suplementos tendrá muy poco efecto, probablemente incluso ninguno, sobre los niveles sanguíneos de colesterol en la mayoría de las personas. El factor limitante no suele ser la absorción del colesterol.

Sin embargo, como ocurre con las dietas sin colesterol, si estamos tomando una estatina que inhiba la producción de colesterol por parte del hígado, el hecho de tomar dosis altas de esteroles (> 20 g/día) puede bastar para reducir ligeramente los niveles de colesterol LDL en la sangre. Y así es como los anunciantes pueden propugnar que tomemos su margarina rica en esteroles o que comamos más frutos secos sin faltar a la ética.

---

## EL COLESTEROL BUENO

No todo el colesterol que hay en nuestra sangre es malo. Alrededor de una cuarta parte es transportado en pequeños paquetes densos conocidos como *lipoproteínas de alta densidad* (HDL, por sus siglas en inglés). Estas partículas presentan una densidad alta porque son proteínas casi en su totalidad; contienen muy poca grasa. Y el colesterol que hay en su interior se denomina *colesterol HDL*.

Aunque tanto las partículas de LDL como las de HDL contienen colesterol, las del segundo tipo son muy diferentes a causa de su contenido en proteínas. Estas últimas dirigen las partículas de HDL para que absorban el exceso de colesterol presente en los lugares en los que no debería estar depositado y lo transporten de vuelta al hígado para que sea excretado, almacenado o reciclado. Esta acción se conoce como *transporte inverso del colesterol* y, evidentemente, es positiva si queremos acabar con los depósitos de colesterol no deseados acumulados en nuestras arterias.

Las partículas de HDL también pueden transferir algunas de sus proteínas útiles a otras partículas de lipoproteínas, que pasan de verter colesterol a recuperarlo y transportarlo de vuelta a un lugar seguro, el hígado, de modo que no permanezca atascado en los vasos sanguíneos.

Estas acciones útiles explican en parte por qué el colesterol HDL se suele considerar el «colesterol bueno» y por qué podría ser deseable tener más en la sangre. Ciertamente, las personas con unos niveles de colesterol HDL permanentemente altos corren un riesgo menor de sufrir enfermedades cardíacas y accidentes cerebrovasculares y viven más tiempo. Por el contrario, quienes tienen unos niveles bajos de colesterol HDL suelen presentar más problemas con los depósitos de colesterol acumulados en sus vasos sanguíneos. Por ello, medir los niveles de colesterol HDL en la sangre, y particularmente su relación con el colesterol LDL (el malo), es una importante forma de medir el riesgo que corremos de tener un ataque cardíaco o un accidente cerebrovascular.

Las partículas de HDL se agotan con mayor rapidez cuando tratan de hacer frente a los otros efectos del metabolismo de las grasas, como el exceso de peso o la diabetes. Los niveles de colesterol HDL suelen bajar a la mitad en estas condiciones, y la gravedad de este descenso es un buen indicador de ciertos problemas de salud subyacentes.

Pero no hay pruebas claras de que el solo hecho de incrementar los niveles de HDL afecte al riesgo que corremos de padecer una enfermedad cardíaca. Esto se debe, con toda probabilidad, a que, a diferencia de lo que ocurre con el colesterol LDL, no es el colesterol presente en las HDL el que provoca la enfermedad cardíaca, sino que lo importante son las funciones de estas lipoproteínas. Y estas no se pueden evaluar por medio de medir los niveles de colesterol HDL solamente. En consecuencia, los niveles sanguíneos de colesterol HDL se consideran más un marcador que un mediador de riesgo.

Esto no significa que no funcione aquello que nos suelen decir que hagamos para incrementar nuestro colesterol HDL, como perder el peso que nos sobra, estar más activos físicamente y dejar de fumar. Todo esto es útil, pero no solo porque estimule los niveles sanguíneos del colesterol bueno.

## Panacea

En la mitología griega, Panacea era una diosa de la salud que tenía una poción curalotodo, que aplicaba a los enfermos. No es sorprendente que se convirtiera en la favorita de los médicos. Su hermana, Higía, también tenía superpoderes; como diosa de la higiene, dispensaba consejos de salud preventiva. No había ninguna animosidad manifiesta entre las dos hermanas, ya que la ausencia de enfermedad no era lo mismo que una buena salud, y las dos tenían mucho trabajo.

El alcohol se ha considerado durante mucho tiempo la panacea por excelencia, especialmente por parte de los borrachos. Pero incluso los científicos sobrios pueden dejarse llevar por su encanto. La teoría más extendida es que la ingesta de cualquier bebida alcohólica puede hacer subir los niveles de colesterol bueno (HDL) en la sangre y que, por lo tanto, el alcohol no puede ser tan malo.

Lamentablemente, las cosas no son tan simples. Es muy cierto que el alcohol induce al hígado a producir en mayor medida las proteínas que se utilizan para crear las partículas de HDL, y que esto hace que quienes beben con regularidad tengan unos niveles de colesterol HDL ligeramente más elevados que quienes no beben. Cuanto más bebemos, más altos son nuestros niveles de colesterol HDL. Quienes beben como cosacos suelen tener unos niveles de colesterol bueno fabulosamente altos, pero esto no va a ser suficiente para limpiar sus arterias. Si se bebe más de un vaso al día, el riesgo de ataques cardíacos y accidentes cerebrovasculares aumenta en lugar de disminuir.

Como dijo, acertadamente, el gran *poeta* Homer Simpson, el alcohol es tanto la causa como la solución de todos los problemas de la vida. Con esta afirmación desencadenó una desavenencia insoluble entre las dos hermanas Panacea e Higía, quienes se han peleado salvajemente por lo que es bueno para nosotros desde entonces.

## EL «FEO» COLESTEROL REMANENTE

Como se vio en el capítulo cuatro, todas las calorías que entran en nuestro cuerpo y que no se consumen por medio de la actividad física o los procesos metabólicos se almacenan como grasa esperando a que llegue el momento en que las necesitemos. Esta energía se deposita, en gran medida, en las sustancias químicas conocidas como *triglicéridos*, que quedan depositados en los tejidos grasos, principalmente debajo de la piel y alrededor de la cintura. Cuando estamos comiendo, estas reservas de grasa se acumulan; cuando no estamos comiendo, estas mismas reservas de triglicéridos se descomponen lentamente con el fin de proporcionar combustible para nuestras actividades y nuestro metabolismo.

El hígado convierte el exceso de energía que recibimos con la dieta en triglicéridos, destinados a su uso como combustible y a su almacenamiento. Este es el principal origen de estas sustancias. Al igual que el colesterol, los triglicéridos son grasas, por lo que no se disuelven fácilmente en la sangre o en el agua. Por este motivo, para que salgan del hígado y lleguen a los lugares grasos donde van a almacenarse deben desplazarse a bordo de «grandes camiones». Estos «camiones» son partículas que, puesto que transportan triglicéridos principalmente, tienen una densidad muy baja; se las conoce como *partículas de muy baja densidad*.

Cuando digerimos una comida que contiene grasa, los triglicéridos liberados también deben extraerse de nuestro intestino y transportarse a los lugares de almacenamiento pertinentes, en nuestras partes grasas. Es así como el intestino utiliza sus propias partículas de transporte de muy baja densidad, las cuales se conocen como *quilomicrones*.

Debido al hecho de que todas estas partículas de transporte de grasas son ricas en triglicéridos, la manera más fácil de determinar cuántas hay en el torrente sanguíneo es medir los niveles de triglicéridos en la sangre, lo cual se hace rutinariamente en el contexto de los análisis de sangre de perfil lipídico.

El problema es que todas estas partículas con un alto contenido en triglicéridos también necesitan algo de colesterol para impermeabilizarse. Por lo tanto, unos altos niveles de partículas de triglicéridos en la sangre implican asimismo una gran presencia de colesterol, no en las «buenas» HDL, no en las «malas» LDL, sino en el interior de esas grandes y «feas» partículas de transporte ricas en triglicéridos. Es conocido como *colesterol remanente*, y se calcula fácilmente midiendo los niveles de colesterol presente en la sangre y restando al total el colesterol contenido en las partículas de LDL y HDL; la cantidad que queda es el colesterol remanente. También se puede calcular, aproximadamente, midiendo los niveles de triglicéridos.

En las personas sanas, este remanente constituye solamente una parte muy pequeña del colesterol que tienen en la sangre; en otras, puede suponer más de la mitad del contenido total. Esto último es verdaderamente problemático.

Debido a su tamaño especialmente «feo», estas partículas ricas en triglicéridos son lo suficientemente pequeñas como para entrar en las paredes de las arterias, pero demasiado grandes para poder salir fácilmente. Las partículas grasas y el colesterol que portan se quedan, muchas veces, en las paredes arteriales. De hecho, en casos extremos, estas partículas pueden depositar toda su carga, y pueden formarse nódulos grasos amarillentos debajo de la piel, los denominados *xantomas*.

Los niveles elevados de partículas ricas en triglicéridos a menudo van de la mano de bajas concentraciones de colesterol HDL. Se cree que las partículas de HDL se agotan cuando tratan de lidiar con una cantidad excesiva de estos «camiones» grasos y devuelven su contenido al hígado. De modo que a medida que aumentan los niveles de triglicéridos en la sangre, los de colesterol bueno suelen disminuir.

Entre todas las cosas que pueden ir mal en relación con los niveles sanguíneos de colesterol en nuestros días, el problema más habitual es el exceso de colesterol remanente. Por lo tanto, este problema es a menudo el principal culpable de muchos ataques cardíacos prematuros.

En promedio, por cada incremento de 1 mmol/l (88 mg/dl) en los niveles sanguíneos de triglicéridos se duplica la cantidad de colesterol remanente y, en consecuencia, el riesgo de muerte prematura se multiplica por dos. Por el contrario, si podemos disminuir los niveles de triglicéridos en 1 mmol/l (88 mg/dl), el riesgo se ve reducido a la mitad.

Afortunadamente, entre todos los problemas que podamos tener relacionados con el colesterol, este es también el más fácil de solucionar. La causa más habitual de los altos niveles de colesterol remanente es el exceso de grasa (de triglicéridos) depositada alrededor de la cintura. En otras palabras, todos los lugares de almacenamiento ya están llenos, por lo que estas partículas ricas en grasa no tienen adonde ir. Si perdemos peso y no volvemos a ganarlo, también podemos mantener los niveles de colesterol bajo control, sobre todo porque se reducirá la cantidad de colesterol remanente. El hecho de comer con moderación y de estar físicamente más activo reducirá el colesterol remanente incluso en las personas que no tienen mucho sobrepeso.

La diabetes también puede hacer que el hígado produzca en exceso estas partículas ricas en triglicéridos. Y para empeorar las cosas, la grasa y el músculo que normalmente absorben los excesos se niegan a hacerlo en caso de diabetes, ya que se vuelven cada vez más resistentes a las señales que promueven esta acción. En consecuencia, unos niveles elevados de triglicéridos en la sangre son el problema relacionado con los lípidos más habitual de los diabéticos; incrementan aún más su riesgo de padecer ataques cardíacos y accidentes cerebrovasculares, y están asociados con una menor esperanza de vida.

## La fructosa es la nueva grasa

Los comestibles dulces también pueden ser una causa del incremento de los niveles sanguíneos de colesterol, incluso si no contienen nada de colesterol y muy poca grasa. De hecho, es probable que el exceso de azúcares que ingerimos tenga un impacto mucho mayor en nuestros niveles de colesterol en sangre que todo el colesterol que consumimos.
Nuestro cuerpo está diseñado para aprovechar las ocasiones propicias o, mejor dicho, para engordar en tiempos de abundancia. En otras épocas, los seres humanos se daban atracones de fruta en los breves períodos en los que estaba madura y era dulce y maravillosamente abundante, y convertían en grasa el exceso de azúcar ingerido, con gran eficacia, para superar los próximos tiempos de carestía.
Por supuesto, hoy en día comemos azúcar todo el tiempo. No solo el azúcar presente en la fruta, sino que a casi todos los alimentos procesados se les ha añadido algo de azúcar para hacerlos más agradables al paladar. Esto ocasiona que a nuestra fisiología paleolítica le parezca que la temporada de la fruta se extiende a lo largo de todo el año. De manera que

producimos una gran cantidad de triglicéridos y los transportamos en camiones de lipoproteínas de muy baja densidad a nuestras abundantes reservas de grasa, con la esperanza de que dispongan de suficiente espacio para poder acoger la carga. Pero en los tiempos modernos, a menudo hay un retraso o un espacio limitado, por lo que permanecen en la sangre, lo que hace que los niveles sanguíneos de triglicéridos aumenten y, con ello, el colesterol remanente.

---

Quienes beben mucho alcohol de forma regular suelen tener unos niveles elevados de triglicéridos. Esto refleja en parte las calorías adicionales que aporta cada bebida, así como los efectos directos del alcohol en el hígado. Este efecto es reversible, por lo que a las personas con altos niveles de triglicéridos se les suele recomendar que reduzcan el consumo de alcohol. En el capítulo dos se habla de los muchos beneficios que tiene para la salud el hecho de beber con moderación.

Finalmente, a menudo se recomienda un consumo saludable y regular de pescado a causa de los beneficios que ello tiene para nuestros niveles de colesterol y, por lo tanto, para nuestra salud. Esto se debe principalmente a que el pescado (en concreto, el pescado azul, como el salmón, el atún, el arenque, la caballa, las anchoas y las sardinas) contiene altas cantidades de los ácidos grasos poliinsaturados omega 3. Los muchos beneficios de los omega 3 se analizan en detalle en el capítulo seis, y a ellos conviene añadir que pueden reducir ligeramente los niveles de triglicéridos. Lamentablemente, la cantidad de pescado que necesitaríamos comer para lograr este objetivo suele ser prohibitiva, a menos que seamos pescadores o que no nos importe oler como ellos.

## EN CONCLUSIÓN

Bajar los niveles sanguíneos del colesterol LDL (el malo) y del colesterol remanente (el feo) es la forma más sencilla de no obstruir las arterias y morir de un ataque cardíaco o un accidente cerebrovascular.

Los niveles no tienen por qué ser altos para ocasionar problemas. Es decir, no hace falta una gran cantidad de colesterol para que muchos factores perjudiciales lo utilicen para construir placas en las paredes de nuestros vasos sanguíneos. Algunos de estos factores perjudiciales son la presión arterial alta, el tabaquismo, la diabetes, la obesidad y el estrés. Evidentemente, si tenemos demasiado colesterol en la sangre, les resultará más fácil acabar con la salud de nuestras arterias, y si tenemos poco, las placas que se formen serán más pequeñas y será menos probable que se rompan bajo la presión del torrente sanguíneo.

No todos precisamos de las estatinas para vivir hasta los cien años, pero a medida que envejecemos y va aumentando nuestro riesgo de sufrir un ataque al corazón o un accidente cerebrovascular, muchos de nosotros las necesitaremos. Hasta entonces, lo mejor que podemos hacer es hacer frente a los factores que utilizan el colesterol para provocar baches en nuestras arterias. Así el colesterol quedará más aislado y será menos importante, lo cual, al tratar con los factores perjudiciales, puede ser tan útil como acabar con ellos.

… ¿De veras tengo que…

# 11

… reducir la presión arterial?

Pregunta: *¿Por qué es malo tener la presión alta?*
Respuesta: Pregúntaselo a un globo.

P: *¿En qué punto pasa a ser demasiado alta la presión?*
R: Una presión arterial sistólica superior a los 140 mmHg significa que tu presión sanguínea es probablemente lo bastante alta como para que necesites tratamiento.

P: *Entonces, ¿estoy bien mientras me mantenga por debajo de los 140 mmHg?*
R: No. Toda presión superior a los 115 mmHg provoca tensión en las arterias.

P: *Y ¿a partir de qué punto es demasiado baja la presión?*
R: Depende del grado de presión al que estés acostumbrado.

P: *¿Hay algo especial que deba hacer para evitar que mi presión arterial aumente?*
R: Leer este libro.

P: *¿Debería evitar tomar sal?*
R: Solo para satisfacer tu paladar, si es el caso.

Cuando vamos a que nos hagan una revisión médica, lo más probable es que empiecen por medirnos la presión arterial. Parece que a los doctores les encante hacerlo; es un procedimiento fácil, rápido y económico. Pero, sobre todo, vale la pena el tiempo que se le dedica.

La presión arterial alta es uno de los factores de riesgo de muerte más fáciles de prevenir y de tratar. De hecho, la Organización Mundial de la Salud la clasifica como la principal causa prevenible de muerte prematura entre los seres humanos. Y si tantos expertos están tan obsesionados con la prevención y el tratamiento de la presión sanguínea alta, quizá nosotros también deberíamos estarlo.

## BAJO PRESIÓN

Con el fin de que la sangre pueda desplazarse por todo el cuerpo una vez cada cuatro o cinco minutos, debe fluir con rapidez y no detenerse nunca. La fuerza de la sangre al fluir es la *presión sanguínea* o *presión arterial*.*

Esta presión no es insignificante, como habrá apreciado cualquiera que haya visto películas de terror o determinados programas de televisión. Hoy en día, no podemos ver la escena de una batalla medieval o de un asesinato truculento sin que se nos muestre un torrente de sangre que sale a chorros.

El tipo de presión que existe dentro de nuestras arterias se puede apreciar por medio de aspirar muy profundamente y soplar con toda la fuerza posible, como si estuviéramos inflando un globo. La fuerza máxima de esa exhalación es aproximadamente la misma que la fuerza máxima que se genera cuando nuestro corazón se contrae para bombear. El corazón está un tercio del tiempo,

---

\* La presión sanguínea es más fuerte en las grandes arterias, que toman la sangre bombeada por el corazón, que en el resto de los vasos sanguíneos. La presión se mide en su paso por las arterias, y por eso se habla indistintamente de *presión sanguínea* y *presión arterial*. (N. del T.)

aproximadamente, contrayéndose para expulsar sangre; es el movimiento conocido como *sístole*. Los otros dos tercios del tiempo los pasa en estado relajado, en la denominada *diástole*, llenándose poco a poco de la sangre que expulsará en el siguiente latido.

## Piscinas de sangre

Para mantenernos vivos, nuestro corazón bombea cinco litros de sangre por minuto. La cantidad bombeada en el transcurso de una vida sería suficiente para llenar cien piscinas olímpicas.

Durante la mayor parte del último milenio, se pensó que el corazón no era más que el calentador de la piscina. Sin un corazón palpitante, los cadáveres están fríos, y con dicho corazón, los cuerpos están debidamente cálidos. En consecuencia, el corazón se veía, lógicamente, como la fuente vital del calor corporal. Si nos enamorábamos o nos frustrábamos, o si nos sentíamos furiosos, podíamos echarle la culpa al corazón. Y ¿qué ocurría con las personas muy tranquilas e indiferentes? Que tenían el corazón frío.

Inicialmente, se creía que la sangre la producía el hígado a partir de los nutrientes vitales que se encuentran en los alimentos y las bebidas. Esta es la razón por la cual las ceremonias religiosas cristianas, en las que el vino se transforma en sangre o el pan en carne, no se consideraban en absoluto místicas; esto era exactamente lo que la mayoría de la gente creía que ocurría en el interior del cuerpo humano todos los días.

Tras ser fabricada por el hígado, se pensaba que la sangre era enriquecida con calor por parte del corazón, y que otros órganos vitales le aportaban determinadas cualidades, antes de que las arterias y las venas la llevasen por todo el cuerpo.

Y se creía que este la consumía y transmutaba en carne y huesos. La razón por la que fluía la sangre era que recibía la orden de hacerlo, de la misma manera que de la cocina de un restaurante sale el tipo de comida solicitada por el cliente en la cantidad que este ha pedido.

Parecía una buena explicación en esos tiempos, y prevaleció durante más de mil quinientos años. Pero a razón de cien piscinas de tamaño olímpico por vida, es mucha «comida para llevar». Hoy sabemos que la sangre circula bajo una presión constante, por lo que no es necesario rellenar la «piscina de sangre» todo el tiempo. Y nuestro corazón es definitivamente la bomba de la piscina, no el calentador.

## LA MEDICIÓN DE LA PRESIÓN ARTERIAL

La presión arterial se puede medir colocando alrededor de la parte superior del brazo un manguito dentro del cual se inyecta aire. A medida que se efectúa esta operación, la presión va aumentando en su interior, y el manguito va apretando el brazo. Llega el momento en que la presión constrictora del manguito es más alta que la presión máxima que genera el flujo sanguíneo, y la sangre deja de fluir hacia el brazo. El pulso desaparece por completo en la muñeca y el brazo empieza a experimentar una especie de hormigueo.

A continuación, la presión del interior del manguito se reduce dejando que el aire salga poco a poco. Llega un punto en que la presión del manguito pasa a ser menor que la presión máxima que genera la sangre en las arterias del brazo, por lo que esta vuelve a fluir.

La persona que toma la presión arterial puede medir el retorno del flujo sanguíneo por medio de sentir el pulso en el brazo o de escuchar con un estetoscopio presionado sobre una arteria. Esto se debe a que en el momento en que la sangre regresa al brazo, con cada pequeño chorro de sangre que se puede sentir descendiendo por la arteria también se puede oír una especie de golpeteo que coincide con el ritmo de cada pulso. El punto de presión con el que se manifiesta este ruido justo cuando el pulso regresa al brazo se denomina *presión arterial sistólica*, ya que corresponde a la presión máxima que se genera cuando el corazón se contrae (en la sístole) para expulsar la sangre.

La presión arterial sistólica suele encontrarse entre los 120 y los 140 mmHg en la mayoría de los adultos. Esto significa, literalmente, que la presión de nuestra sangre es suficiente para empujar hacia arriba una columna de mercurio líquido en un recorrido de doce a catorce centímetros. Como el mercurio es catorce veces más pesado que el agua, una columna similar de agua necesitaría ser al menos tan alta como nosotros para medir la presión arterial humana, ya que el agua se elevaría, en promedio, entre ciento sesenta y ciento noventa centímetros. Esta es la razón por la que los médicos utilizan una columna de mercurio y números basados en él, y no agua, para medir la presión arterial. Y también queda explicado por qué nuestro corazón puede generar suficiente presión para empujar la sangre hasta los dedos de los pies y de vuelta hacia arriba.

## El círculo de la vida

La idea de que la vida es un círculo es antigua. El círculo es un símbolo de completud, integridad, seguridad, perfección divina, perpetuidad, ausencia de principio y fin. Mucho antes del Rey León, muchas civilizaciones tenían su círculo de la vida; piensa en Stonehenge o en el *bhavacakra* (la rueda de la vida budista).

La naturaleza también se considera que es perfecta y perpetua, como los círculos; hay diversos ciclos que lo ejemplifican, como el de las estaciones, el del Sol y el de la Luna. Todo rueda y todo vuelve.

En 1626, el médico William Harvey empezó a cuestionar la visión entonces predominante de que el flujo sanguíneo era una calle de sentido único. Veía a Dios en la naturaleza y creía en el lema *como es arriba, es abajo*, y pensó que sería necesario transmutar demasiada sangre instantáneamente a partir de la comida y la bebida para explicar la rapidez con la que fluía. Además, si la naturaleza de Dios solía operar en círculos y el hombre fue creado por Dios a su propia imagen, tal vez la integridad perfecta y perpetua de la sangre también fluía en círculos, yendo y viniendo, entrando y saliendo. El ser humano comía y la sangre se enriquecía. Harvey denominó *circulación* a este patrón y fue el primero en describir la forma circular en que la sangre fluye por el cuerpo.

---

La presión más baja en las arterias se conoce como *presión arterial diastólica*, ya que corresponde al momento en que el corazón está relajado, dilatado y llenándose durante la diástole para prepararse para la próxima contracción. La diástole es un período muy importante para el corazón, ya que la sangre solo puede entrar en él cuando se halla relajado.

La presión arterial diastólica también se detecta por medio de un manguito. Como se señaló anteriormente, cuando el manguito que se coloca alrededor del brazo lo aprieta mucho, el flujo sanguíneo solo pasa, de manera intermitente, cuando la presión de la sangre excede la presión del manguito. Este flujo intermitente de sangre se puede percibir como un golpeteo gracias a un estetoscopio. Pero a medida que se va liberando el aire del manguito y disminuye la presión sobre el brazo, llega el momento en que la presión del manguito desciende por debajo de la presión más baja de la sangre, la presión diastólica, que suele encontrarse en algún punto entre los 70 y los 80 mmHg.

Por debajo de este nivel, la constricción que ejerce el manguito sobre la presión arterial es insuficiente para evitar que la sangre fluya de forma suave y continua hacia el brazo y desaparece el golpeteo correspondiente al flujo sanguíneo intermitente. La presión diastólica se mide, por lo tanto, por el sonido del silencio que puede percibirse en el brazo. Por esta razón, es mucho más difícil medir de forma precisa la presión diastólica que la sistólica, sobre todo en entornos ruidosos como pueden ser los consultorios médicos o los centros comerciales.

Al registrar la presión arterial, es habitual que los médicos y los enfermeros hagan constar cuál es la presión arterial sistólica sobre la diastólica. Así, por ejemplo, cuando dicen que la presión arterial es de 120 sobre 80, significa que la presión sanguínea máxima (sistólica) es de 120 mmHg y que la presión mínima (diastólica) es de 80 mmHg. Este registro es de algún modo análogo al registro de las temperaturas máximas y mínimas que se efectúa en el ámbito de la meteorología, y así como el registro de las temperaturas es útil para efectuar pronósticos en cuanto al tiempo atmosférico, el registro de la presión arterial sistólica y diastólica es útil para efectuar pronósticos en cuanto al estado de salud.

## EL CONTROL DE LA PRESIÓN

La cantidad de presión que hay exactamente dentro de los vasos sanguíneos está determinada por varios factores, todos los cuales se encuentran estrechamente regulados por el organismo humano saludable.

La cantidad de sangre que tenemos en el cuerpo es un factor determinante del grado de presión arterial que se puede generar. Al igual que ocurre con el aire que hay dentro de un globo, si lo dejamos salir, la presión del interior disminuye. Cuando las personas pierden una gran cantidad de sangre, lo cual puede ocurrir después de un accidente por ejemplo, su presión arterial es baja, normalmente. «¡Siento el pulso débil!», exclaman los auxiliares médicos en la televisión. Pero lo que realmente están diciendo es que la presión arterial sistólica que genera el pulso es baja. Por lo general, tratarán de arreglar la situación metiendo rápidamente un gran volumen de líquido dentro de los vasos sanguíneos mediante un procedimiento de goteo, mientras intentan detener cualquier sangrado que pueda haber. Una vez que se restablece el volumen de sangre, también regresa el pulso habitual correspondiente a la presión arterial sistólica.

Por las mismas razones, si hay demasiada sangre en el cuerpo, la presión que reciben los vasos sanguíneos aumenta inevitablemente, como ocurre cuando inflamos un globo en exceso. Normalmente, cada uno de nosotros tenemos unos cinco litros de sangre, un tercio de los cuales son células que utilizan la sangre como medio de transporte. Los otros dos tercios son un líquido salado en el que fluyen todas esas células. Si el cuerpo retiene más líquido salado del que debería, la presión arterial puede aumentar. Esto puede ocurrir si los sistemas que regulan el nivel del fluido sanguíneo se ven afectados por determinadas enfermedades, como las de tipo renal, cardíaco o hepático.

## La sangría

A lo largo de la historia de la humanidad, uno de los tratamientos más populares para casi cualquier dolencia consistía en practicar un orificio en uno o dos vasos sanguíneos y dejar salir unos 500 ml de sangre. La razón por la cual se pensaba que esto podía funcionar era la creencia de que la mala sangre era la raíz de todos los males, como en *Juego de tronos*.

También se creía que la mejor salud y la mayor esperanza de vida de las mujeres se debían al hecho de que perdían sangre con regularidad durante la menstruación, lo cual hacía que expulsasen la mala sangre. Y lo que era bueno en este caso también debía de serlo en otras situaciones.

La *sangría* o *flebotomía* llegó a ser un tratamiento tan popular que su práctica cuajó como una actividad profesional independiente, separada de la práctica médica y ejecutada por los barberos de la época. El clásico poste de rayas que identifica la ubicación de las barberías simboliza la práctica de la sangría seguida por la aplicación de vendas blancas para detener el sangrado.

Por supuesto, la sangría no aporta ningún beneficio a quienes tienen mala salud, y probablemente ayudó a muchos enfermos a acelerar su muerte. Aun así, las personas sanas que donan sangre con regularidad suelen gozar de mejor salud y vidas más largas. Pero esto se debe probablemente a que los donantes de sangre suelen ser individuos altruistas, que toman muchas otras decisiones favorables a su salud además de donar sangre.

---

La fuerza de los latidos durante cada contracción del corazón también determina en parte la presión de la sangre en las arterias. Podemos hacer una analogía con la fuerza de cada soplo de aire que emitimos para inflar un globo: cuanto más fuerte y rápido soplamos, mayor es la presión que podemos generar, y a la inversa. Del mismo modo, si el corazón está dañado y bombea con poca fuerza o lentamente, la presión arterial puede ser baja, como les ocurre a algunas personas que tienen insuficiencia cardíaca.

Otro factor determinante de la presión que hay dentro de un globo es el globo mismo y, en particular, su grado de elasticidad.

Los vasos sanguíneos tienen paredes elásticas fuertes, que literalmente se hinchan en respuesta al aumento repentino de la presión generada por los latidos del corazón. A veces podemos ver este «abultamiento» en los grandes vasos sanguíneos del cuello o los brazos de alguien.

Cuando los vasos sanguíneos se hinchan bajo la presión del pulso, sus elásticas paredes experimentan tensión. Esto se parece a tener una pequeña banda de goma alrededor de la muñeca. Cuando se aplica un poco de fuerza para estirarla y separarla de la muñeca, esto genera tensión en la banda elástica. Cuanta más fuerza se aplica, más tensión se obtiene. Cuando se suelta la banda, regresa a la muñeca sirviéndose de la fuerza de tensión que se aplicó para estirarla. Es el denominado *retroceso elástico*.*

Lo mismo sucede después de cada pulso que se produce en las elásticas arterias. Cuando los vasos sanguíneos sanos se dilatan con el pulso, como cuando se estira una banda elástica, las paredes se tensan e intentan retroceder. Este retroceso genera una presión interna considerable. Si las arterias no fuesen más que duras tuberías de plomo y no experimentasen ningún retroceso, el flujo sanguíneo tendría que detenerse y comenzar, porque el corazón es una bomba que arranca y se detiene todo el rato; bombea sangre durante un tercio del tiempo solamente y se relaja para volver a llenarse durante los otros dos tercios. Pero a causa del retroceso elástico de las arterias, que añade su propia presión, como lo hace una banda elástica cuando la soltamos, la circulación sanguínea nunca se detiene.

---

* La denominación *retroceso elástico* hace referencia, normalmente, al rebote de los pulmones por el cual espiran, de forma natural, después de la inhalación, tanto en castellano como en inglés (*elastic recoil*). Aquí el autor sale de este contexto técnico para hacer referencia al efecto de retroceso que tiene lugar cuando cesa la tensión aplicada a un cuerpo elástico. (N. del T.)

## El endurecimiento de las arterias

A medida que envejecemos nos volvemos menos adaptables, somos menos capaces de someternos a la voluntad del mundo y estamos más atrapados en nuestras propias maneras de funcionar. Esto les ocurre especialmente a nuestras arterias, normalmente elásticas: se endurecen.

Cuando la fuerza de la presión del pulso fluye en una arteria, esta debe extenderse hacia fuera, para dejar más vía libre a la sangre. Una arteria elástica también elimina parte de la tensión que afecta a sus paredes por medio del retroceso elástico.

Pero una arteria dura y envejecida es como una vieja goma elástica: no admite mucha presión y no puede retroceder. Por eso, la tensión que experimentan las paredes de las arterias viejas es más alta y la presión sistólica también.

En promedio, los niveles de presión arterial sistólica aumentan lentamente, a razón de 1 mmHg aproximadamente, cada dos o tres años de la vida adulta. La razón principal por la que ocurre esto es el endurecimiento de las arterias. En la edad de la jubilación, la presión arterial sistólica es, por lo general y en promedio, al menos 20 mmHg más alta que cuando estábamos en la veintena.

Por el contrario, la presión diastólica no aumenta, o incluso puede disminuir, a medida que envejecemos. Esto se debe a que el retroceso elástico que la genera se reduce en las arterias endurecidas por la edad.

---

Una diferencia clave entre los problemas de presión del aire estático del interior de los globos y la sangre de los vasos sanguíneos es que esta última se desliza como los fluidos que pasan por una tubería. Esto significa que los factores hidráulicos (de flujo) también influyen en la presión que hay dentro de las tuberías arteriales. Por ejemplo, imagina un grifo conectado a una manguera. Es fácil que el agua salga por la manguera si el diámetro de esta es grande. Pero hacer correr la misma cantidad de líquido por una serie de tubos más pequeños es mucho más difícil, y solo se puede lograr abriendo más el grifo y añadiendo presión al sistema. Lo que hace que sea más difícil que el líquido fluya por las tuberías pequeñas se conoce como *resistencia*. Cuanto mayor es la resistencia, mayor es la presión necesaria para superarla y garantizar un flujo continuo a la velocidad adecuada. Y cuanto menor es la resistencia, menos presión hay que generar para garantizar que el flujo siga desplazándose a la misma velocidad.

El cuerpo mantiene los niveles de presión arterial relativamente constantes durante los días en los que estamos ajetreados. Esto se logra principalmente equilibrando el gasto cardíaco (la rapidez y la fuerza con las que el corazón expulsa la sangre), el volumen de líquido sanguíneo y la resistencia a su flujo. Esto último se logra cambiando el diámetro de las mangueras de los vasos sanguíneos (conocidas como *vasos de resistencia*).

Si nuestra presión arterial descendiese, activaríamos procesos para aumentar el gasto cardíaco con el fin de que el corazón latiese con mayor fuerza y velocidad. Nuestros riñones deberían retener líquido para incrementar el volumen de sangre. Al mismo tiempo, también se estrecharían los vasos sanguíneos que irrigan los órganos no esenciales, como la piel, con lo cual palideceríamos. Esto haría que aumentase la resistencia general al flujo en nuestras tuberías y contribuiría a la presión arterial que irriga los órganos esenciales. Igualmente, si la presión arterial aumentara, se activarían los procesos opuestos para controlar el corazón eliminando el exceso de líquido y dilatando los vasos sanguíneos. Normalmente, es cuando fallan estos mecanismos de control cuando la presión arterial sube o baja demasiado.

Por lo general, se considera que la presión sanguínea es demasiado baja cuando la presión arterial sistólica es inferior a 90 mmHg, pero en realidad depende de cuál es la presión que solemos tener. Algunas personas, sobre todo los ancianos con las arterias endurecidas, pueden requerir una presión de más de 120 mmHg para sentirse bien y seguras, especialmente cuando se ponen de pie. Por otro lado, es bastante normal que haya quienes tengan la presión arterial baja y que esto no sea indicativo de ningún problema; de hecho, por lo general, estas personas gozan de muy buena salud.

## Cuando cae la presión al levantarnos

En la mayoría de la gente, la presión arterial es ligeramente menor cuando están de pie que cuando están sentados o acostados. Esto se debe a que la sangre se acumula en las piernas cuando estamos parados, por lo que llega un poco menos de sangre al corazón para llenarlo y proporcionar el volumen que permita mantener la presión arterial. Este descenso de la presión suele ser pequeño, no superior al 5 o al 10 % de la presión habitual, gracias a que el hecho de levantarse de inmediato desencadena respuestas reflejas de constricción de los vasos sanguíneos de resistencia y un aumento de la frecuencia cardíaca para favorecer la presión.

En el caso de algunos individuos, la presión arterial puede disminuir de manera muy significativa (en más de 20 mmHg) cuando se ponen de pie. Este fenómeno se conoce como *hipotensión postural* u *ortostática* y a veces puede dar lugar a mareos o incluso desmayos.

Un gran descenso de la presión al ponerse de pie se debe, por lo general, a que algo interfiere en los reflejos necesarios para mantener la presión arterial alta. Por ejemplo, las personas que están deshidratadas (que tienen un volumen bajo de sangre) o demasiado calientes tienen más probabilidades de sentirse mareadas cuando se ponen de pie, porque los reflejos protectores no pueden dar más de sí. Algunos medicamentos y ciertas enfermedades, como la diabetes o el párkinson, e incluso el envejecimiento, pueden interferir en estos reflejos protectores y hacer que sea más probable experimentar mareos al levantarse.

## LA TENSIÓN ALTA

La presión arterial alta suele ser un asesino silencioso. No hay unos síntomas evidentes que delaten un exceso de tensión en las paredes de las arterias. Y a diferencia de los globos o las bandas elásticas, nuestros vasos sanguíneos rara vez se rompen bajo la presión de un gran volumen de sangre, a menos que no se encuentren en buen estado. Sin embargo, toda la presión que reciben hace que sus paredes experimenten cierta tensión, inevitablemente. De forma progresiva, este estrés y esta tensión van ocasionando daño o pérdida de funcionalidad en los vasos sanguíneos y en cualquier órgano que dependa de la sangre que fluye a través de ellos. De este modo aparece la enfermedad vascular, que se concreta en problemas como infartos, accidentes cerebrovasculares y mala circulación en las piernas o los riñones. La presión arterial alta es el factor de riesgo modificable más habitual de las enfermedades vasculares.

Cuando la tensión o el estrés que afecta a las paredes de los vasos sanguíneos es demasiado grande y requiere tratamiento, se padece la denominada *hipertensión* (palabra que significa 'demasiada tensión'). A grandes rasgos, la hipertensión se puede definir como:

- Una presión arterial sistólica (es decir, una presión máxima) de 140 mmHg o superior.

- Una presión arterial diastólica (es decir, una presión mínima) de 90 mmHg o inferior.

Considerando estos criterios, aproximadamente un tercio de la población adulta experimenta un exceso de tensión en los vasos sanguíneos. Durante su vida, al menos tres de cada cuatro adultos acabarán por tener hipertensión o deberán tomar medicación para prevenirla, principalmente después de los sesenta años.

Esto no significa que si los valores de nuestra presión sistólica son de 139 mmHg cuando nos la mide el médico, nuestros vasos sanguíneos estén bien y no experimenten ninguna tensión. De hecho, existe una relación continua entre el nivel de la presión sanguínea o tensión arterial y la probabilidad de que se presenten problemas en los vasos sanguíneos y suframos, por ejemplo, un derrame cerebral. Cuanto mayor es la presión en los vasos sanguíneos, mayor es la tensión en sus paredes y el riesgo de padecer una enfermedad vascular.

El riesgo de enfermedad vascular es más bajo cuando la presión arterial sistólica es de unos 115 mmHg. Cuando la presión arterial está por encima de este nivel, la probabilidad de que aparezcan problemas aumenta de forma proporcional al exceso de presión arterial, aproximadamente. Pero cuando se superan los 140 mmHg, el riesgo de que se manifiesten dichos problemas en los vasos sanguíneos es significativamente mayor que el precio y los efectos secundarios asociados con el uso de los tratamientos pertinentes. Por este motivo, los médicos suelen hablar de hipertensión cuando la presión arterial sistólica es superior a los 140 mmHg. Sin embargo, en el caso de las personas mayores o frágiles, 150 mmHg pueden constituir el punto a partir del cual los beneficios del tratamiento son superiores a los inconvenientes.

Ni el umbral del diagnóstico ni el del tratamiento farmacológico de la hipertensión implican que no se deba hacer nada con respecto a la presión arterial antes de alcanzar dichos umbrales. Se puede hacer mucho, en los ámbitos de la dieta y el estilo de vida, para bajar la presión arterial y no dejar que vuelva a subir. Es importante que adoptemos estos hábitos incluso si no tenemos hipertensión, pues al menos un tercio de los fallecimientos debidos al exceso de presión arterial se dan en personas que no eran hipertensas.

Se estima que si todos bajásemos nuestra presión arterial sistólica hasta los 115 mmHg aproximadamente, los ataques cardíacos y accidentes cerebrovasculares se verían reducidos a la mitad a escala mundial, y la esperanza de vida media aumentaría en unos diez años. ¿No te parece un objetivo deseable?

### Mujeres y hombres

Hay muchas diferencias evidentes entre las mujeres y los hombres, pero hay muchas otras que no son tan evidentes, si bien son igual de importantes. Una de ellas atañe a la presión arterial.

Antes de la menopausia, las mujeres tienen unos niveles de presión arterial ligeramente más bajos que los hombres. Después de la menopausia, esta diferencia se invierte, por lo que las mujeres mayores presentan más probabilidades de tener la presión arterial alta que los hombres mayores. Alrededor de tres cuartas partes de las mujeres y dos tercios de los hombres mayores de sesenta años desarrollarán hipertensión.

Esta diferencia entre ambos sexos en cuanto a la presión arterial explica en parte por qué los daños que ocasiona la presión arterial alta a los vasos sanguíneos (daños como los accidentes cerebrovasculares) también son más habituales en las mujeres mayores que en los hombres mayores.

## CONSERVAR EL CONTROL

Todos podemos adoptar medidas muy sencillas para prevenir o retrasar el desarrollo de la presión arterial alta. Podemos encontrar una pista relativa a qué es lo que podemos hacer si observamos los hábitos alimentarios y relativos al estilo de vida de personas de todo el mundo y los comparamos con los niveles de su presión arterial.

Aunque la presión arterial sistólica de la mayoría de la gente aumenta progresivamente a medida que envejecen, principalmente debido al endurecimiento de las arterias, no a todo el mundo le ocurre esto. Por ejemplo, quienes no engordan en exceso, los vegetarianos, los individuos que no están expuestos al estrés y los que no comen mucha sal no suelen experimentar un incremento de la presión arterial, o experimentan un incremento muy ligero, a medida que se hacen mayores. Es probable que tengamos que hacer algo de lo que acabo de mencionar, o todo ello, para que algunos de los beneficios que aportan estos comportamientos repercutan en nuestra presión arterial.

Como se vio en un capítulo anterior, el incremento progresivo de la circunferencia de la cintura tiene una serie de efectos sobre la salud, como un aumento de la presión arterial y la dificultad de reducirla por nuestros medios. La presión arterial alta es dos veces más habitual en las personas obesas. El aumento de la circunferencia de la cintura es probablemente la razón principal por la que los niveles de presión arterial están aumentando en todo el mundo. Por el contrario, el hecho de perder unos kilos puede suponer una gran diferencia en muchos aspectos de la salud, incluida la tensión arterial. Por cada kilogramo de peso que perdemos, la presión arterial sistólica se reduce en 1 mmHg en promedio. Así, por ejemplo, si perdemos diez kilos de peso, la presión arterial se reducirá en unos 10 mmHg. Este descenso es el mismo que se obtiene por medio de la ingesta de medicamentos destinados a bajar la presión arterial.

## La presión arterial y la píldora anticonceptiva

La primera vez que la mayoría de las mujeres se hacen medir la presión arterial es cuando quieren tomar la píldora anticonceptiva; a partir de ese momento la comprueban repetidamente si quieren seguir tomándola.

Esto se debe a que el hecho de tomar medicamentos tiene que ver con sopesar riesgos, como cuando se doblan las apuestas en el *backgammon*. El consumo de la píldora duplica el riesgo de sufrir un accidente cerebrovascular. No es un gran incremento en términos absolutos, dado que las mujeres jóvenes generalmente tienen la presión arterial baja y presentan un riesgo muy reducido de tener el problema de salud mencionado. Por lo tanto, el riesgo sigue siendo muy bajo incluso si se duplica a causa de la ingesta de anticonceptivos orales (es como cuando se multiplica uno por dos: el total no es más que dos). A menudo, los riesgos en cuanto a la salud son menores que los asociados al embarazo.

Debido a que la presión arterial alta incrementa el riesgo de accidente cerebrovascular, duplicar un riesgo elevado por tomar la píldora no es una buena idea (es como cuando se multiplica cuatro por dos: el total, ocho, es significativamente superior). Esta es la razón por la cual, antes de recetar la píldora, los médicos siempre miden la presión sanguínea y también comprueban otras situaciones de riesgo que podrían desembocar en un accidente cerebrovascular, como el sobrepeso, el hábito de fumar, la diabetes o si la persona ha tenido coágulos sanguíneos. Puede ser que se recomiende la ingesta de píldoras que solo contengan progestágeno (las cuales no afectan a la presión sanguínea), o algún otro tipo de medida anticonceptiva, a las mujeres que tienen la presión arterial alta.

Si nuestra presión arterial es normal, la actividad física regular puede reducir las probabilidades de que aumente, o el grado en que lo haga, a medida que envejecemos. Y si tenemos la tensión alta, el ejercicio regular puede bajarla, y es posible que nuestro cuerpo responda mejor a la medicación que estemos tomando a estos efectos. Por el contrario, quienes llevan una vida sedentaria presentan unas tasas de hipertensión más elevadas y tienen más dificultades para gestionar este problema.

El hábito de fumar también incrementa los niveles de presión arterial. La nicotina que contiene el tabaco comprime los vasos sanguíneos, por lo que siempre que se fuma un cigarrillo los niveles de presión arterial aumentan entre 20 y 30 mmHg. Aunque los niveles puedan descender después, estos incrementos son extremadamente dañinos para los vasos sanguíneos y el corazón.

Una dieta rica en frutas y verduras también puede ayudar a reducir el riesgo de presión arterial alta. Los vegetarianos de toda la vida tienen unos niveles más bajos. En estos momentos, no está claro cuál es el contenido de las frutas y verduras que ayuda a reducir la presión sanguínea.

Nuestra tensión arterial suele ser mayor cuando estamos estresados. El estrés hace que nuestro corazón acelere y lata con mayor fuerza, mientras que los vasos de resistencia se estrechan. Esto puede provocar que la presión sanguínea aumente cuando nos la están midiendo. Es habitual que nuestra presión arterial suba entre 5 y 10 mmHg cuando estamos en la consulta del médico en comparación con cuando estamos tranquilos en casa, de manera que el profesional de la salud puede interpretar que tenemos una presión sanguínea más elevada de la que tenemos habitualmente. Este fenómeno se conoce como *hipertensión de bata blanca*, en referencia al color habitual de las batas de los médicos.

La activación continua de algunas vías de respuesta al estrés también conduce a una presión sanguínea constantemente más alta. Apenas hay casos de incremento de la presión arterial debido a la edad entre las personas que viven sin estrés, como las monjas de clausura. Esto sugiere que los efectos acumulados de una vida estresada pueden ser la base de muchos problemas de presión arterial. De hecho, las intervenciones destinadas a mitigar o controlar el estrés pueden reducir significativamente los niveles elevados de tensión arterial. La importancia de la gestión del estrés para la salud y el bienestar de algunas personas no puede subestimarse, como se verá en el capítulo dieciséis.

## LAS GUERRAS DE LA SAL

Si bien hay muchos factores prácticos que pueden marcar la diferencia en lo relativo a los niveles de presión arterial, el único que recuerda la mayoría de la gente es la recomendación de tomar menos sal. Tanto es así que las opciones «bajas en sal» se han convertido en sinónimo de una alimentación saludable. Casi nadie agita el salero sobre sus alimentos, por temor a que hacerlo constituya un atentado contra la salud; es un acto tan herético como encender un cigarrillo o añadir unas cucharaditas de azúcar al café.

La mayor parte de las pautas dietéticas nos dicen que limitemos la ingesta de sal a menos de 100 mmol (o 2,3 g) diarios. Esta cantidad es aproximadamente la mitad de la que consumen todos los días la mayoría de los adultos. La mayor parte de esta sal está escondida dentro de los sabrosos alimentos procesados que ingerimos, como el pan, los productos para untar, las salsas, el queso y la comida rápida. De hecho, incluso sin tener en cuenta su contenido en sal, sabemos que deberíamos comer menos este tipo de alimentos...

La explicación que se ofrece para justificar que deberíamos consumir menos sal es muy sencilla: nuestra ingesta diaria de este producto se correlaciona con nuestros niveles de presión arterial. Cuanta más sal ingiramos en promedio, más elevada será esta presión. Y puesto que la tensión arterial alta daña los vasos sanguíneos, lo que conduce a su vez a enfermedades cardíacas, accidentes cerebrovasculares y la muerte, si consumimos menos sal nuestra presión arterial será más baja y, en teoría, tendremos menos riesgo de padecer ataques cardíacos y accidentes cerebrovasculares, y de morir.

Pero aunque esta lógica es atractiva, especialmente como mensaje dogmático de bajo coste favorable a la salud pública, las acciones de la sal en el cuerpo humano son mucho más complicadas y van más allá de su papel en la regulación de la presión arterial.

En promedio, consumir menos sal reduce ligeramente la presión arterial sistólica, en unos 2 o 3 mmHg, y solo a corto plazo. ¿Puede ser un efecto lo bastante significativo como para incidir en el estado de salud? Esto es discutible. Aunque las personas que consumen regularmente más sal tienen una presión arterial un poco más alta que las que no consumen tanta sal con regularidad, los estudios a largo plazo no han confirmado que sean las mismas personas que desarrollan hipertensión o que necesitan seguir un tratamiento por ello.

¿Por qué el hecho de comer menos sal no es la solución simple que parece ser a primera vista? Probablemente, a causa de nuestros orígenes evolutivos. Los primeros organismos conocidos surgieron de los salados océanos hace unos mil millones de años. Para tener éxito en su éxodo, esas criaturas marinas (nuestros antepasados) debían llevar el océano consigo. Hoy, nuestro mar salado interno y su equilibrio constituyen una parte fundamental de nuestra fisiología. Dos tercios del peso del cuerpo humano, aproximadamente, corresponden a agua salada.

Aunque podamos comer patatas con sal y vinagre o beber varios litros de agua dulce, las concentraciones de sal que hay dentro de cada ser humano apenas cambian. Hemos sobrevivido y seguimos sobreviviendo gracias a que este parámetro se mantiene constante.

Nuestros riñones son los principales reguladores de este equilibrio. Filtran continuamente nuestra sangre y permiten que se precipiten más de 5 kg de sal en la orina todos los días, junto con las toxinas que haya disueltas en ella, antes de reabsorber selectivamente más del 99 % de la sal y dejar que las toxinas se pierdan en la orina. En general, menos del 0,5 % de la carga de sal filtrada termina en la orina. En los individuos sanos, esta pérdida equivale casi exactamente a la cantidad diaria de sal que ingerimos (5 o 6 g).

En consecuencia, si comemos una bolsa de patatas fritas saladas, que contienen un gramo de sal en total, al cuerpo no le supone un esfuerzo importante ajustar ligeramente la reabsorción y expulsar ese gramo de sodio extra a la orina. De la misma manera, si no consumiésemos mucha sal durante el día (en el contexto de un ayuno, por ejemplo), no nos sería muy difícil aumentar la reabsorción muy levemente para mantener el equilibrio entre la sal y el agua.

El equilibrio de la sal dentro del organismo está bajo un control muy estricto, y participan en él una serie de señales químicas que comunican entre sí los riñones, el corazón, las glándulas suprarrenales y, por supuesto, el cerebro. Si se reduce el consumo de sal, los riñones reciben la instrucción de conservar más sal. Si entra más sal en el organismo, en cambio, los riñones no reciben esta indicación y la excreción de sal aumenta, y se compensan así los incrementos en la presión arterial que se producirían de otro modo. Es por eso por lo que no explotamos ni nos desinflamos como los globos.

## Un grano de sal

En la Antigüedad hubo un rey llamado Mitrídates. Era famoso por su resistencia increíble al envenenamiento, un problema con el que se encontraban a menudo los gobernantes de la época. Su superpoder se atribuía a un cóctel que bebía que contenía más de cincuenta elementos diferentes. Muchos de estos eran venenos conocidos, aunque no peligrosos en las minúsculas dosis que utilizaba en su famoso antídoto. El último de los ingredientes enumerados era un solo grano de sal. Muchas personas estaban convencidas de su longevidad, y su receta fue la panacea popular de los boticarios durante casi dos mil años. Sin embargo, algunos no se creyeron la historia y encontraron que esa idea constituía un alarde colosal. Como resultado, la expresión de que algo debía «tomarse con un grano de sal», como el antídoto de Mitrídates, llegó a significar que ese algo debía ser considerado con gran escepticismo. Hoy, es una expresión popular de la lengua inglesa, con este sentido.

Muchos de los medicamentos que usamos actualmente parten de dosis bajas de venenos. Los fármacos más populares para reducir la presión arterial, los inhibidores de la ECA, se originaron a partir del veneno de la víbora del Amazonas, la *Borthorps jararaca*. El anticoagulante warfarina también se usa mucho como veneno contra las ratas. Tal vez Mitrídates sabía algo, o tal vez toda su historia debería tomarse, como su antídoto, con un grano de sal (es decir, con gran escepticismo).

---

A su vez, este es el problema. Estos mismos procesos que mantienen nuestro mar interior en perfecto equilibrio también están implicados en el desarrollo y el avance de los problemas de salud importantes, desde las enfermedades cardiovasculares y la diabetes hasta el cáncer y las enfermedades mentales. De hecho, el amplio uso y la eficacia de los fármacos que interfieren en estos procesos avalan su importancia, pues hacen mucho más que controlar la presencia de la sal. Pero si esto es cierto, debemos considerar asimismo que nuestra ingesta de sal debe de tener múltiples consecuencias además de su incidencia sobre la presión arterial.

Muchos estudios han analizado el vínculo entre la ingestión de sal y las enfermedades cardíacas y el riesgo de muerte prematura. Algunos han mostrado que el alto consumo de sal está asociado con la mala salud, algunos no han encontrado ningún efecto en absoluto y otros han descubierto que las personas que toman poca sal presentan peores resultados en las pruebas médicas; y esto a pesar de los ensayos que muestran claramente que la menor ingesta de sal reduce la presión arterial.

Esta incoherencia es la base de lo que en lengua inglesa se ha venido a denominar *salt wars*, 'las guerras de la sal'.[*] Esta expresión acientífica y a menudo mordaz hace referencia a las posiciones divergentes entre los «reformadores de la sal» (que quieren que se prohíba añadir sal a los alimentos procesados) y los «escépticos de la sal» (que piensan que hay aspectos más importantes que cambiar en la dieta).

Los «reformadores de la sal» argumentan que todo lo que no es la sal que ha demostrado reducir la presión arterial es beneficioso a la hora de disminuir la incidencia de ataques cardíacos y accidentes cerebrovasculares. ¿Por qué no debería considerarse del mismo modo la ingesta de sal?

Los «escépticos de la sal» argumentan que lo anterior no siempre es cierto. En una ocasión, un destacado escéptico, Michael Alderman, contó la siguiente parábola. La presión arterial alta es peligrosa para las mujeres durante el embarazo. Así que érase una vez que a todas las mujeres embarazadas se les recomendó que limitasen su aumento de peso para que corriesen menos riesgo de tener hipertensión gestacional, la cual está asociada a la complicación médica del embarazo conocida como *preeclampsia*. Esta recomendación fue muy efectiva en lo que a la presión sanguínea se refiere. Pero mientras que la presión arterial se redujo y la incidencia de la preeclampsia disminuyó, la mortalidad de los bebés aumentó drásticamente. Como consecuencia, nadie

---

[*] Es inevitable observar el parecido con *Star wars* (*La guerra de las galaxias*). (N. del T.)

recomienda actualmente que las mujeres limiten el aumento de peso durante el embarazo.

De la misma manera, los «escépticos de la sal» (como este autor) argumentan que aunque el hecho de ingerir menos sal puede reducir la presión arterial, esta no es la única consecuencia, y que los efectos acumulados pueden distar de ser positivos. De hecho, uno de los problemas que presenta llevar una dieta baja en sal es que se estimulan los procesos de retención de la sal, lo cual puede ser perjudicial para la salud. Incluso existe la posibilidad de que inducir a las personas sanas a que lleven una dieta baja en sal no sea útil para fortalecer su salud, sino que tenga el efecto contrario.

Ahora bien, hay buenas razones para considerar que la ingesta excesiva de sal es perjudicial. Esta advertencia es pertinente para los individuos y las poblaciones que suelen consumir una gran cantidad de sal (por ejemplo, más de dos cucharaditas diarias), tal vez como parte de su dieta tradicional (por ejemplo, porque utilizan la sal como conservante de los alimentos) o tal vez porque consumen una cantidad exagerada de alimentos procesados.

Además, algunas personas desarrollan hipertensión por motivos genéticos. Lo habitual en estos casos es que se tenga unos genes defectuosos que interfieran de alguna manera en los procesos reguladores de la sal en el cuerpo. Por ejemplo, hay unos genes imperfectos que evitan que los riñones eliminen todo el exceso de sal que deberían eliminar. Si nacemos con estos genes y no consumimos mucha sal, no tenemos ningún problema, pero sí lo tenemos si consumimos demasiada. En estos casos, da la impresión de que el hecho de comer demasiada sal es perjudicial, pero el verdadero problema tiene que ver con los genes.

Esto también explica, en parte, por qué la sal presente en la dieta incrementa la presión arterial en mucha mayor medida en las personas mayores, las diabéticas y las que tienen sobrepeso. Se dice que estas personas son sensibles a la sal y, a menudo, se les recomienda más que a otros grupos poblacionales que reduzcan su ingesta.

Pero en el caso del resto de la población, es poco probable que sea necesario limitar la ingesta habitual de sal (que es el equivalente a una cucharadita diaria, aproximadamente) por el bien de la presión arterial. Los riñones deberían hacer bien su trabajo.

### EN CONCLUSIÓN

Tener la presión arterial alta es malo para nuestros vasos sanguíneos y esto significa que, en última instancia, es perjudicial para nuestra salud. El control de la presión arterial es una de las maneras más prácticas de hacer que nuestros vasos sanguíneos sigan suministrando la cantidad de sangre necesaria para mantener un buen estado de salud. Muchos de los factores que se han analizado, como reducir el estrés, perder peso y estar físicamente activo, contribuyen a la buena circulación sanguínea; pero comprobar con regularidad nuestra presión arterial y actuar de acuerdo con el resultado es, probablemente, la forma más sencilla y económica que tenemos de asegurarnos de estar en camino de ser centenarios.

## ¿De veras tengo que...

# 12

## ... respirar aire fresco?

Pregunta: *¿Me perjudica la contaminación atmosférica?*
Respuesta: ¿Te perjudica el humo del tabaco?

P: *¿Es útil tener plantas en casa?*
R: Solo si las mantienes vivas e, incluso en este caso, solo son útiles como elementos decorativos.

P: *¿Debería mudarme a la orilla del mar?*
R: No solamente para disfrutar de la brisa marina.

P: *Si no soy fumador, ¿por qué debería preocuparme el tabaco?*
R: Porque el humo también entra en tus ojos.[*]

P: *¿Por qué sigue oliendo tan mal esta habitación?*
R: Porque hay ciertas sustancias químicas que aún están presentes en los objetos y siguen «saltando» al aire meses después.

P: *¿Qué tal los coches eléctricos?*
R: No emiten gases pero sus ruedas también giran.

---

[*] En referencia a los fumadores pasivos, el autor juega con el título de la canción *Smoke Gets in your Eyes*, un clásico del grupo musical los Platters.

Desde que éramos niños, nos han alentado a salir y tomar un poco el aire. Las razones no han sido solamente el anhelo de paz y tranquilidad de nuestros padres, o su voluntad de alejarnos de los objetos que podíamos romper. Los motivos tampoco eran, solamente, que nos diese el sol y estuviésemos físicamente más activos. ¿Qué otra razón había entonces? La creencia generalizada de que respirar aire fresco es beneficioso, hasta el punto de que se recomienda como una cura para casi todos los males.

Hoy en día, nos pasamos la mayor parte de la vida atrapados en automóviles, oficinas y salas de estar respirando un aire procesado y acondicionado. En consecuencia, tomar un poco el aire (fresco) se ha convertido en sinónimo de un cambio en las condiciones del entorno, generalmente para bien.

Es fácil entender el razonamiento que hay detrás de esta asociación. Las personas enfermas y frágiles salen al exterior con menos frecuencia, con lo cual toman menos el aire. Pero esto no significa que si tomasen el aire experimentarían una curación milagrosa. Asimismo, los individuos sanos suelen salir y tomar más el aire, lo cual tampoco significa que el aire fresco sea el responsable de su buena salud.

El aire fresco ni siquiera es fresco. La mayor parte del aire que respiramos lleva milenios circulando. En teoría, cada inhalación que tomamos contiene al menos una molécula que ya ha sido respirada por otro individuo.

De hecho, el aire fresco no posee ninguna característica que tenga un impacto concreto sobre nuestra salud. Es solo aire, compuesto por nitrógeno en un 78 % y oxígeno en un 21 %. El aire fresco que hay en el exterior no contiene más oxígeno que el que hay en el interior de una vivienda. En consecuencia, acciones como abrir las ventanas, mejorar la ventilación, comprar plantas de interior o plantar árboles en el barrio no servirán para alterar de forma significativa la composición química del 99 % del aire que respiramos.

## La aspidistra

🐢 Las plantas de interior son habituales en los hogares. Con tal de que nos acordemos de regarlas, aportan un componente estético, una belleza viva.

La aspidistra es una de las más famosas. No por su estética, sino por su extrema tolerancia a la negligencia, la poca luz y la calidad del aire. También se la conoce como *la planta de hierro fundido*. En la Inglaterra victoriana, la aspidistra llegó a caracterizar la irrupción descarada de la clase media.

Se dice que las plantas de interior nos hacen estar más felices y relajados; al menos, mientras las mantenemos con vida. También absorben y descomponen algunas sustancias químicas dañinas presentes en el aire y recogen partículas que están en suspensión. De todos modos, su impacto en la calidad del aire interior, aunque sea significativo, es bastante pequeño en comparación con el hecho de abrir regularmente todas las puertas y ventanas o limpiar a fondo la casa con cierta frecuencia.

---

Cada día inhalamos alrededor de una docena de metros cúbicos de aire. Esta es, aproximadamente, la cantidad de aire que contiene un pequeño despacho. Incluso si estuviésemos encerrados en un espacio de estas dimensiones sin ventilación, sin que pudiese entrar o salir nada de aire (por ejemplo, si estuviésemos en el interior de una cámara acorazada herméticamente sellada o en un compartimento estanco), tendríamos suficiente oxígeno para sobrevivir durante un par de días al menos.

Afortunadamente, las casas y las oficinas están continuamente ventiladas en cierta medida, lo cual significa que la concentración de oxígeno del aire no cambia nunca, aunque estemos encadenados a nuestro escritorio con la puerta bien cerrada y respirando pesadamente.

En realidad, más que fijarnos en lo que contiene el aire fresco que puede beneficiarnos, deberíamos prestar atención a lo que *no* contiene dicho aire: partículas contaminantes. La contaminación es la verdadera asesina. La combinación de la contaminación del aire y el hábito de fumar provoca más muertes humanas en todo el mundo que cualquier otro factor. Por lo tanto, no es de extrañar que les pidamos a nuestros hijos que salgan a respirar aire puro.

### IRSE A VIVIR AL LADO DEL MAR

Durante mucho tiempo, se nos ha vendido que el aire puro es el mejor tónico para todos los males. Incluso antes de que pudiéramos tomar un avión y dirigirnos a Nueva Zelanda, íbamos a las colinas o bajábamos a la playa para tomar el aire. No lo hacíamos solamente para pasarlo bien, sino también por motivos de salud. Los retiros en la montaña y los balnearios junto al mar eran y siguen siendo una gran fuente de negocio, y lo que hacen fundamentalmente es proporcionar un poco de aire limpio y una mejor salud a sus clientes.

Evidentemente, en comparación con vivir y respirar en una metrópoli muy poblada que quemaba combustible constantemente para proporcionar calefacción, cocinar los alimentos, mover los medios de transporte y hacer funcionar la maquinaria industrial, el aire tonificante de la orilla del mar parecía tan impoluto como el del mítico edén. El aire del mar le parecía beneficioso a la gente, principalmente porque el que respiraban en casa no lo era. Pero ¿se debían a algo más que a un cambio de escenario los legendarios efectos curativos de la brisa marina?

Algunos estudios han mostrado que las personas que dejaron su trabajo de oficina y se mudaron a vivir a la costa parecen tener una mejor salud, en promedio, que las que se quedaron donde estaban. Por supuesto, este beneficio puede deberse a muchos motivos. Por ejemplo, puede tener más que ver con las razones por las que queremos vivir cerca del mar o a que poseemos la movilidad y los recursos que nos permiten efectuar un cambio. Puede no tener nada que ver con el aire puro.

## El olor del mar

Es posible oler y saborear el aire del mar mucho antes de llegar a la playa. Es inconfundible: ácido, ligeramente sulfuroso y lleno de recuerdos de helados y cremas bronceadoras.

El olor característico de la brisa del mar se debe a los gases liberados por los organismos marinos. El más conocido de dichos gases es el dimetilsulfuro (DMS). En altas concentraciones, huele más bien a repollo podrido, pero en niveles bajos, como en el mar, huele como una playa.

El olor del mar no es solo un producto de desecho. También es una forma en que la vida marina puede identificar zonas ricas en suministros de alimentos. El DMS también ayuda a que se formen nubes sobre el mar, que pueden actuar como una sombrilla en los días soleados, para evitar que los microorganismos atrapen demasiados rayos.

Estas respuestas permiten mantener el equilibrio ecológico del medio marino. No sería conveniente que proliferasen indefinidamente las algas a las que les gusta el sol; por lo tanto, a medida que crecen las poblaciones de algas, la mayor liberación de DMS atrae las nubes y los depredadores de algas. Igualmente, es perjudicial para el mar que haya muy pocas algas; por ello, cuando su población es baja, los menores niveles de DMS ayudan a mantener alejadas las nubes y los depredadores, por lo que las algas vuelven a florecer.

La sal marina no se disuelve en la atmósfera, pero el oleaje genera una fina neblina de partículas de agua que el viento y las olas dispersan por el aire. En estas gotas de agua hay sal, algo de yodo, magnesio y otros elementos. Pero aunque todos estos componentes sean útiles para el cuerpo humano, no hay suficientes de ellos en la brisa marina como para que el hecho de inhalarlos repercuta en el estado de salud. Además, podemos obtener fácilmente muchos minerales por medio de la comida.

El cuerpo humano tiene un contenido en sal del 0,9 %, aproximadamente. El agua de mar es unas cuatro veces más salada (su contenido en sal es del 3,5 %). Aunque se nos aconseje respirar la brisa marina, el agua de mar no figura en el menú. Incluso si nos estuviéramos muriendo de sed y estuviésemos totalmente rodeados por el agua, si esta agua fuese el agua salada del océano no podríamos utilizarla para beber. Si lo hiciésemos, moriríamos, probablemente.

Debido a que el agua salada está más concentrada que los fluidos salados de nuestro cuerpo, la inhalación deliberada de agua salada (de una solución salina hipertónica) arrastra el agua del cuerpo hacia la superficie de los pulmones. Esto puede hacer que a las personas con bronquitis u otros problemas pulmonares les resulte más fácil disolver la espesa mucosidad que obtura sus pulmones y expulsarla. De la misma manera, los aerosoles salinos hipertónicos también pueden ayudar a despejar las fosas nasales taponadas a causa de resfriados o alergias. Como la mayoría de las personas no tienen enfermedades pulmonares, tos crónica o la nariz tapada, sobre todo cuando planean ir a la playa, el aire salado no les aporta unos beneficios especiales.

Mucha gente cree que el aire está más limpio si el clima es ventoso, y en la costa, normalmente, hace más viento que en las zonas del interior. Esto se debe a que el agua absorbe y libera el calor a un ritmo más lento que la tierra, lo cual da lugar a diferencias de temperatura por la mañana y por la noche que activan el flujo del aire. El resultado es la brisa marina.

Pero aunque los fuertes vientos pueden llevarse la contaminación presente en el aire del lugar, también pueden traer la contaminación que haya en otros lugares. Las partículas contaminantes pueden quedar atrapadas en remolinos marinos o sufrir una reacción química al combinarse con las partículas de agua marina en suspensión y la luz solar, lo cual puede incrementar su toxicidad. Por lo tanto, puede ser que el aire de las playas azotadas por el viento no sea tan limpio, después de todo.

## TORMENTAS DE POLVO

El polvo ha sido durante mucho tiempo la pesadilla de los mineros, los agricultores y cualquier otra persona que trabaje en contacto con la tierra. En la década de 1930, una gran sequía más la pérdida de vegetación nativa dio lugar a que el viento arrastrase miles de toneladas métricas de tierra vegetal, lo cual convirtió las Grandes Llanuras estadounidenses en un inmenso depósito de polvo. No solo se perdieron granjas y medios de vida sino que, además, las partículas de polvo entraron en los pulmones de las personas, y miles murieron como resultado de ello.

No era la primera vez que ocurría algo así en el mundo. Los mismos efectos desastrosos de la contaminación sobre los pulmones humanos se vieron en Londres a raíz de la quema no regulada de carbón en los siglos XIX y XX, que dio lugar a que se extendiese un manto negro y sulfuroso sobre la ciudad. Desde principios del siglo XX, este tipo de contaminación pasó a ser conocida como *smog* (en castellano, este término se ha adaptado oficialmente como *esmog*).

## Acrónimos

🐢 La palabra *smog* (esmog) es un acrónimo, una fusión de las palabras *smoke* ('humo') y *fog* ('niebla') que refleja perfectamente las características de ambas.

*Los Angeles Times* utilizó por primera vez el término *smog* en 1893 en un artículo sobre las espesas brumas londinenses. Sin embargo, no fue hasta 1905, en un artículo que hablaba indistintamente de la *smoky fog* ('niebla humeante') y del *foggy smoke* ('humo neblinoso') que invadía Londres, cuando el doctor Henry Des Voeux llamó la atención del público sobre el término *smog*. Por lo tanto, esta peculiar palabra no aparece nunca en las historias de Sherlock Holmes, ni en los escritos de Hardy, Wilde o incluso Dickens, aunque todos ellos comentan las características de ese tipo de contaminación.

En el prefacio del poema *La caza del Snark*, escrito por el británico Lewis Carroll en 1874, se argumenta que un acrónimo del estilo del futuro *smog* surge cuando «decides que dirás las dos palabras pero no cuál de ellas dirás primero [...] pero si tienes el más raro de los dones, una mente perfectamente equilibrada, dirás [las dos a la vez]».

En un dilema sobre si había que pedirle al presidente Barack Obama que refutase (contradijese) o repudiase (rechazase) sus insinuaciones de que el movimiento Tea Party era racista, la política Sarah Palin unió ambos vocablos y acuñó un nuevo término, que se hizo famoso, en el 2010: *refudiate* (*refudiar*). He aquí otro ejemplo de este tipo de acrónimos.

---

Uno de los elementos tóxicos del esmog es un tipo de polvo conocido como *material particulado*. El aire que respiramos contiene distintos tipos de partículas. Las más grandes quedan atrapadas en la nariz, la boca o la garganta. Pueden ocasionar alergias y picores en la garganta, pero su efecto no va mucho más allá, así que no causan mucho daño a los pulmones.

Pero hay otras partículas que son mucho más pequeñas, con un grosor menor que el hilo de una telaraña. Esto las hace peligrosas. Debido a su tamaño diminuto, pueden sortear nuestras defensas y penetrar profundamente en nuestros pulmones, junto con el oxígeno que respiramos. Y una vez que están ahí, actúan como una astilla irritante y desencadenan una reacción inflamatoria. Algunas partículas aéreas diminutas también pueden actuar como medios de transporte de toxinas, sustancias químicas y metales. Y hay partículas ultrafinas (más de veinte veces más delgadas que el hilo de una telaraña) que pueden cruzar los pulmones y entrar en el torrente sanguíneo.

Como se analiza en el capítulo dieciséis, cuando hay una inflamación también existe la posibilidad de sufrir daños colaterales. En el caso de la contaminación atmosférica, las partículas finas provocan inflamación pulmonar; por lo tanto, estar expuesto a este tipo de polución incrementa el riesgo de padecer otras enfermedades pulmonares, incluido el cáncer de pulmón.

Asimismo la inflamación de los pulmones puede desencadenar procesos inflamatorios en otras partes, como los asociados con las enfermedades cardíacas. En consecuencia, la concentración de partículas finas en el aire que nos rodea (es decir, la calidad del aire que respiramos todos los días) repercute en gran medida en nuestra salud, sobre todo la pulmonar y la vinculada con la circulación sanguínea.

Muchas de las partículas finas que respiramos provienen de la quema de combustibles por parte de los vehículos y la industria, y de las reacciones químicas que tienen lugar en la atmósfera como resultado de estas emisiones. En consecuencia, nuestra exposición diaria está determinada en gran medida por lo cerca que vivimos del tráfico rodado y los enclaves industriales, así como por las condiciones climáticas imperantes, incluida la acción del viento, que contribuyen a que las emisiones se concentren en una zona o bien se dispersen. En algunos lugares, la contaminación atmosférica también tiene causas naturales, como los incendios, las erupciones volcánicas y la arena o la tierra levantadas por el viento.

Toda esta contaminación proviene de fuera de nuestras casas, del aire supuestamente limpio. ¿Por qué deberíamos recomendar a nuestros hijos, en tal caso, que salgan a inhalar una mayor cantidad de partículas tóxicas?

En otros tiempos, la razón era que la calidad del aire del interior de las casas solía ser mucho peor que la calidad del aire exterior. Cuando teníamos chimeneas encendidas, y velas y antorchas para alumbrarnos, permanecer en el interior era claramente tóxico. El aire interior se contamina con facilidad, sobre todo porque no está bien ventilado. En estos casos, abrir puertas y ventanas o salir de la vivienda («salir a tomar el aire») eran medidas de sentido común que salvaban vidas. Incluso en la actualidad, en los países en vías de desarrollo, la quema de combustibles sólidos para cocinar y calentar los espacios llena muchas estancias con pequeñas partículas tóxicas; de hecho, es probable que estas prácticas estén matando a tantas personas en el conjunto del mundo como el hábito de fumar.

De todos modos, incluso el aire de las cocinas que no tienen fogones de llama puede contaminarse, a partir del material particulado que desprende la cocción; y ese aire contaminado puede extenderse a otras partes de la vivienda, como se evidencia cuando podemos oler qué hay para cenar desde el otro extremo de la casa. Hay alimentos cuya cocción genera una mayor cantidad de partículas; es el caso de la carne y las grasas animales. Esta es la razón por la cual el beicon o la carne asada huelen tan estupendamente por toda la casa, en comparación con el olor que desprenden las patatas asadas. Además, cuanto más alta es la temperatura al cocinar (por ejemplo, cuando freímos, salteamos y asamos), más partículas se arrojan al aire. Si se cocina con gas, especialmente durante períodos prolongados, se desprenden más partículas que si se cocina por medios eléctricos, sin llama. Y, por supuesto, si se quema la comida, sea cual sea el método de cocción, esas partículas también se incorporan al aire y pueden olerse por toda la casa.

El impacto que pueden tener en la salud las partículas aéreas generadas por la cocción se puede estimar al observar las tasas de cáncer de pulmón. Todo el mundo sabe que fumar provoca cáncer de pulmón, pero a veces lo padecen personas que no han fumado en absoluto a lo largo de su vida. Este riesgo es potencialmente mayor en las mujeres que en los hombres y puede deberse, en parte, a la mayor cantidad de tiempo que estas suelen pasar en la cocina respirando las partículas que se desprenden al cocinar los alimentos, especialmente si utilizan aceite para sofreír o para freír por inmersión en el contexto de la cocina asiática.

La mayoría de las cocinas modernas tienen una campana extractora sobre el horno o los fogones cuyo objetivo es atrapar la mayor parte del material particulado (no lo absorben todo), así como los olores y la humedad que se desprenden al cocinar. La campana es bastante eficaz si nos acordamos de encenderla o si podemos tolerar el zumbido incesante de los extractores. De todos modos, si bien las campanas pueden contribuir a que no se extiendan tantas partículas por la casa, muchas de ellas no cubren lo suficiente los fogones delanteros como para que la persona que cocina se vea especialmente beneficiada.

## FUMAR MATA

La forma más práctica de perder años de vida es inhalar el humo del tabaco. La mitad de las personas que fuman durante muchos años mueren prematuramente por enfermedades relacionadas con este hábito. Su esperanza de vida se reduce en una década, en promedio, y viven muchos años con una menor calidad de vida a causa de los efectos directos del tabaco sobre su salud, sus pulmones, su corazón, su aliento e incluso su aspecto.

Sin embargo, durante gran parte de su historia, el tabaco se consideraba una especie de curalotodo, como el café y el alcohol, y se utilizó en casi todas las dolencias conocidas. ¡Incluso se usó para resucitar a los muertos!

## La reanimación por medio del tabaco

En el siglo XVIII no existía el boca a boca como recurso para la reanimación, sino que se utilizaba el humo del tabaco para hacer volver en sí a las personas aparentemente muertas por efecto del ahogamiento. Ahora bien, como los muertos no respiraban, no podían inhalar el humo, por lo que se les aplicaba internamente, como un enema.

Curiosamente, esta estrategia podría haber funcionado. El hecho de contener la respiración y sumergir la cabeza en agua fría puede provocar un reflejo que altere el ritmo cardíaco; esto les sucede a algunas personas. En casos excepcionales, este reflejo puede detener el corazón por completo. Esta es una posible explicación para la inexplicable muerte por «ahogamiento» que sobreviene a nadadores aparentemente fuertes o que se encuentran en aguas poco profundas, cerca de la costa.

Sin embargo, hay ocasiones en las que el corazón puede volver a latir si se introduce una gran cantidad de aire caliente directamente en el colon. Cuando el gas caliente distiende de pronto el intestino, este envía una señal urgente al cerebro a través del sistema nervioso que es lo bastante fuerte como para despertar a los muertos.

El beneficio reconstituyente del humo no tiene nada que ver con la nicotina ni con cualquier otra sustancia química contenida en él. Se debe a que la sangre no fluye cuando estamos muertos. A no ser que se cuente con los sistemas modernos de reanimación cardiopulmonar, la sangre no puede transportar las sustancias medicinales para que lleguen al corazón o al cerebro, ni siquiera si se inyectan directamente en una vena. Esta es probablemente una circunstancia afortunada, porque la nicotina es un veneno tóxico que solo pueden emplear de forma segura los recién «fallecidos».

Al igual que ocurre con los desfibriladores en el siglo XXI, el tratamiento con enema de humo era tan apreciado que se instalaron «estaciones de enema» en todos los puntos en que los ahogamientos eran habituales, a modo de salvavidas. Los socorristas estaban preparados para administrar el humo como recurso de primeros auxilios; el equipo de emergencia consistía en un tubo con el que aplicar el humo y un fuelle para empujarlo.

---

Como estaba extendida la creencia de que el humo del tabaco podía devolver la vida a los muertos, la gente de la época no podía imaginar que pudiese ser perjudicial. Ni los zombis ni el monstruo de Frankenstein formaban parte del imaginario popular todavía, por lo que la idea de traer de vuelta a las personas de entre los muertos se consideraba el truco más grande desde la resurrección de Lázaro. Aun así, a pesar de su éxito reconocido, este procedimiento tan «descortés» acabó por abandonarse, sobre todo porque se demostró que el principal agente activo del humo del tabaco, la nicotina, era venenoso. Y actualmente, con todo lo que sabemos, a cualquier no fumador bien informado le resulta difícil comprender cómo puede ser que cualquiera que esté en sus cabales opte por ser fumador.

Hace cincuenta años, casi la mitad de la población adulta era fumadora, y actualmente lo es uno de cada siete adultos. De estos, cinco de cada seis fuman a diario. Estos individuos no están locos, ni son imprudentes, ni «pasan de todo». Tampoco son muertos vivientes. Ocurre solamente que les cuesta imaginarse viviendo, tal vez incluso un solo día, sin fumar, sin el consuelo que les proporciona cada cigarrillo. Son adictos.

Si fumas, lo más importante que puedes hacer por tu salud es dejar ese hábito. Por favor, devuelve este libro y compra uno que trate el tema de cómo dejar el tabaco de forma permanente.

Pero lo más probable es que no fumes. Y ¿por qué debería importarte que otros quieran fumar? Es su problema, ¿no? ¡Vive y deja morir!

El hecho es que el humo también se cuela en nuestras vidas. Todos los días, los fumadores y su humo interactúan con los no fumadores en los entornos que comparten. Y algunas de los cientos de sustancias químicas tóxicas que contiene el humo pueden llegar a los no fumadores. Aproximadamente una de cada cinco personas no fumadoras tienen niveles detectables, en la sangre, de sustancias químicas derivadas de la descomposición de la nicotina inhalada. Son los denominados *fumadores pasivos* y el humo que los afecta se conoce como *humo indirecto* o *de segunda mano*.

## LOS FUMADORES PASIVOS

El humo del tabaco ajeno, o «de segunda mano», supone un riesgo importante para la salud. Las tasas de algunos tipos de cáncer, enfermedades cardíacas, accidentes cerebrovasculares, depresión y muchas otras enfermedades que acortan la vida se ven claramente incrementadas por la exposición al humo indirecto, incluso en personas que nunca han fumado.

La importancia de este efecto no es menor. Por ejemplo, los no fumadores corren un riesgo entre un 25 y un 33 % mayor de sufrir un ataque cardíaco o un accidente cerebrovascular si están expuestos de forma repetida al humo del tabaco. Este riesgo es el correspondiente a fumar cinco cigarrillos al día, a pesar de que la exposición al humo es de menos del 5 % de la que experimentan quienes fuman cinco cigarrillos diarios.

Debido a los claros peligros para la salud que presenta la exposición indirecta al humo del tabaco, se ha prohibido fumar en lugares públicos, o se ha limitado mucho esta práctica, tanto en espacios interiores como exteriores. Algunos países han prohibido incluso fumar en los automóviles. Junto con la disminución del número de fumadores, la evolución de las legislaciones antitabaco ha reducido la exposición al humo de segunda mano en más de dos tercios respecto a treinta años atrás, cuando aún era posible fumar en los aviones.

## El adiós al humo indirecto en los aviones

Hoy en día, la idea de volar a través de la nube tóxica del humo de otra persona es casi inconcebible. Además de los riesgos que ello entrañaba para la salud, había otro: el de que se prendiese fuego en la combinación de oxígeno y combustible de los depósitos centrales y el avión estallase.

En la década de los setenta, el 40 % de los adultos tenían el hábito de fumar. Los no fumadores, que al menos seguían siendo mayoría, ejercieron presión para defender sus derechos. No cabe sorprenderse de que las aerolíneas se mostraran reacias a prohibir fumar y exponerse así a perder el 40 % de la clientela. Para que los clientes que no fumaban no se sintiesen tan molestos y para no alentar posibles conflictos entre los pasajeros por este tema, se crearon dos espacios separados, el de los «fumadores» y el de los «no fumadores». En 1987, Australia pasó a ser el primer país en prohibir fumar en todos los vuelos nacionales. Todas las aerolíneas aceptaron gustosamente la medida, pues reconocieron que no tener que repartir a los clientes en dos espacios separados facilitaría la asignación de los asientos y que ello les permitiría reducir costes; los costes de la limpieza también serían menores. Ocho años más tarde, Australia prohibió también fumar en los vuelos internacionales. En Estados Unidos, la prohibición de fumar, tanto en los vuelos nacionales como en los internacionales, no se estableció hasta el año 2000.

---

Hoy en día, no se puede fumar en ningún avión ni en muchos lugares de trabajo, sobre todo en los espacios interiores. Es una medida importante porque el solo hecho de separar a los fumadores de los no fumadores, como se intentó en los aviones, no es eficaz, ya que las pequeñas partículas de humo se cuelan en todas partes, incluso en lugares que están relativamente lejos del foco.

La solución más habitual es enviar a los fumadores fuera, y es por eso por lo que vemos que se agrupan en el exterior de muchos edificios. Esta medida desplaza el problema, pero no acaba con él. Cualquier persona, animal y objeto que se encuentre cerca de un fumador, en un espacio interior o al aire libre, seguirá estando expuesto a su humo. Y todos tenemos que entrar o salir de los edificios en algún momento, por lo que muchas veces pasamos a través de esas nubes tóxicas.

## EL HUMO DE TERCERA MANO

A veces entramos en una habitación u otro espacio donde ha estado un fumador y reconocemos el persistente olor penetrante del humo de cigarrillo al instante. Este olor es causado por efluvios aromáticos que emanan de las partículas de polvo y alquitrán que cubren no solo las alfombras, las cortinas y los sofás sino también la ropa, el cabello e incluso la piel de los fumadores.

Estas partículas pueden permanecer en el lugar durante muchas semanas después de que el último cigarrillo se haya apagado y el humo haya desaparecido. Los residuos del humo vuelven a lanzar al aire sus sustancias químicas volátiles, lo cual da lugar al olor característico de las estancias en las que ha estado un fumador. Existe la denominación *humo de tercera mano* para referirse a estos residuos que regresan al aire.

A diferencia del humo presente en el aire, que tiende a disiparse con el tiempo, las toxinas del humo de tercera mano se acumulan con cada cigarrillo que se fuma en la habitación, de manera que la contaminación va aumentando progresivamente en la estancia. Cuantos más cigarrillos se fumen en un espacio, más olerá. Este efecto se nota especialmente en los espacios pequeños y cálidos, como el interior de los automóviles.

Es importante tener en cuenta que el humo de tercera mano es tan perjudicial como fumar un cigarrillo. Estos residuos contienen las mismas sustancias químicas tóxicas que se liberan al aire y permanecen ahí hasta que se inhalan o hasta que el viento se las lleva. La incidencia de todos los tipos de enfermedades que se ven favorecidas por el tabaco es más alta en quienes están expuestos al humo de tercera mano.

Otra característica importante de estos residuos de tabaco es que son notablemente resistentes a las medidas de limpieza convencionales. No podremos erradicar por completo el olor característico del humo ventilando la habitación, encendiendo un ventilador o pasando el aspirador hasta agotarnos. Esto se debe a que el alquitrán presente en el humo se adhiere a las superficies, las cuales van emitiendo poco a poco sustancias químicas tóxicas y olorosas, durante días o incluso meses.

La contaminación continua de los ambientes interiores con partículas que vuelven a liberarse al aire no tiene lugar, exclusivamente, a partir del humo de los cigarrillos. Muchos otros productos químicos generan un residuo tóxico que se sigue desprendiendo durante muchos meses. Un ejemplo clásico es el olor a coche nuevo, que puede persistir durante más de un año después del momento de la compra.

## El olor a coche nuevo

Los automóviles nuevos huelen de forma diferente a los viejos. Ni siquiera los vehículos usados que han sido perfectamente restaurados y reacondicionados para que parezcan nuevos huelen igual que los recién fabricados.

Se utilizan muchas sustancias químicas en la fabricación de un automóvil, contenidas en el plástico, la cola, la goma, los disolventes, el vinilo, las alfombrillas y, a veces, el cuero utilizados. Y como ocurre cuando se cocina una hamburguesa, algunas de estas sustancias químicas se liberan al aire cuando se calientan y podemos captar su aroma, especialmente cuando este se concentra en los estrechos límites de un espacio interior. Incluso meses después de la compra seguimos percibiendo el olor a coche nuevo en los días calurosos, ya que el calor hace salir los últimos residuos asociados con ese olor característico.

Aunque sea relativamente agradable, este aroma no es bueno para nuestra salud, como no lo es el olor a pegamento.

Con el tiempo, el olor a coche nuevo se desvanece o se ve superado por otros olores que impregnan el espacio, como los olores corporales, los residuos de las flatulencias y el olor de los restos de comida que se les han caído a los niños y han ido a parar debajo del asiento trasero. Pero durante mucho tiempo, el automóvil pareció nuevo y olió como tal.

Hay otros elementos en nuestras casas que van lanzando emisiones, como pinturas y barnices, productos de limpieza y desinfección, zapatos sudados, olores corporales e incluso los residuos de mascotas, mucho después de que la pintura se haya secado o de que la fuente del olor haya desaparecido. Evidentemente, estos gases desagradables se concentran en los interiores porque son espacios menos ventilados, por lo que tiene sentido abrir las ventanas y las puertas tanto como sea posible y permitirles escapar.

Otra estrategia popular utilizada para solucionar el problema de las emanaciones persistentes consiste en incrementar la temperatura del lugar lo máximo posible durante unos días, hasta el punto de que la mayor parte de las sustancias volátiles presentes en el lugar se han desprendido. A continuación se trata de abrir todas las puertas y ventanas, encender todos los ventiladores y expulsar esas emisiones.

## LOS TUBOS DE ESCAPE

La quema de combustibles fósiles por parte de los automóviles, las motos y los camiones sigue siendo una fuente importante de contaminación atmosférica. Los tubos de escape arrojan un amplio abanico de sustancias químicas y partículas tóxicas, que son levantadas por los movimientos de aire que genera el tráfico rodado y dan lugar al característico esmog en el que están envueltas muchas ciudades modernas.

Se pierden al menos tres veces más vidas cada año debido a las sustancias químicas nocivas que expulsan los vehículos que a causa de los accidentes automovilísticos. La mayor parte de estas muertes se deben a problemas pulmonares, que afectan especialmente a individuos vulnerables que ya tenían una enfermedad de los pulmones. Pero incluso si somos personas saludables, e incluso si estamos expuestos a niveles de contaminación inferiores a los que indican las pautas de calidad del aire habituales, cuanto más cerca vivimos y trabajamos de una carretera importante, mayor es el riesgo que corremos de sufrir problemas cardíacos, accidentes cerebrovasculares, demencia y algunos tipos de cáncer; incluso puede ser que nos volvamos menos fértiles. En términos numéricos, el efecto que tendría sobre la supervivencia humana el hecho de eliminar todos los gases de escape de los automóviles sería mayor que curar el melanoma.

Es fácil entender que los gases de los tubos de escape de los automóviles pueden ser dañinos. Todos hemos leído o visto en la televisión y en películas casos de personas que se quitan la vida por medio de encerrarse en su propio coche y respirar estos gases. Aunque los convertidores catalíticos de los motores modernos y otros elementos de seguridad dificultan esta opción, sigue constituyendo el segundo método de suicidio más habitual. Un sensor de cabina parece una solución fácil para evitar esta posibilidad. Hace años que están presentes en los aviones, donde están conectados con la caída automática de las máscaras de oxígeno en caso de emergencia. En los coches, un sensor de cabina apagaría el motor cuando se disparara. Esto salvaría miles de vidas cada año, al menos tantas como los airbags.

Pero aquellos de nosotros que todo lo que hacemos es caminar por la acera de una calle concurrida en un «cañón de hormigón» por el que no corre el aire en el seno de una metrópoli moderna no podemos confiar en contar con una alarma o una máscara de oxígeno que caiga de algún techo. La mayoría de los gases de escape son inodoros e invisibles; solo los vemos como esmog cuando reaccionan con la luz solar y otras sustancias químicas presentes en la atmósfera.

## El mal ozono

Normalmente pensamos que el ozono es el bueno de la película. Se encuentra flotando a unos veintidós kilómetros y medio de distancia de la superficie, en la estratosfera, constituyendo la famosa capa de ozono, y actúa como un protector solar, ya que evita que la Tierra reciba los impactos negativos de la luz del sol y su radiación ultravioleta. Pero en el nivel del suelo, donde no se supone que debe estar, el ozono tiene un lado oscuro, especialmente si entra en contacto con nuestros pulmones y nuestra piel.

Este «mal» ozono se genera cuando las emisiones industriales y las de los vehículos, como el dióxido de nitrógeno y los hidrocarburos volátiles, reaccionan junto con la luz solar y el oxígeno en la troposfera, que es el medio en el que vivimos y respiramos. Los niveles de ozono troposférico son más altos cuando el esmog afecta en verano a ciudades industriales como Los Ángeles y Pekín.

El problema que presenta el ozono es que es muy reactivo. Es por eso por lo que constituye una buena barrera protectora contra la luz ultravioleta en la atmósfera superior. Pero cuando llega a nuestros pulmones, puede reaccionar con las grasas superficiales y desencadenar inflamaciones y lesiones. Se produce algo semejante cuando inhalamos el humo de los cigarrillos, y ya sabemos cómo acaba la historia.

---

Si bien la mayor parte del material particulado proviene de la quema incompleta de los combustibles (el diésel sobre todo), hay que tener en cuenta que el uso de los frenos y los neumáticos, y la superficie de la carretera en sí, también generan pequeñas partículas que se liberan en el aire. Piensa en el humo visible que se crea con el giro *fast and furious*, 'rápido y furioso', de los neumáticos y el chirrido de los frenos en las películas. Aunque nunca viajamos tan deprisa, cada giro o frenada da lugar a una pequeña estela de humo. Teniendo en cuenta las muchas veces que giran las ruedas y las veces que usamos los frenos para detenerlas, así como los muchos millones de vehículos que están en circulación a diario, las partículas que se generan de esta manera representan una fuente importante de contaminación. Así que el único problema no son los gases que salen por los tubos de escape. Algún día todos poseeremos coches eléctricos y, a pesar de que no tendrán tubos de escape, sus frenos y neumáticos seguirán generando emisiones.

Reconociendo los riesgos evitables de la contaminación atmosférica, varios países han legislado con el fin de reducir las emisiones. Las nuevas legislaciones incluyen normas más estrictas en cuanto a las características de los vehículos, la reducción del tráfico por medio del fomento del transporte público, una nueva regulación de los impuestos que gravan los combustibles, el fomento de las fuentes verdes de producción de energía y mejoras tecnológicas. Estas últimas incluyen mejores combustibles, motores de bajas emisiones, convertidores catalíticos y sistemas de arranque y parada que apagan el motor en lugar de dejar que permanezca al ralentí. Algunos países incluso han adoptado regulaciones contra el ralentí, para limitarlo a no más de tres minutos por hora. Aunque el conjunto de estas medidas pueda parecernos exagerado actualmente, al final todos viviremos un poco más gracias a ellas.

### EN CONCLUSIÓN

Podemos abrir las puertas y mandar a los niños a tomar el aire. Podemos huir a la orilla del mar. Pero estas medidas afectan sobre todo a nuestra salud mental. El aire no es más puro fuera que dentro.

La contaminación se libera en el aire. Y en un mundo bien ventilado, el aire llega a todas partes; no hay forma de escapar de él. Las condiciones son claramente peores cerca de la fuente de contaminación; por ejemplo, junto a un fumador, en una calle con mucho tráfico o junto a los fogones de la cocina. Pero incluso si estamos a salvo en nuestra casa, en la que no fuma nadie, la proporción de pequeñas partículas tóxicas y de sustancias químicas que hay en el aire interior es muy similar a la que hay en el aire exterior.

El humo es nocivo para los fumadores. Y la contaminación lo es para todos quienes respiramos. Pero las cosas están cambiando. Al igual que ocurrió con el tabaquismo, el principal impulsor del cambio es la opinión pública y lo que la sociedad está dispuesta a aceptar. Hoy en día, nos alejamos horrorizados del tubo de escape humeante de un automóvil viejo o de una fábrica que vierte humo negro igual que nos apartamos de alguien que enciende un cigarrillo a nuestro lado. Y preferimos comprar el coche eléctrico o el calentador que creemos que generan menos emisiones, no solo por motivos económicos, sino conscientes de que este tipo de decisiones son de vida o muerte.

# ¿De veras tengo que...

# 13

## ... tomar más el sol?

Pregunta: *¿Por qué nos hace más fuertes la luz del sol?*
Respuesta: En última instancia, todos nuestros superpoderes provienen de la luz radiante del sol cuando está amarillo.

P: *¿Qué tiene de malo permanecer en espacios interiores?*
R: Pregúntaselo a cualquier prisionero. La luz del sol constituye una huida.

P: *¿Estaré bien si me da el sol siempre que no me exponga demasiado?*
R: Si te expones demasiado, se te quemarán las alas.

P: *¿Por qué no puedo tomar vitamina D en lugar de tomar el sol?*
R: No es lo mismo, así como un zumo de fruta nunca va a sustituir a una manzana o una naranja.

P: *¿Puede ser que me salgan más arrugas y manchas si tomo el sol?*
R: No si cuidas tu piel.

P: *¿Cómo puedo llevarme el tiempo atmosférico conmigo?*\*
R: Ya lo estás haciendo.

P: *¿Puedo tener un subidón por medio de tomar el sol?*
R: Pregúntaselo a Ícaro.

---

\* De nuevo el autor juega con el título de una canción. Esta vez se trata de *Everywhere you go* de la banda australiana-neozelandesa Crowded House. La expresión hace referencia a los paralelismos entre clima y estado de ánimo.

Si hubiera un símbolo de la salud y la felicidad, sería un sol con una amplia sonrisa radiante. Por el contrario, la aflicción y la tristeza pueden asociarse con estar mirando hacia fuera en un día sombrío, mientras gotas de lluvia con forma de lágrimas van cayendo constantemente procedentes de un nubarrón.

Es habitual que la mente haga asociaciones entre lo que es similar. La luz del sol y la felicidad tienen mucho en común. Ambas constituyen ambientes y tienen sus estaciones. Ambas producen una sensación de calor en nuestra piel, muchas veces al mismo tiempo. Ambas son esenciales para nuestra buena salud y sus efectos persisten incluso mucho después de que hayan dejado de estar presentes. Ambas nos dan la energía que necesitamos para lanzarnos a hacer lo que debe hacerse.

## Superman y el ser humano

En realidad, Superman no es tan diferente de nosotros. No es tan súper sin la luz del sol. En el interior, atrapado en la oscura oficina del *Daily Planet*, se convierte en Clark Kent, su *alter ego* débil y miope. Pero cuando está en el exterior en un día soleado, su condición física y su visión a larga distancia son imparables.

Superman obtiene toda la energía que necesita para conservar sus extraordinarios superpoderes de la luz radiante del sol amarillo, que almacena en sus abundantes músculos para utilizarla llegado el momento.

Ocurre algo semejante con las plantas verdes, las cuales utilizan la energía radiante del sol para generar reservas (de azúcar) que pueden quemar después con distintas finalidades. Esto significa que las plantas (y Superman) pueden operar en la oscuridad, a diferencia de los paneles solares.

Si bien los humanos no captamos directamente la energía del sol, toda la fuerza que necesitamos para levantarnos e ir de aquí para allá tiene su origen en la luz radiante del sol amarillo, como en el caso de Superman. Ocurre solamente que obtenemos dicha energía de forma indirecta, comiendo plantas, animales que comen plantas o animales que comen animales que comen plantas. De manera que todos nuestros superpoderes provienen del sol, en última instancia.

---

El Sol ha sido adorado como una deidad no solo por las culturas paganas, sino por casi todas las civilizaciones en un momento u otro. Muchas personas lo consideran el origen último de su ser. Y de manera indirecta, realmente lo es.

Sin embargo, hoy en día no hay mucha gente que adore al Sol. La mayoría de nosotros pasamos menos del 7 % del tiempo al aire libre. Y cuando salimos, solemos hacerlo tapados desde los pies hasta la cabeza. Necesitamos cambiar estos hábitos. Por el bien de nuestra salud, ya es hora de que salgamos a tomar el sol.

## LOS RAYOS DE SOL

La luz tarda un poco más de ocho minutos en viajar desde la superficie solar hasta la superficie terrestre. Los rayos de sol constituyen una mezcla compleja de distintos tipos de luz que presentan distintas longitudes de onda, y cada tipo de luz tiene algún efecto sobre nuestra salud.

Menos de la mitad de la luz solar que llega a la Tierra tiene una longitud de onda que podamos percibir con nuestros ojos. La luz visible se compone de todos los colores (de todas las longitudes de onda) que podemos ver en los arcoíris.

La otra mitad de la luz que llega a la superficie de la Tierra es la radiación infrarroja. Todo aquello que está caliente emite radiación infrarroja, incluidos los cuerpos humanos y los ojos de Superman. Pero como el Sol está medio millón de veces más caliente, emite muchos más infrarrojos.

En general, el ojo humano no puede ver la luz infrarroja, a menos que usemos gafas de visión nocturna. Sin embargo, aunque no podemos verla, podemos sentir cómo su energía radiante penetra en nuestra piel y la calienta. Las nubes reducen la intensidad de la radiación infrarroja que llega a nuestra piel, por lo que la sentimos un poco más fría cuando el sol se oculta detrás de una nube. De todos modos, la radiación infrarroja puede penetrar a través del cristal, por lo que podemos sentir el calor del sol si nos sentamos junto a una ventana, aunque no salgamos al exterior.

## Los gases de efecto invernadero y el calentamiento global

Todo tipo de cuerpos calientes emiten radiación infrarroja, la cual calienta todo aquello con lo que establece contacto. La radiación infrarroja del cálido Sol calienta la Tierra. Esta, calentada, también emite radiación infrarroja, pero no tanta como el Sol, porque no está tan caliente.

La atmósfera que rodea la Tierra tiene una función semejante a la de una manta en nuestra cama. Impide que parte de la radiación infrarroja de nuestro calor corporal se pierda por la noche y nos mantiene cálidos y a gusto. Esto también se conoce como *efecto invernadero*, porque el vidrio o el plástico que cubren los invernaderos actúan de la misma manera: conservan el calor dentro cuando hace frío fuera.

Si la Tierra no tuviese atmósfera, el efecto sería análogo a dormir desnudos bajo las estrellas en lugar de estar metidos en la cama. Nuestro mundo estaría congelado en un invierno eterno; la temperatura media sería de unos -18 °C.

Las emisiones de carbono liberadas a la atmósfera al quemar el carbón, el gas y el petróleo de forma ineficaz incrementan la retención de la radiación infrarroja. En esencia, la Tierra se ve envuelta en una manta doble muy gruesa, incluso en verano. Aunque la fuente de calor no esté más caliente, sí hace mucho más calor en la cama. Esta es una de las principales razones por las que la temperatura global ha ascendido significativamente en el último siglo.

---

Entre un 2 y un 5 % de la luz solar es radiación ultravioleta (UV). Y como ocurre con la luz visible de los arcoíris, la luz UV también presenta distintas longitudes de onda, todas las cuales pueden provocar quemaduras solares y dañar nuestra piel.

La mayor parte de la radiación ultravioleta que llega a la superficie de la Tierra y a nuestra piel es la UVA, cuya intensidad se mantiene relativamente constante a lo largo de las horas diurnas, haya o no nubes y sea cual sea la estación del año, ya que nuestra atmósfera apenas obstaculiza su entrada. En cambio, la capa protectora de ozono de la atmósfera superior impide el paso al menos al 95 % de los rayos UVB. Esta es una circunstancia afortunada, porque a pesar de que la cantidad de radiación UVB es cincuenta veces más pequeña que la cantidad de radiación UVA, tiene una capacidad mil veces superior de ocasionar quemaduras solares y daños en la piel. A pesar de que la atmósfera realiza un gran trabajo como protector solar, la cantidad total de radiación UVB puede variar entre la mitad y el doble de la media según el lugar, la hora del día y la estación del año. Los momentos en los que llega una mayor cantidad de radiación UVB a la superficie son aquellos en los que nos quemamos con mayor facilidad.

Por ejemplo, bajo un cielo despejado cerca del ecuador, los niveles de UVB son mucho más altos que los que encontraríamos en un día soleado en las latitudes norte o sur, donde la luz del sol atraviesa la atmósfera terrestre formando un ángulo y debe traspasar una capa de ozono mucho más gruesa antes de llegar a nosotros.

De forma similar, cuando el sol está más alto en el cielo, brillando directamente hacia abajo alrededor del mediodía, hay menos grosor atmosférico entre él y nuestra piel, por lo que se da una incidencia relativamente mayor de UVB en esos momentos. Esta es la razón por la que se nos suele recomendar que evitemos exponer la piel al sol durante las horas de mayor incidencia de la radiación UVB, es decir, entre las diez de la mañana y las tres de la tarde, generalmente.* En cambio, el hecho de que la luz del sol deba atravesar un mayor grosor atmosférico al comienzo y al final del día implica que, en esas horas, los niveles de UVB pueden ser de menos de un tercio que los que nos llegan en la mitad del día. Por esta y muchas otras razones, estos son los mejores momentos para estar activo en el exterior. Alrededor del mediodía podemos echar una siesta.

## La siesta

En muchos países, es habitual retirarse al interior hacia el mediodía, cuando la incidencia de las radiaciones ultravioleta es mayor, y echar una siesta.

Esta costumbre no está asociada con el calor, solamente. Incluso en los climas más fríos es habitual experimentar una disminución temporal del estado de alerta y un deseo ineludible de relajarse durante un tiempo. Esta sensación de adormecimiento es más manifiesta después de haber tomado

---

* Comprueba la franja de tiempo recomendada según tu huso horario. En muchos lugares se considera que el lapso de tiempo durante el cual el sol puede ser más perjudicial se extiende hasta las cuatro de la tarde. (N. del T.)

una comida copiosa y, tal vez, una copa de vino, seguida de inmediato por un gran postre. ¿Recuerdas cómo te sientes después de la comida de Navidad? No es el exceso de pavo, sino el exceso en sí lo que alienta nuestra respuesta biológica. No es sorprendente que después de una comilona nos apetezca tumbarnos un rato.

La siesta tiene que ver con mucho más que evitar los rayos UV, digerir la comida o escapar de los suegros después de una comida festiva. Quienes hacen siestas cortas (de menos de treinta minutos) de forma habitual presentan tasas más bajas de presión arterial alta, diabetes y enfermedades del corazón y tienen una esperanza de vida un poco mayor. De todos modos, no está claro si estos beneficios se deben a la siesta. Puede ser que las personas que disponen del tiempo y el espacio que les permite hacer la siesta en la mitad del día no sean las mismas que siempre vuelven corriendo al trabajo o que combaten el bajón posterior al almuerzo por medio del estrés y la cafeína.

---

Así como las nubes hacen mucho para filtrar la radiación infrarroja, hacen muy poco para filtrar los rayos UVB. Incluso en los días nublados de verano, en los que experimentamos cierto frescor, los niveles de UVB pueden estar peligrosamente altos para la piel desprotegida. En cambio, el vidrio convencional impide el paso a la radiación UVB; por este motivo, aunque sintamos el calor radiante del sol, nunca nos quemará si estamos dentro de una «burbuja de cristal» (en el interior de nuestro automóvil o en la oficina, por ejemplo) a menos que abramos la ventana y dejemos que incida directamente sobre nuestra piel.

Cuanto más subimos, menos atmósfera hay entre nosotros y el Sol. De manera que la exposición directa de nuestra nariz descubierta a los UVB puede ser un tercio más elevada cuando estamos esquiando en la alta montaña que cuando estamos tomando el sol al nivel del mar. La luz ultravioleta también puede rebotar en las superficies altamente reflectantes, como la nieve, lo cual duplica nuevamente los niveles de UVB a los que están expuestos los esquiadores y otros entusiastas de la montaña. Por eso estas personas se ven siempre tan bronceadas; con el tiempo, también desarrollan más arrugas de lo habitual. Al nivel del mar, la luz solar reflejada en la arena y el agua también puede incrementar ligeramente la exposición, aunque el efecto es diez veces menor que cuando los rayos se reflejan en la nieve fresca. El problema es que al nivel del mar solemos tener expuesta una superficie de piel diez veces mayor que la que tenemos al descubierto cuando estamos en la alta montaña.

Durante el último siglo, el uso generalizado de clorofluorocarbonos (CFC) en la industria ha desembocado en la mengua del ozono de la atmósfera superior. Y el ozono es uno de los factores atmosféricos que filtran los rayos UVB. Por lo tanto, la disminución de los niveles de ozono en la atmósfera superior en los últimos cincuenta años ha permitido que nos lleguen más UVB, lo cual ha acortado significativamente el tiempo que tarda en quemarse nuestra piel cuando está expuesta a la luz solar directa. El debilitamiento de la capa de ozono no ha contribuido al calentamiento global (y al consiguiente cambio climático), pero ambos fenómenos son causados por la actividad humana y son peligrosos para nuestra salud. En cualquier caso, se pueden evitar, como ha demostrado la reciente estabilización del «agujero» de la capa de ozono sobre la Antártida tras los grandes cambios introducidos en cuanto al empleo de los CFC.

## EL DÍA D

Nuestra piel también absorbe la luz radiante del sol cuando está amarillo. Y al igual que Superman, también la usamos para generar algo que nos hace más fuertes y rápidos: la vitamina D. La mayoría de los adultos obtienen más del 90 % de la vitamina D a través del contacto del sol con la piel. Sin ella, podemos volvernos débiles y frágiles; podemos ser tan diferentes de un deportista profesional como es diferente de Superman el ser humano promedio.

La luz ultravioleta es destructiva, como el fuego. Pero también es posible utilizar el fuego para cocinar. De la misma manera, nuestra piel usa parte de la dañina radiación UVB que penetra en ella cuando estamos expuestos a la luz del sol para «cocinar» un precursor de la vitamina D. Este precursor es la vitamina $D_3$ o colecalciferol, y la sustancia de base con la que se elabora es el colesterol sobrante.

Esta vitamina $D_3$ es enviada al hígado, donde se convierte en una vitamina D almacenable. Luego se libera a la sangre, donde circula durante unas semanas antes de ser almacenada en nuestra grasa. Desde ahí, solo se libera cuando es necesaria, es decir, cuando la luz del sol deja de estar presente. Esto puede ocurrir mañana, cuando debamos volver a trabajar dentro de la oficina después de nuestras largas vacaciones veraniegas, o puede ocurrir al cabo de muchos meses, cuando la luz del verano se desvanezca en un invierno frío y oscuro. En este caso puede ser que casi no salgamos fuera o que nos tapemos tanto que apenas esté expuesta alguna parte de nuestra piel. Las reservas de vitamina D que se generan gracias a la cálida luz del verano nos han permitido, literalmente, vivir en climas muy fríos.

## La piel blanca y la piel negra

Aunque todos somos muy parecidos por dentro, presentamos muchos colores de piel diferentes. La mayoría de las personas piensan que la razón de ello debe de ser la acción de la luz solar.

Es probable que todos nuestros antepasados remotos tuviesen la piel oscura. Al no ser animales peludos, los altos niveles del pigmento de la piel, la melanina, los protegían contra los estragos que habría causado entre ellos la radiación UVB en la sabana ecuatorial, muy expuesta al sol. En este caso, la supervivencia de los más aptos quería decir la supervivencia de los más negros. Si hubiesen tenido la piel clara, no habrían tardado en morir de cáncer de piel y a causa de los bajos índices de fertilidad, debido a la destrucción del folato de la piel por obra de la radiación UVB.

Sin embargo, cuando nuestros antepasados se expandieron por territorios más fríos y menos soleados, la piel oscura pasó a constituir una desventaja. Menos luz solar y menos UVB por unidad de luz solar implicaba que el cuerpo podía fabricar una cantidad muy inferior de vitamina D. Ahora, los únicos individuos que podían sobrevivir eran los que tenían la piel más clara. La supervivencia de los más aptos pasó a significar la supervivencia de los más blancos. Fue así como, en el transcurso de varios milenios, la piel de los habitantes de Europa y Asia se fue aclarando.

El alimento que contiene los niveles más altos de vitamina D es el pescado azul. Posiblemente esta es la razón por la cual algunos pueblos indígenas del Ártico, que comen este tipo de pescado en grandes cantidades, han conservado la piel oscura, a pesar de que su cuerpo produce poca vitamina D durante el invierno. En cambio, el amor de los escandinavos por los arenques no fue suficiente para contrarrestar su palidez genética.

---

Nuestra piel produce la vitamina D con mucha eficacia, por lo que no es necesario exponerla demasiado al sol. Basta con que la cara, los brazos y las manos estén expuestos al sol del verano durante diez minutos al día para que obtengamos la vitamina D que necesitamos. Cuanta más superficie de piel esté en contacto con la luz solar y cuanto mayor sea el tiempo de exposición, mayor es la cantidad de vitamina D que podemos producir; a veces esta cantidad es suficiente para poder sobrevivir a lo largo de un invierno en el que la piel apenas entra en contacto con la luz solar durante semanas.

Cuando nos miden los niveles de vitamina D a través de un análisis de sangre, solamente puede determinarse la cantidad que hay en el torrente sanguíneo, lo cual es indicativo de la cantidad de sol a la que hemos estado expuestos durante las últimas semanas. Como la mayoría de nosotros pasamos gran parte de la vida en espacios interiores, más de la mitad de los adultos presentan unos niveles sanguíneos de vitamina D que se considera que son bajos. Evidentemente, los bajos niveles de vitamina D son un problema que es especialmente habitual entre los individuos muy sedentarios, los obesos, los internados, los débiles y los ancianos, quienes no salen mucho al exterior. Pero incluso los trabajadores de oficina que aparentemente están en forma y que trabajan desde el amanecer hasta el anochecer corren el riesgo de no producir la cantidad de vitamina D que necesitan.

El déficit de vitamina D supone un problema porque nuestro organismo la utiliza para regular los niveles de minerales clave, como el calcio, el hierro, el magnesio, el fósforo y el zinc. Si nuestros niveles de esta vitamina son demasiado bajos, el equilibrio entre nuestros minerales también cambia. Para compensar la carencia, los huesos empiezan a deteriorarse a un ritmo un poco más rápido del habitual y la velocidad de producción de hueso nuevo se reduce ligeramente. Esto hace que los huesos liberen parte de su contenido en minerales. A largo plazo, esta es la razón por la cual los niveles bajos de vitamina D conducen a un debilitamiento progresivo de los huesos, lo cual incrementa el riesgo de que se fracturen.

Pero contar con la cantidad suficiente de vitamina D es más que un medio para fortalecer los huesos; muchas otras partes del cuerpo responden también a ella. Esta es la razón por la cual los niveles bajos de vitamina D se han asociado con un mayor riesgo de sufrir ciertos problemas de salud, como enfermedades cardíacas, diabetes, esclerosis múltiple, demencia y algunos tipos de cáncer. Es difícil saber si todo esto es causado realmente por los niveles bajos de vitamina D o si lo que ocurre es que las personas inactivas, frágiles o que están siempre en espacios interiores tienen más probabilidades tanto de experimentar problemas de salud como de presentar unos niveles bajos de esta vitamina.

## NUESTRO DESTINO, EN LAS ESTRELLAS

Como dice la Biblia, «hay una temporada para todo, un tiempo para cada actividad». Esto es especialmente cierto en relación con la salud y la enfermedad humanas, a cada una de las cuales les llega el turno.

Los antiguos babilonios rastrearon el curso anual del Sol a través del cielo y dividieron este en doce partes, conocidas como los *signos del Zodíaco*. Se decía que los nacidos en ciertas épocas del año estaban sometidos a determinados influjos estelares. Muchos aún creen que la época del año en la que nacieron (es decir, su signo zodiacal) ha determinado en gran medida el tipo de persona que han llegado a ser.

Pero esta división puede no tener tanto que ver con que nuestro destino esté ligado a las estrellas lejanas como con el clima propio de las distintas épocas del año y sus efectos sobre la dieta y el estilo de vida. Por ejemplo, los bebés nacidos en otoño crecieron en el útero materno durante la primavera y el verano, estaciones fundamentalmente cálidas, por lo que puede ser que estén un poco más saludables que los bebés que se gestaron durante los rigores del invierno y nacieron en primavera. Esta puede ser la razón por la cual la época en la que hemos nacido influye en muchos aspectos relativos a la salud que tendremos; influye por ejemplo en las probabilidades que hay de que desarrollemos una enfermedad mental o cardíaca, o de que tengamos epilepsia o demencia. Según algunos estudios, los bebés que nacen en primavera tienen una esperanza de vida un poco menor que los que nacen en otoño, y tienen menos probabilidades de llegar a centenarios. El efecto no es muy grande; no estamos limitados por nuestro signo del Zodíaco. Pero sí estamos influidos por él.

Si la época del año en la que nacemos es tan importante como para repercutir en nuestra salud, no debe sorprender que también pueda repercutir, mínimamente, en otros aspectos, como la personalidad, el estado de ánimo y la mano que usamos para escribir. De hecho, incluso es posible averiguar con cierta precisión, mediante un escáner cerebral, qué tiempo hacía en el momento en que nacimos.

También es cierto que en algunas épocas del año solemos estar más bajos de ánimo y enfermamos con mayor frecuencia, mientras que en otras épocas nos sentimos llenos de una vitalidad sobrehumana. Pregúntale a cualquiera por qué ocurre esto y seguramente te dirá que la culpa la tiene el clima.

Ciertamente, el clima exterior puede influir de forma significativa en cómo nos sentimos por dentro. No tanto como cree la mayoría de la gente, pero lo suficiente como para que algunas personas se sientan un poco más vitales en los días cálidos y soleados. Por supuesto, no todo el mundo se siente estimulado por la luz del sol; hay a quienes les encantan los días lluviosos. Y la mayoría de los individuos no se ven afectados en ningún sentido, probablemente porque pasan la mayor parte del tiempo en espacios interiores.

Un tiempo más cálido nos acerca a nuestra zona de confort, que suele corresponder a unos 20 °C, una temperatura en la que no necesitamos sudar para conservar el frío ni movernos y temblar para conservar el calor. Cuanto más nos alejamos de esta zona de confort, hacia un mayor calor o un mayor frío, menos a gusto nos sentimos, y esto tiene un papel en nuestras emociones y en los temas de salud vinculados con ellas.

Pero la temperatura no es el único aspecto relevante de las estaciones. Por supuesto, el verano es predominantemente caluroso y el invierno es principalmente frío, pero sabemos que en primavera y en otoño el clima es impredecible. Este tipo de inestabilidad climática puede producirnos una vaga insatisfacción. Y cuanto mayor es el cambio, mayores son los problemas.

## Malos vientos

Muchas culturas tienen un dicho según el cual se presentan «malos vientos que no traen nada bueno». No es solo una expresión; hay lugares del mundo que experimentan fuertes vientos y en los que la temperatura fluctúa con enorme rapidez.

Por ejemplo, en algunas zonas, el aire frío y húmedo del invierno llega a lo alto de una cordillera elevada y empuja al aire cálido y seco que estaba ahí, por lo que este baja rápidamente por la otra vertiente. Los ejemplos más famosos son el viento *foehn* en Europa y el *chinook* de las Montañas Rocosas. En estas últimas se produjo el cambio más rápido en la temperatura del aire que se haya registrado: de los -20 a los 7 °C en solo dos minutos.

No es sorprendente que estos vientos cálidos hagan sentirse mal a las personas; o, al menos, que les hagan sentir que llevan la ropa equivocada.

Al menos la mitad de los adultos afirman experimentar alteraciones en su salud coincidiendo con los cambios de tiempo. Algunas de estas alteraciones son dolores de cabeza más frecuentes, dolor en las articulaciones, cansancio e incluso más resfriados. Por supuesto, los resfriados son causados por los virus, no por el tiempo, como veremos en el capítulo catorce. Pero cuando cambia la temperatura del aire, también lo hace la sensación de congestión en la nariz. Aunque las fosas nasales no se taponen en realidad, el hecho de que el aire pase a estar más húmedo y caliente hace que las sintamos más congestionadas, como ocurre cuando estamos en la ducha. Pero una vez que salimos de la ducha, el contacto con un aire más frío y menos húmedo ocasiona que percibamos de pronto la nariz menos obstruida y, como resultado de ello, que sintamos la mente más despejada. Se produce este mismo fenómeno, pero a la inversa, cuando salimos de un espacio interior en el que el ambiente era frío y seco a causa del aire acondicionado y nos encontramos con un ambiente cálido y húmedo en el exterior: puede ser que sintamos la nariz más tapada y la cabeza más embotada. Y le echamos la culpa al tiempo, por supuesto.

La inmensa mayoría de las personas que sufren artritis o dolor de espalda crónico realmente experimentan más molestias en los días tormentosos, fríos o húmedos y se sienten mejor en los días cálidos. No se sabe si esto ocurre por causas directas (por ejemplo, debido a que las articulaciones o los nervios cambien con el clima) o indirectas (por ejemplo, debido a los efectos del clima sobre nuestro estado de ánimo, comportamiento, dieta, actividad física, movilidad, cooperación y percepción de la enfermedad o el dolor).

Las afecciones alérgicas como la fiebre del heno, la dermatitis y los ataques de asma son más habituales en primavera, ya que el polen y el polvo son azotados por vientos más fuertes y tienen un efecto irritante. El aire húmedo asociado con las tormentas estacionales también puede concentrar y descomponer el polen y la contaminación en partículas más pequeñas que se inhalan y llegan más fácilmente al fondo de los pulmones, por lo que pueden desencadenar ataques de asma. Del mismo modo, las condiciones de calidez y humedad promueven la liberación de esporas de hongos, que pueden desencadenar alergias en algunas personas.

Finalmente, el cáncer de mama se diagnostica con mayor frecuencia en primavera y el comienzo del verano. Esta relación es más pronunciada cuanto más nos alejamos del ecuador, es decir, en las latitudes en las que los cambios estacionales son más pronunciados. Tiene lugar una correspondencia similar en el diagnóstico de cáncer de próstata en los hombres. Pero esto no se debe a que una determinada estación ocasione cáncer. La primavera es, tradicionalmente, la época del año en que tratamos de poner las cosas en orden; por ejemplo, es entonces cuando hacemos limpieza general en el hogar. También es entonces cuando decidimos, por fin, ir al médico.

### ¿Tienes alergia a la luz del sol?

¿Alguna vez has salido de casa durante el día y lo primero que has hecho ha sido estornudar? Al menos un tercio de los adultos estornudan cuando miran de repente una luz brillante. Esta es la prueba definitiva de que la luz del sol está conectada a nuestro cerebro.

Los ejemplos clásicos son salir al aire libre en un día soleado, abrir las cortinas o salir a la luz después de conducir por un túnel. Algunas personas estornudan si el *flash* de una cámara les da en la cara.

La causa de este reflejo sigue siendo un misterio. Es probable que sea la misma que hace que la mayoría cerremos los ojos cuando estornudamos (esta reacción ocasiona accidentes de tráfico con demasiada frecuencia).

## CIELOS AZULES

El clima estacional es más importante para nuestra salud que las sensaciones de calor y frío en nuestra piel o su capacidad de generar vitamina D. La cantidad de luz visible que entra en nuestros ojos, y su intensidad, también afecta, definitivamente, a las funciones de nuestro cerebro y la forma en que nos sentimos. Esto es así gracias a los sensores de luz especiales que hay en la parte posterior de nuestros ojos. Estos sensores no son los mismos que los que usamos para ver, y los utilizamos para que nos ayuden a sentirnos como debemos sentirnos.

Estos sensores de luz están conectados con partes de nuestro cerebro que controlan nuestro reloj corporal. Todos los animales tienen un reloj que hace que las funciones de su cuerpo sean las apropiadas según la hora del día. Este reloj no regula solamente el momento de dormirnos y el de despertarnos (el llamado *ciclo del sueño*), sino también una gran cantidad de ritmos biológicos diarios, como los relativos a nuestro estado de ánimo, nuestro estado de alerta y nuestra velocidad de reacción, y aspectos como la temperatura corporal, la presión sanguínea y el apetito.

Exponer los ojos a la luz del sol es una estrategia importante de regulación del reloj biológico. Esto es evidente para cualquiera que, experimentando el *jet lag*, sale a caminar y regresa renovado, adaptado a la nueva zona horaria. En particular, la luz en los ojos estimula al cerebro a estar un poco más alerta y concentrado a la hora de pensar. Es de día, así que recibimos la señal de que es el momento de despertarnos. Este estímulo tiene cierta similitud con el que obtenemos después de tomar una taza de café. Y como ocurre con el café, demasiada luz en el momento incorrecto (por ejemplo, si estamos delante de la brillante pantalla del ordenador por la noche) también puede hacer que nos cueste dormirnos.

Curiosamente, no toda luz puede hacer esto. Aunque cualquier luz visible tiene un efecto estimulante sobre nuestro cerebro en comparación con estar en la oscuridad, parece ser que son las longitudes de onda azules las que realmente estimulan nuestros sensores de luz y, por lo tanto, nuestro cerebro. Esto no quiere decir que toda la luz que nos ilumine deba ser ni parecer azul como el cielo. La luz azul está contenida en la mayor parte de la luz blanca (por ejemplo, la que emiten las bombillas fluorescentes, las pantallas de televisión y los ordenadores), pero donde está más presente es, con diferencia, en la luz del sol.

La luz azul es especialmente predominante en nuestros ojos al amanecer; así que, tal vez, esta respuesta que tienen ante la luz azul es una de las formas en que nuestros ojos pueden ayudarnos a empezar el día, a modo de «taza de café».

## El cielo rojo

Se supone que el cielo rojo del ocaso deleita a pastores y marineros por igual, como señala un viejo dicho inglés.

La luz del sol contiene todos los colores del arcoíris. La mayoría de ellos atraviesan la atmósfera terrestre, como la luz cuando cruza una ventana transparente. Pero los elementos químicos presentes en nuestra atmósfera pueden dispersar la luz solar que entra en una longitud de onda violeta-azul. El efecto se parece al de un difusor de un tubo fluorescente que hace que la luz se expanda por todo un espacio de trabajo, si bien la atmósfera dispersa la luz azul solamente. Por eso se ve azul el cielo diurno.

El cielo solo se ve rojo al principio y al final del día, precisamente porque es azul durante el día en otro lugar. El sol que vemos en el horizonte como una bola naranja en un cielo rojo iridiscente es el mismo que vemos de color amarillo pálido sobre un fondo azul brillante al mediodía, cuando la Tierra ha dado un cuarto de vuelta.

Al anochecer y al amanecer, el ángulo del sol es tan bajo en el cielo que su luz atraviesa un grosor de atmósfera mucho mayor, y la luz azul es eliminada antes de que llegue a nuestros ojos. Si le quitamos todas las longitudes de onda azules a la luz solar, se verá entre naranja y roja; de ahí que el cielo sea rojo en estos momentos.

El motivo de que el cielo rojo del ocaso sea propicio para los pastores y los marineros es que si pueden ver una puesta de sol roja en el oeste, el ambiente tiene que estar despejado en esa dirección. Y dado que las novedades en el tiempo atmosférico suelen presentarse por el oeste, es probable que el día siguiente sea soleado y brillante.

Por el contrario, el cielo rojo de la mañana hace que todo el mundo se sienta medio dormido (a causa de la falta de luz azul en los ojos) y anticipa siniestramente el frente frío que aparecerá por el este, por donde estaba saliendo el sol.

---

Otra explicación para este fenómeno es que nuestra evolución empezó bajo el mar, donde el azul es el único color de luz que penetra muy profundamente. Entonces solo podíamos distinguir el día de la noche por la percepción de la luz azul.

Esta es también una de las razones por las que la mayoría de los peces de aguas profundas son de color rojo. Al no llegar la luz roja a las profundidades, los peces rojos son indistinguibles de los negros. Esto le va bien al pez payaso, pero los peces azules, como Dory, destacarían en la penumbra y serían especialmente vulnerables frente a los depredadores en aguas profundas.

Por muchas razones, todos nos sentimos un poco alterados y bajos de ánimo en invierno; dormimos más e interactuamos menos con los demás. Hay personas que son especialmente sensibles a la fiebre de las cabañas* en invierno, cuando los niveles de luz solar son más bajos; tal vez el ejemplo más famoso lo ofrece Jack Torrence, uno de los protagonistas de *El resplandor*.

## *El resplandor*

Jack toma un empleo como cuidador de invierno de un hotel de montaña aislado. Al igual que el cuidador anterior, sucumbe a la fiebre de las cabañas y se vuelve cada vez más irritable, violento y psicótico y, al final, se convierte en un maníaco homicida armado con un hacha. Tal vez había fantasmas y el hotel estaba poseído, pero esto ocurría en su cabeza principalmente.

Al trabajar con su máquina de escribir en la penumbra, Jack no veía mucha luz solar durante el día. Esto pudo haber empezado a ugarle malas pasadas a su mente inestable. Salir un poco más podría haberlo ayudado (si el hotel no hubiese estado tan cercado por la nieve). ¿Tal vez habría podido esquiar o patinar sobre el hielo? Pero tanto trabajo en el interior y tanta falta de esparcimiento en el exterior convierten a Jack en un monstruo. Si se hubiese pasado los días trabajando bajo el resplandor brillante de una pantalla de ordenador, las cosas podrían haber ido de otra manera.

## EL SOL Y LAS GAFAS

Muchas personas tienen dificultades para ver a distancia. Pueden ver bien lo que tienen cerca, por ejemplo el libro que están leyendo o el ordenador que están utilizando, pero, al igual que Clark

---

* Se conoce como *Cabin Fever* o «Fiebre de las Cabañas» al estado de inquietud, depresión e irritabilidad provocado por una estancia prolongada en un lugar confinado o un área remota. (Fuente Psicopedia.org)

Kent, necesitan gafas para ver bien los objetos distantes. Sufren la denominada *miopía*. Es la razón por la cual la mayoría de la gente lleva gafas, y se trata de la discapacidad que más afecta a los seres humanos.

Se calcula que al menos la mitad de los adultos del mundo son cortos de vista. En otras épocas, esto no era así. Hace cien años, el porcentaje de miopes debía de ser del 10 % como máximo. Pero actualmente las personas que no llevan gafas están en minoría. En algunos países asiáticos, más del 95 % de los adultos jóvenes son miopes.

Recuerda cómo en tu infancia solo había una óptica en toda la ciudad. Hoy en día, hay una tienda de gafas en cada centro comercial, y a menudo dos o tres, y a todas les va muy bien. La mejor señal de que hay un problema importante es que dicho problema suscite un interés comercial creciente.

La razón por la que está tan extendido este fenómeno colectivo no está clara. Muchos creen que tiene algo que ver con la forma en que utilizamos los ojos en estos tiempos. Al igual que en el caso de Clark Kent, nuestro *daily planet*, 'planeta diario', es a menudo un entorno en el que gozamos de poca luz; estamos atrapados dentro de los cañones de hormigón característicos de la vida urbana y nuestra vista no se ve estimulada por los paisajes distantes. Nos pasamos la mayor parte de la vida en espacios interiores, enfocando la pantalla del ordenador y la del teléfono, e incluso leyendo libros (lo cual te agradezco, lector). Todo el tiempo que dedicamos a mirar las cosas de cerca y en la oscuridad hace que nuestros globos oculares aumenten de tamaño.

Nos estamos adaptando a nuestro entorno, lo cual significa que nos estamos adaptando especialmente a los ordenadores. Al mismo tiempo, cada vez somos menos capaces de ver bien las colinas distantes o la pantalla que está al fondo de las salas de conferencias (afortunadamente, tenemos las notas al alcance de la mano, en nuestro iPad).

Pero es posible que la causa de la miopía generalizada no sea el hecho de que forzamos la vista a causa de trabajar demasiado mirando de cerca, sino el hecho de que vemos demasiado poco la luz del sol, la cual influye también mucho en el tamaño de los globos oculares. Incluso bajo un sombrero, la luz exterior del sol es al menos veinte veces más brillante que las luces que tenemos en los espacios interiores. Aunque podamos ver bien en dichos espacios, es probable que el brillo extra del sol amarillo sea importante para que nuestros globos oculares permanezcan bajo control, especialmente en la edad de crecimiento. Según esta hipótesis, la luz solar compensaría los efectos de desadaptación motivados por todo el tiempo que pasamos en espacios interiores mirando de cerca. La realidad es que los niños que salen mucho al exterior tienen, proporcionalmente, mucha menos necesidad de llevar gafas.

### No mires el sol

Siempre nos han dicho que no miremos el sol si no queremos quedarnos ciegos. Incluso al amanecer y en el ocaso, cuando la intensidad de su luz es mucho menor, mirarlo durante demasiado tiempo puede dejarnos una impresión duradera. Esto no se debe a que la luz del sol vaya a freírnos los globos oculares. Nuestro cristalino no actúa como una lupa que, al enfocar la luz solar, vaya a provocar pequeños agujeros negros (pequeñas quemaduras) en la parte posterior de nuestros ojos. A lo sumo, la temperatura aumenta solo entre tres y cuatro grados, es decir, tanto como cuando tenemos fiebre, aproximadamente.

Por lo tanto, no es el calor del sol lo que provocará heridas en nuestros globos oculares, sino que son las reacciones químicas desencadenadas después de mirar la intensa luz solar lo que puede bastar para que las células sensibles a la luz que se encuentran en la parte posterior de los ojos se vean dañadas de forma permanente.

Por suerte, esto no ocurre casi nunca. La mayor parte de las veces, cuando una luz es demasiado brillante para nuestros ojos, apartamos la mirada de forma instintiva antes de experimentar algún daño. En el peor de los casos, a veces persiste una imagen secundaria residual durante unos minutos.

Durante un eclipse solar, es normal que queramos echar un vistazo a lo que sucede en el cielo. Pero a pesar de que el sol pueda no parecer demasiado brillante, si miramos aunque sea una simple franja, recibiremos tal intensidad de luz que nuestra visión se verá dañada. Después de ver un eclipse sin ningún tipo de protección ocular, pueden transcurrir muchos meses antes de que la vista regrese a la normalidad, si es que lo hace.

---

A medida que envejecemos, nuestros ojos acusan los efectos de la exposición continua a la luz solar de manera diferente. Los cambios más importantes tienen lugar en el cristalino, cuya función es enfocar la luz que entra en el ojo por medio de cambiar su forma (su curvatura) de tal manera que cualquier imagen que llegue a la parte posterior del ojo quede nítidamente definida, con unos bordes claros y el debido contraste.

Un cristalino sano es normalmente muy elástico, lo cual le permite doblarse con rapidez y eficacia con el fin de cambiar de forma. Cuando miramos a lo lejos, el cristalino debe estar plano y alargado, pero cuando miramos los objetos cercanos, como ocurre cuando leemos o cosemos, se retrae; se vuelve más pequeño y redondeado para enfocar con precisión la luz entrante.

Nuestros ojos tienen la capacidad de leer un libro situado cerca y luego girar hacia arriba y centrarse casi instantáneamente en nuestros hijos, que están corriendo lejos en el parque. Si intentamos hacer lo mismo con una cámara, nos parece que tarda una eternidad en enfocarse. El ojo humano lo hace casi al instante gracias a su elástico cristalino.

Pero a medida que envejecemos el cristalino se va volviendo más rígido, progresivamente, y esto hace que no pueda cambiar de forma con la misma facilidad. La consecuencia de ello es que los ojos van viendo reducida la capacidad de enfocarse en los objetos cercanos. Es la denominada *presbicia* o *vista cansada*. Todos acabaremos por tener este problema, en alguna medida, a partir de cierta edad.

La rigidez progresiva del cristalino es un proceso muy lento, por lo que puede ser difícil advertir que está teniendo lugar. A veces las personas solo se dan cuenta cuando ven que cada vez deben situar más lejos los materiales de lectura para poder verlos bien. En inglés, esta circunstancia se conoce como *síndrome del brazo corto*, porque a medida que el cristalino de nuestros ojos se vuelve más rígido debemos sostener el objeto cada vez un poco más lejos, hasta que llega el momento en que nuestros brazos son «demasiado cortos» y necesitamos un recurso adicional para enfocarnos en aquello que está situado a corta distancia.

La rigidez del cristalino no siempre da como resultado una visión deficiente. Algunas personas encuentran que su vista mejora a medida que envejecen e incluso pueden llegar a prescindir de las gafas. Esto no significa que sus cristalinos no se hayan endurecido. En general, hay otro factor en juego; por ejemplo, el hecho de que eran miopes.

Los mismos cambios que hacen que el cristalino se vuelva más rígido también pueden provocar que pierda transparencia con el paso de los años. Este defecto se conoce como *catarata*. Entre los primeros síntomas de las cataratas están que los objetos se ven menos vivos y con menos contraste, sobre todo en condiciones de poca luz, ya que la catarata dispersa la luz que entra en el ojo.

Algunas personas con cataratas también tienen dificultad para distinguir los colores, como el azul y el verde. Y el hecho de que entre menos luz azul en los ojos puede afectar a su sueño y a su estado de ánimo, así como a su pensamiento. Su cerebro se siente, literalmente, como si estuviese viviendo en la oscuridad.

Quienes tienen cataratas también pueden experimentar deslumbramiento al mirar luces brillantes, por ejemplo cuando conducen de noche. Con el tiempo, las cataratas pueden obstruir el paso de la luz al ojo e impedir la visión. Al menos la mitad de los adultos acabarán por experimentar algún grado de pérdida de visión a causa de las cataratas. Por lo general, ambos ojos se ven afectados, pero lo habitual es que el problema sea más grave en uno de ellos.

Además de la vejez, otra causa de las cataratas es el exceso de exposición a la luz ultravioleta. En consecuencia, usar gafas de sol y un sombrero de ala y evitar la luz solar directa en las horas pico de radiación ultravioleta son formas importantes de reducir el riesgo de sufrir cataratas, además del riesgo de desarrollar cáncer de piel y de desarrollar patas de gallo.

## QUEMADOS POR EL SOL

Los cánceres de piel son los más habituales en todo el mundo. Su incidencia es mayor que la de todos los otros cánceres combinados. En promedio, el cáncer de piel afecta a dos de cada tres personas de piel blanca a medida que envejecen, sobre todo cuando llegan a una edad avanzada.

La mayoría de los cánceres de piel son causados por una cantidad de tiempo excesiva bajo el sol. De hecho, casi siempre afectan a zonas de la piel que están expuestas continuamente a la luz solar, como la cara, las orejas, el cuello, las espinillas y el dorso de las manos. El elemento más importante de la luz solar causante del cáncer es el exceso de radiación ultravioleta. Esta es la razón por la cual evitar exponernos demasiado a los rayos UVA y UVB es lo más importante que podemos hacer para prevenir el cáncer de piel y las quemaduras solares.

De todos modos, la exposición excesiva a la luz solar es solo una parte de la historia. Nuestra piel contiene defensas naturales contra la luz del sol; la más importante es el pigmento marrón de la piel, la melanina. Esta absorbe y disipa la dañina energía ultravioleta. En esencia, la melanina está concebida para recibir la bala, con el fin de que las otras partes de la piel estén a salvo.

Las personas de piel clara, especialmente las que tienen los ojos de color avellana o azul, y las rubias y pelirrojas (naturales) tienen menos melanina en la piel. Esto significa que si se exponen al sol durante la misma cantidad de tiempo que las personas de piel oscura entra mucha más radiación UV en su piel que en el caso de estas últimas. Por este motivo, los cánceres de piel son al menos dos veces más habituales en las personas que tienen la piel clara que en las que la tienen oscura, ya que la piel oscura está enriquecida con melanina y protegida por esta.

## Un bronceado saludable

El bronceado es un mecanismo de defensa utilizado por nuestra piel para protegernos contra el daño de la radiación ultravioleta. Cualquier exposición excesiva a la luz del sol incrementa la producción de melanina en la piel, y como la melanina es marrón, el resultado es que la piel se ve más bronceada. La mayor producción de melanina sigue activa durante unas semanas después de la exposición, por lo que el bronceado se sigue desarrollando durante ese tiempo.

El bronceado no es la solución perfecta. De hecho, no protege nuestra piel más de lo que lo hace una crema con un factor de protección solar 4. El hecho de que nos pongamos morenos no evita que debamos protegernos del daño solar. En todo caso, el bronceado es una señal de advertencia de que nos estamos exponiendo demasiado al sol y necesitamos protegernos mucho más.

En el pasado, ponerse moreno no estaba de moda; simbolizaba a las personas (de clase baja) que tenían que realizar trabajo físico duro al aire libre. Por el contrario, la piel clara era distintiva de los ricos que podían permitirse el lujo de permanecer en espacios interiores o bien de llevar sombreros o sombrillas para conservar la tez pálida.

Probablemente, el bronceado se puso de moda de forma accidental, cuando en 1929 la diseñadora francesa Coco Chanel tomó demasiado el sol en sus vacaciones. A su regreso a París, se encogió de hombros despreocupadamente y proclamó: «Una chica tiene que estar bronceada». Esto dio alas al bronceado.

---

La mayor parte de las muertes por cáncer de piel se deben al melanoma: las células especializadas de la piel que proporcionan el pigmento (los melanocitos) se desestabilizan gravemente y empiezan a crecer de forma autónoma. Para convertirse en un melanoma peligroso, los melanocitos deben pasar por una serie de cambios. En primer lugar, forman un lunar. Los lunares son tumores antiestéticos pero limitados que no cambian mucho en el transcurso de décadas.

Pero a veces un lunar puede soltarse de los grilletes y convertirse en un cáncer (en un melanoma). Esta es la razón por la que conviene prestar atención a los lunares o las pecas inusuales, por si cambian de forma, tamaño o color (por ejemplo, si pasan de marrón oscuro a negro, azul oscuro o rojo); esto permite identificar los puntos en los que el crecimiento ha dejado de verse limitado y puede estar desarrollándose un cáncer. Cuanto antes se identifique y trate el cáncer, mayores serán las posibilidades de evitar la cirugía, la desfiguración o la muerte.

Lo que aún no se sabe es por qué los melanomas aparecen principalmente en partes del cuerpo distintas de la cabeza, sobre todo en el torso y las piernas, dado que la cara es la parte más expuesta. Una teoría es que es la exposición a la luz solar intermitente e intensa en lugares pálidos por naturaleza, como el torso y las piernas, lo que desemboca en las quemaduras solares, que son el verdadero villano.

Ciertamente, quienes han sufrido quemaduras solares durante su infancia o adolescencia tienen mayor riesgo de desarrollar un melanoma que las que nunca los han sufrido. Pero incluso los adultos quemados por el sol corren un mayor riesgo. A pesar de este hecho, a menudo somos descuidados y nos quemamos innecesariamente al menos una vez cada verano.

## EL DESGASTE DE LA PIEL

El exceso de luz solar también es responsable de casi todos los cambios visibles en el aspecto de la piel que tienen lugar a medida que envejecemos. Esto se puede apreciar fácilmente al observar la piel expuesta al sol en la parte del escote en comparación con las partes del tórax no expuestas. La piel dañada por el sol se distingue por los pliegues y arrugas que contiene, por su pigmentación irregular y por su aspecto grueso, coriáceo, similar al de la cáscara de una naranja. En cambio, la piel cercana que no ha sido dañada por el sol, como la que cubre el pecho, por lo general se ve lisa, desprovista de manchas y relativamente delgada en comparación.

Cuando nos desesperamos por nuestras líneas y arrugas, por tener la piel áspera y pigmentaciones no deseadas al hacernos mayores, no necesitamos mirar más allá del tiempo que hemos pasado bajo el sol para encontrar la causa. Cuatro de cada cinco arrugas y la mayoría de las pecas y manchas no deseadas que aparecen en el rostro se deben a la exposición al sol.

## Pliegues y arrugas

Las arrugas aparecen en lugares muy específicos debido a la forma en que la piel se ha doblado repetidamente, año tras año. Aunque el envejecimiento afecta a todas las zonas de la piel, es más pronunciado en el rostro. Esto se debe en parte a que este se ve expuesto a la luz solar sin limitaciones, pero también a que los músculos de la cara son los más activos de todo el cuerpo y van estirando y doblando la piel una y otra vez.

Nos dicen que no debemos entrecerrar los ojos o hacer muecas, para evitar que estas expresiones dejen su huella en nuestro rostro. Sin embargo, bien puede ser que años de risas y alegrías hayan cuajado como líneas de la sonrisa o que años de preocupación lo hayan hecho como las líneas del entrecejo. Nuestras caras reflejan los gestos que repetimos, por lo que las arrugas son tan únicas como los rostros en los que están.

Debido a que las líneas de expresión se manifiestan cuando la cara está expresando algo, la mayor parte desaparecen cuando los músculos están en reposo (cuando estamos dormidos, por ejemplo). Esta es una de las razones por las que la Bella Durmiente se veía tan hermosa. Sin embargo, actualmente se puede lograr el mismo efecto con las inyecciones de bótox, que esencialmente ponen los músculos faciales en estado de coma y así logramos mantener la misma belleza que tenemos cuando estamos profundamente dormidos.

Desarrollamos arrugas porque la piel que se pliega repetidamente acaba por negarse a regresar a la posición original. Por ejemplo, si arrugamos una hoja de papel y tratamos de aplanarla de nuevo, es casi imposible eliminar los pliegues, porque el papel no es elástico. En cambio, si un gorro de baño situado en el fondo de una bolsa se arruga, tendrá el aspecto de siempre cuando lo saquemos, porque la goma es elástica.

Nuestra piel se vuelve menos «gomosa», y más «parecida al papel», a medida que envejecemos. Esto se debe en parte a que todos los elementos de la luz solar (los rayos UV, los infrarrojos y la luz visible) dañan progresivamente los elementos elásticos que se encuentran organizados en las profundidades de la piel. Aunque esto desencadena una respuesta sanadora, la curación nunca es perfecta, y lo es cada vez menos a medida que nos hacemos mayores. Cada día que estamos bajo el sol deja a su paso un poco más de desorganización y un poco menos de elasticidad, lo cual acaba por manifestarse como arrugas, piel caída y otros cambios relacionados con el envejecimiento.

También es habitual que vayan apareciendo manchas oscuras en zonas de la piel que han estado muy expuestas a la luz solar, como la cara, los hombros, las manos y los brazos. Se las conoce como *manchas solares* o *manchas de sol* y, a veces, como *manchas de la vejez* o *manchas de la edad*. Las manchas de sol pueden afectar a cualquier tipo de piel, pero son especialmente problemáticas para las mujeres asiáticas. Esta es la razón por la que tantas de ellas llevan un paraguas en los días soleados y por la que suelen evitar el sol. Su mayor temor es que la piel se les oscurezca o que aparezcan manchas en ella.

Aunque tienen el aspecto de pecas y las desencadena la luz solar, las manchas de la edad son muy diferentes. Cuanto más sol recibimos, más pecas aparecen, y más oscuras, a medida que las células pigmentarias de nuestra piel (los melanocitos) producen más pigmento (melanina) en respuesta a la luz solar. Pero cuando dejamos de estar expuestos al sol estas pecas desaparecen, como nuestro bronceado. Esto no sucede con las manchas de la edad.

A medida que envejecemos, la cantidad de células pigmentarias de la piel disminuye poco a poco; entre un 10 y un 20 % cada década, aproximadamente. Pero este proceso puede ser desigual. Algunas zonas se defienden mejor que otras y dejan islas de células pigmentarias en un intento desesperado por compensar las pérdidas que tienen lugar en las otras partes. Esto hace que algunas áreas se vean más oscuras que la piel circundante y que aparezcan manchas de piel envejecida o manchas de sol.

## PROTEGERSE DEL SOL

Contamos con muchos recursos prácticos para evitar que nuestra piel esté expuesta a demasiado sol sin que tengamos que permanecer en espacios interiores todo el tiempo. El más evidente son las cremas de protección solar.

Una crema con un factor de protección solar (FPS) 15 filtra aproximadamente el 93 % de los rayos UVB entrantes. Un FPS 30 filtra el 97 % y un FPS 50 filtra el 98 %. En cambio, el maquillaje estándar tiene un FPS 4 aproximadamente, lo cual equivale más o menos a sentarse a la sombra o debajo de una sombrilla e impedir la entrada a la mitad de la radiación UVB.

El factor de protección solar hace referencia solamente a la acción contra los rayos UVB, de manera que un FPS elevado no es indicativo de protección contra los rayos UVA ni los infrarrojos. Por lo tanto, muchos productos protectores pregonan actualmente que ofrecen una cobertura de amplio espectro o, al menos, sus fabricantes están lo suficientemente preocupados por los rayos UVA como para incluir datos al respecto en la etiqueta. Para impedir el paso a la luz visible, las cremas solares deben ser opacas.

La principal limitación de los protectores solares es que solo funcionan si nos acordamos de ponérnoslos antes de exponernos al sol durante períodos prolongados. Además, cuando se ponen la crema, la mayoría de las personas se aplican menos de la mitad de la cantidad que se utilizó para determinar el factor de protección, por lo que el FPS real que obtienen es, probablemente, solo una cuarta parte o la mitad del que figura en la etiqueta.

Para obtener el efecto completo, deberíamos acordarnos de aplicar la cantidad apropiada. Si no, un truco simple consiste en volver a aplicar la crema entre quince y treinta minutos después de la primera aplicación; así no solo obtenemos el efecto completo sino que también es menos probable que pasemos por alto, accidentalmente, alguna zona.

### El primer protector solar

Los peligros del exceso de luz solar en la piel son evidentes para cualquiera que se haya quemado con el sol. La solución obvia de llevar sombrero y mucha ropa es sofocante en los lugares calurosos. Y ¿qué ocurre si uno quiere quitarse la ropa o ir a la playa?

La solución se le ocurrió a Milton Blake, un químico de Adelaida (Australia), después de leer, en una publicación comercial técnica alemana, la descripción de una sustancia química que tenía la propiedad de absorber los rayos ultravioleta del sol (es decir, los rayos capaces de producir quemaduras). En su laboratorio casero sintetizó y perfeccionó el producto que se convirtió en el primer protector solar del mundo.

No fue el primero en pensar en protectores solares. Cincuenta años antes, el científico austríaco Otto Veiel había empleado taninos para proteger la piel de los rayos ultravioleta. Pero los taninos, como los que se encuentran en el café y el té, manchan aquello con lo que entran en contacto.

Acabaríamos pareciendo bronceados de todos modos, y nuestra ropa también.

---

Las barreras físicas como los sombreros de ala ancha, las gafas de sol, la ropa de tejido denso y la ropa especialmente diseñada para proteger de la radiación UV también funcionan bien. Un buen sombrero de ala ancha, que sobresalga siete centímetros al menos, proporcionará el equivalente a un factor de protección solar siete para la nariz, tres para las mejillas, cinco para el cuello y dos para la barbilla. En cambio, un sombrero de ala corta ofrece un FPS 2 para la nariz en el mejor de los casos, y no mucho en otros lugares. Llevar sombrero no es exactamente el equivalente a un FPS 30, pero algo es mejor que nada.

Unas buenas gafas de sol pueden hacer que el sombrero se luzca aún mejor. Pero lo más importante es que las gafas de sol protegen la piel sensible de alrededor de los ojos, lo cual puede ser difícil de lograr con una crema sin que entre en los ojos, con el consiguiente dolor e irritación. Esta es también la única parte donde la mayoría de las personas odian tener arrugas (conocidas como *patas de gallo*), porque todo el mundo nos mira a los ojos. La mejor protección contra los rayos UV se logra con las gafas de sol de estilo envolvente o las que tienen protectores laterales, ya que si la luz se cuela por los lados, nos arrugará la piel de todos modos.

Todos los tipos de tela pueden impedir el paso a la radiación solar en cierta medida. Una camisa de algodón típica proporciona un factor de protección ultravioleta (FPU) diez aproximadamente (el FPU es una medida análoga al FPS utilizada para evaluar los protectores solares). Los tejidos densos, las telas gruesas, la lana y el poliéster son los que dejan pasar la menor cantidad de luz ultravioleta. Las telas de color oscuro también presentan un FPU mayor que las de colores claros. Ahora bien, nadie va a ir vestido con prendas de lana oscura en un día caluroso de verano. Afortunadamente, hoy en día es posible comprar ropa con un FPU elevado (de quince a cincuenta) ligera y cómoda para llevar en la temporada estival. Esto es especialmente importante cuando estamos nadando, ya que las telas normales ven reducido a la mitad su FPU cuando están húmedas.

A muchas personas les preocupa que el uso habitual de protectores solares, sombreros y ropa implique que la piel protegida deje de obtener la radiación UVB que necesita para producir la vitamina D. Si bien esto es perfectamente cierto para la exposición al sol a muy corto plazo, el objetivo de las cremas de protección solar es permitirnos estar bajo el sol durante más tiempo en situaciones en las que normalmente exponemos una superficie de piel mucho mayor de lo habitual. Incluso el más escrupuloso de los bañistas produce vitamina D más que suficiente para poder pasar toda la semana laboral dentro de la oficina. Solo aquellos que siempre permanecen bajo techo alejados del sol parecen estar en riesgo de padecer déficit de vitamina D.

## Ícaro

El rey Minos era un déspota de una nación insular que perseguía y castigaba a sus súbditos por delitos menores; incluso los daba de comer a su mascota Minotauro. Ícaro y su padre, Dédalo, eran delincuentes políticos que trataban de huir de ese régimen tiránico. Inicialmente, habían ayudado a Minos a atrapar al Minotauro en un laberinto del que era imposible escapar, pero ahora suponían un problema. De hecho, habían filtrado los planes del laberinto a los rebeldes, y ahora el Minotauro estaba muerto. Parecía que sus días también estaban contados.

Desde la torre oscura en la que fueron encarcelados, Dédalo tramó un osado plan de fuga. Él y su hijo volarían bajo la luz del sol gracias a unas alas construidas con plumas y hojas que el viento había llevado hasta donde estaban, unidas con la cera de las velas de repuesto.

El plan no estaba exento de riesgos. Si volaban demasiado bajo, las plumas se volverían pesadas, frías y húmedas con la niebla del mar. Si volaban demasiado alto, el calor del sol derretiría la cera. Dédalo tomó el camino del medio, es decir, no se expuso demasiado al sol ni demasiado poco, y voló hacia su libertad.

Por supuesto, Ícaro se sintió tan eufórico con el vuelo que subió demasiado arriba; sus alas se derritieron y acabó estrellándose y ahogándose en el mar frío y oscuro.

Al final, Minos obtuvo su merecido. Dédalo lo vio hervir hasta morir en su propio baño, por la acción simultánea del calor y el agua. Para Dédalo, la venganza no tenía término medio. Minos no tuvo ninguna posibilidad de escapar.

---

## EN CONCLUSIÓN

La luz del sol es nuestra forma de evasión favorita. Liberados de las torres que son nuestras oficinas, pasar tiempo fuera en un día soleado puede hacer que tengamos la impresión de que huimos de la esclavitud. Como Clark Kent, desechamos nuestra miopía, nuestra debilidad, nuestro mal humor y nuestra ropa y prosperamos bajo el resplandor del sol; utilizamos su poder y almacenamos su vitalidad para atravesar los tiempos oscuros que nos aguardan.

Pero esta vía de escape es angosta. A menudo disfrutamos tanto nuestra libertad que ignoramos las señales de advertencia y nos quemamos, desarrollamos arrugas o nos quedamos ciegos. Al menos un tercio de los adultos y aproximadamente la mitad de los menores de treinta años se queman con el sol todos los años. Esto no nos ocurre porque seamos unos estúpidos, unos ignorantes o unos borrachos. Pero como le ocurrió a Ícaro cuando se puso las alas, la luz del sol nos embriaga. Una vez más, la moderación es la solución evidente, la única que hay.

## ¿De veras tengo que...

# 14

## ... evitar resfriarme?

Pregunta: ¿Puedo contraer un resfriado solo por tener frío?
Respuesta: Sí si vuelves a entrar en un espacio interior.

P: ¿Por qué no existe una cura para el resfriado común?
R: Porque nuestros síntomas son la forma en que lo combatimos.

P: ¿Qué pillas cuando besas a alguien?
R: Suficientes gérmenes como para contraer una neumonía.

P: ¿Puedo resfriarme a bordo de un avión?
R: Solo si alguien que está resfriado está sentado cerca de ti.

P: ¿Debería usar un pañuelo de papel o de tela?
R: Sí.

P: ¿Qué tal un ponche caliente?
R: Bienvenido sea.

P: ¿Me ayudará a vencer al resfriado tomar suplementos alimenticios?
R: Un poco, en el mejor de los casos.

Se suele decir que la buena salud no es lo mismo que no estar enfermo. Pero cada vez que se nos tapona la nariz, nos duele la garganta y nos sentimos mal, la mera ausencia de cualquier enfermedad nos parece igual de importante.

La enfermedad que influirá en nuestras vidas y nuestra salud más que cualquier otra no es el cáncer o la diabetes. Es el resfriado común.

No perdona a nadie. Es más contagioso que la peste y no hay ninguna vacuna que pueda protegernos de él. Y a pesar de que es inocuo y se autolimita misericordiosamente, se pueden atribuir al resfriado común más días de absentismo laboral, más fiestas perdidas y más malestar general que a la mayoría de las otras enfermedades juntas.

Por supuesto, esto se debe principalmente a que el resfriado común es muy común. En promedio, sufrimos de tres a cinco resfriados al año. En el caso de los niños, la incidencia es el doble por lo menos, generalmente. Cada resfriado dura entre una semana y diez días, aunque es probable que solo se manifieste con intensidad durante dos o tres días a lo sumo. Si lo multiplicamos por más de ochenta años, resulta que el muy común resfriado acaba por llevarse casi ocho años de nuestra vida, que tanto nos cuesta ganarnos, y de nuestra productividad, y los convierte en estornudos, gangueos y contenedores de basura llenos de clínex arrugados. Y también están, por supuesto, todos esos días en los que debemos permanecer en casa cuidando a los niños.

Se supone que este libro trata de las acciones prácticas que podemos llevar a cabo para alargar nuestra vida. Y resulta que una de las acciones más prácticas que podemos llevar a cabo es no resfriarnos, ¡como nos decía nuestra madre!

## COMPARTIR GÉRMENES

Los resfriados son causados por virus que infectan la nariz, los senos nasales y la garganta. Los virus son muy diferentes de las bacterias, tanto como lo son las hormigas de los antílopes. Por supuesto, ambos son gérmenes microscópicos y ambos pueden causar infecciones, pero ahí acaban las similitudes. Por eso los antibióticos, que solo matan ciertas bacterias, no son útiles contra los virus y los resfriados.

No hay un solo virus que provoque los resfriados. De hecho, la misma enfermedad que llamamos *resfriado* puede ser causada, a escala individual, por cientos de virus diferentes, que pueden tener pocos elementos en común, o ninguno. Además, los virus que causan los resfriados mutan a menudo, para cambiar su composición química y alterar la capacidad de nuestro sistema inmunitario de reconocerlos. Estas son las razones por las que no nos podemos vacunar fácilmente contra el resfriado como sí podemos hacerlo contra el sarampión, que es un solo virus que ha cambiado muy poco en los últimos mil años. También es por eso por lo que año tras año podemos sufrir un resfriado tras otro, aunque apenas nos hayamos recuperado del anterior.

Para entrar en nuestra nariz y nuestra garganta, los virus deben viajar desde la nariz o la garganta de otra persona. A diferencia de las hormigas, los virus no tienen patas y no pueden moverse por sí mismos. Se solía pensar que los estornudos o la tos arrojan al aire pequeñas gotitas de secreciones mucosas ricas en virus, al estilo de los aerosoles. Se supone que estas gotas son luego inhaladas por la próxima víctima, o que aterrizan en algo que esta tocará y se llevará a la nariz, los ojos o los labios. Así que estamos algo intranquilos cuando alguien tose junto a nosotros en el autobús y podemos entender por qué algunas personas van de aquí para allá con máscaras quirúrgicas.

Sin embargo, la mayoría de los resfriados no viajan por el aire. Lo más habitual es que nuestra secreción nasal termine en nuestras manos cuando nos limpiamos o tocamos la nariz, o cuando tosemos o estornudamos en ellas. Después, los gérmenes-pasajeros son transferidos a aquello que tocamos, hasta que otra persona toca inadvertidamente lo mismo con sus manos y luego las lleva a frotarse los ojos, tocarse la boca o hurgarse la nariz. Y ahí va otro resfriado.

Los virus pueden sobrevivir aproximadamente un día sobre una superficie dura (como la manija de una puerta) y unas pocas horas en una superficie suave (como un pañuelo). Al tocar uno de estos puntos contaminados y llevarse luego las manos, con el virus incluido, a la nariz, un tercio de las personas tendrán un resfriado al cabo de unos dos días. Y en el hogar, la escuela o el lugar de trabajo hay muchas cosas que tocamos todos, lo que implica que los resfriados proliferan con facilidad.

### Besos y gérmenes

Besar es muy divertido. Nuestros labios son extraordinariamente sensibles al tacto, y el subidón que experimentamos al usarlos no puede compararse con el efecto de ningún medicamento. Los besos también son una parte importante de los vínculos y la intimidad; se hablará de sus bondades en el último capítulo de este libro.

Pero hay una trampa. Al besarse, las parejas no solo intercambian saliva sino también cientos de millones de bacterias. Las chicas reciben gérmenes de los chicos y los chicos reciben gérmenes de las chicas.

Casi todos los microbios que están presentes en la boca humana de forma natural son inofensivos. Sin embargo, muchos de los virus que causan los resfriados y las infecciones de garganta pueden transmitirse fácilmente al besar a la pareja si uno de los dos está infectado, tanto si está experimentando algún síntoma como si no.

No está claro por qué los humanos son la única especie que besa e intercambia saliva de esta manera. Si solo se trata de estimular al otro, hay muchos otros lugares que responden mejor al tacto. Según una teoría, es mejor que una chica intercambie saliva con su compañero potencial al inicio de la relación y que se infecte con lo que sea que él tenga tan pronto como sea posible, mientras ella aún es fuerte y puede manejarlo. ¡Fuera la fiebre glandular, el virus de Epstein-Barr o el citomegalovirus! Más adelante, durante el embarazo, no es el momento de infectarse, porque ello supondría un riesgo para el bebé. Por lo tanto, es ideal que los besos y el intercambio de gérmenes precedan al sexo.

---

## LOS SÍNTOMAS

Si bien los resfriados son causados por virus, los síntomas desagradables que los acompañan (la nariz tapada, la secreción nasal, la tos, los estornudos, el dolor de garganta, el dolor de cabeza, etc.) se deben en gran parte a la reacción de nuestro organismo frente a dichos virus, más que a cualquier daño ocasionado por estos microbios voraces.

Por ejemplo, el moqueo, que suele estar acompañado de estornudos, es causado por un aumento de las secreciones de las glándulas nasales en un intento de eliminar el virus. También puede ser que se filtre suero (la parte amarilla de la sangre desprovista de células) a la nariz. Los glóbulos blancos, que forman parte del sistema de defensa de nuestro cuerpo, también encuentran la forma de llegar a la nariz. Estas células liberan una proteína verde, la mieloperoxidasa, que provoca que las secreciones que salen de la nariz tengan un color entre amarillo y verde. Este cambio de color no es causado por ningún tipo de bacteria y no debe interpretarse como que necesitamos tomar antibióticos; solo significa que nuestros glóbulos blancos han sido llamados a la acción.

La obstrucción nasal que experimentamos en el contexto de los resfriados se debe a que las grandes venas de la nariz se dilatan e invaden el espacio disponible para el paso del aire, especialmente en las fases iniciales y medias del resfriado. Nuestra nariz está taponada, y esta es la razón por la que sonarnos la nariz nunca nos proporciona el alivio que esperamos, a pesar de todo nuestro esfuerzo y de todo el material que acaba en nuestro clínex o pañuelo. Solo durante las etapas finales del resfriado, cuando aumenta el volumen de las secreciones y disminuye su eliminación, será efectivo sonarse bien.

Curiosamente, por lo general una fosa nasal está más taponada que la otra en un momento dado durante los resfriados. ¡Y no siempre es la misma! De hecho, el mayor grado de taponamiento suele alternar entre ambas fosas cada varias horas. Se cree que este fenómeno, denominado *ciclo nasal*, es una respuesta defensiva, destinada posiblemente a mantener una fosa abierta para que podamos respirar mientras la otra se llena de fluidos protectores.

Aunque solo se tapone una fosa, la obstrucción nasal hace que nuestra voz suene distinta cuando estamos resfriados. Algunos sonidos del habla, como los correspondientes a las letras *m* y *n*, utilizan el flujo de aire que pasa por la nariz y los senos paranasales. Otros sonidos se producen solamente con el aire que sale por la boca; por ejemplo, los correspondientes a las letras *s, p, b* y *k*. Por este motivo, nuestro resfriado hace que determinadas letras y palabras suenen graciosas; en estos casos se suele decir que tenemos la voz nasal o gangosa.

La obstrucción nasal también ocasiona que sea más difícil respirar por la nariz, por lo que tenemos que respirar más a menudo por la boca. Esto contribuye al dolor y la sequedad de la garganta. También hace que nuestra respiración sea ruidosa, lo cual provoca que nosotros y nuestra pareja permanezcamos despiertos toda la noche.

La gravedad y el tipo de síntomas del resfriado varían entre los individuos y en función del virus. No todas las infecciones dan lugar a síntomas. Y algunas veces nosotros nos sentimos bien mientras que otros habitantes de la casa lo pasan realmente mal.

Con la misma «dosis» del mismo virus del resfriado, los hombres y las mujeres se resfrían con la misma frecuencia. Sin embargo, ellas generalmente tienen más probabilidades de estar expuestas y resfriarse, debido a que están más en contacto con niños contagiados (recuerda que los niños contraen el doble de resfriados que los adultos).

Los síntomas del resfriado también son los mismos en ambos sexos, si bien los perciben de manera diferente: desde el punto de vista masculino, el resfriado puede parecer más problemático; los hombres son más cobardes a este respecto.

## RESFRIARSE

En esta época decimos cosas como «tengo un virus» para describir nuestros resfriados porque tenemos una idea clara de sus orígenes. Por la misma razón exactamente, está extendida la denominación *resfriado común* al menos desde el siglo XVI. La mayoría de la gente pensaba realmente que la temperatura fría tenía algo que ver con esta afección. Por ejemplo, según la medicina tradicional china, la causa del resfriado es la inhalación del viento frío (*yin qi*). Aún forma parte del imaginario colectivo la idea de que podemos inhalar el frío y atraparlo en nuestro cuerpo, por lo que incluso cuando volvemos a entrar en un espacio interior el *frío*, tal vez convertido ya en *resfriado*, permanece con nosotros.*

---

\* En inglés, la palabra que designa el *frío* y el *resfriado* es la misma (*cold*), por lo que los juegos de palabras que hace el autor vinculando ambos conceptos son más evidentes en este idioma. (N. del T.)

Si examinamos la cuestión, muchos de los síntomas son muy similares. Si salimos en una mañana fría o helada e inhalamos profundamente por las fosas nasales, sentiremos una especie de hormigueo en la nariz; incluso es posible que estornudemos. Y si tomamos una bocanada de aire frío por la boca, sentiremos que la garganta se pone seca y áspera; incluso puede ser que empecemos a toser. Si permanecemos demasiado tiempo en medio del frío, puede ser que empecemos a temblar, que nuestras manos estén frías al tacto y que los dedos se nos pongan blancos. Tener un resfriado es como estar en medio del frío.

Cuando nuestro sistema inmunitario empieza a luchar contra el virus del resfriado, modifica el punto de referencia del cerebro de la temperatura corporal. En lugar de seguir operando a una temperatura próxima a la normal del cuerpo, el sistema inmunitario libera unas sustancias químicas, los pirógenos, que incrementan el calor y establecen una nueva temperatura, ligeramente más caliente, para el conjunto del organismo. Normalmente, experimentamos una sensación de frío, porque desde el punto de vista del cerebro estamos más fríos de lo que quiere que estemos. Esto nos hace temblar y respirar más rápido, y cierra nuestros poros para calentarnos exactamente de la misma manera que lo hace cuando trata de lidiar con el tiempo frío.

Se han presentado varias teorías para explicar por qué el clima frío parece ser que contribuye a que seamos más vulnerables frente a los ataques víricos. Algunos estudios han sugerido que la exposición a corto plazo al tiempo frío o «congelarse» altera el sistema inmunitario de las defensas de la nariz. Aunque también hay que decir que algunos virus también pueden morir a causa de la falta de luz ultravioleta, que es más escasa en los días fríos y húmedos del invierno que en los días despejados del verano. Pero ninguno de estos factores se ha sometido a una investigación rigurosa.

## Resfriados voluntarios

Debido a los enormes costes humanos y económicos del resfriado común, muchos estudios han tratado de llegar al fondo del problema. Los más famosos de todos se llevaron a cabo en la Common Cold Research Unit ('unidad de investigación del resfriado común') (CCRU) en Salisbury (Gran Bretaña), que funcionó entre 1946 y 1989.

Durante este tiempo, se pagó a más de veinte mil voluntarios sanos para que estuviesen ingresados durante diez días, en los que serían infectados de distintas maneras, con distintos virus y en distintos entornos, y serían observados de cerca para ver si contraían un resfriado.

Por ejemplo, en uno de los experimentos, se empapó a los sujetos con agua y se los dejó en el exterior en medio del frío antes de suministrarles una dosis de mucosidad infectada. Aunque se aprendió mucho sobre la enfermedad, el hecho de estar frío y mojado parecía tener poco que ver con ella.

Los anuncios destinados a conseguir voluntarios presentaban la estancia en la CCRU como una oportunidad de vacaciones inusual. Y en la austera Gran Bretaña de la posguerra, este retiro se hizo extrañamente popular, como si se tratase de una especie de vacaciones pagadas. Los participantes sentían que cumplían con un deber cívico a la vez que se alejaban de todo y tenían el alojamiento y la comida gratis. Y muchos estudiantes encontraron un lugar tranquilo en el que estudiar y en el que además les pagaban.

---

En cualquier caso, es oportuno que nos abriguemos bien en los días fríos del invierno. Tal vez la razón más importante es que ello nos permite aventurarnos afuera y estar activos durante más tiempo y no tener que volver adentro, donde nuestros amigos y familiares pueden compartir sus gotitas de mucosidad infecciosas con nosotros. La mayor parte de los virus se transfieren y exacerban en los espacios interiores dotados de calefacción y los riesgos de contraer un resfriado son mayores en los meses más fríos, en los que compartimos espacios cerrados. Igualmente, los resfriados son menos habituales en verano, que es cuando pasamos más tiempo en el exterior. De manera indirecta, el consejo de nuestra madre de que nos pusiésemos un abrigo o una bufanda al salir a la calle reducía el riesgo de que contrajésemos un resfriado.

**ESTRESADOS Y CANSADOS**

Se sabe que el estrés es un factor de riesgo de las enfermedades infecciosas, incluido el resfriado común. Cuanto más estrés tengamos, físico o psicológico, real o percibido, mayor será nuestra vulnerabilidad frente a estas enfermedades.

Es difícil determinar por qué el estrés tiene un impacto en la frecuencia o la gravedad de nuestros resfriados. En parte, ocurre que las personas infelices y estresadas no salen mucho, sino que prefieren permanecer sedentarias y en lugares cerrados, donde los índices de transmisión de los virus son más elevados. Quienes lidian con el estrés de manera más efectiva en sus vidas también lidian mejor con el estrés que generan los resfriados, porque ya disponen de las herramientas para ello. Y quienes tienen tendencia a estresarse o están estresados presentan más dificultades a la hora de afrontar los resfriados.

De todos modos, también hay un factor biológico en juego. Por ejemplo, se sabe que el estrés tiene efectos negativos importantes sobre el sistema inmunitario y su capacidad para combatir las infecciones. En el capítulo dieciséis se analiza en detalle por qué esto es así.

## Resfriarse en un avión

Muchas personas se quejan de haber contraído un resfriado después de haber viajado en avión, sobre todo si han efectuado un vuelo de larga distancia. Sin embargo, los síntomas que experimentan se deben principalmente a los cambios reactivos posteriores a una exposición prolongada a un entorno de baja humedad y baja presión, y no a algún virus.

Los virus se pueden transmitir en el curso de un vuelo cuando alguien tose o estornuda en el asiento que está junto a nosotros o incluso unas pocas filas por delante o por detrás, pero no más allá.

El sistema de ventilación de los aviones modernos es muy eficiente, y el aire solo se desplaza desde arriba hacia abajo. Y antes de regresar al circuito, pasa por filtros de alta eficiencia, que eliminan cualquier partícula y germen que pueda contener. Considerando todo esto, es muy improbable que cualquier partícula aérea se desplace a lo largo de la cabina del avión. Si nos resfriamos, es más probable que esto ocurra en la terminal, después de que nuestras manos hayan entrado en contacto con algo pegajoso.

Otros espacios públicos cerrados, como los trenes, los autobuses, los tranvías o los automóviles, no tienen una ventilación modular tan eficiente. No han recibido la misma atención que los aviones, pero como los usamos mucho más, es probable que sean fuentes más importantes de contagio por virus.

---

El sueño nocturno es otro factor importante que contribuye a la salud diurna. Después de una noche de insomnio, es fácil entender por qué no tenemos el mismo aspecto ni nos sentimos igual por la mañana. La falta de sueño también se asocia con un mayor riesgo de contraer un resfriado, probablemente porque la cantidad y calidad del sueño influyen en la función inmunitaria y la resistencia a las infecciones.

Para probar esto, la CCRU documentó los hábitos de sueño de un grupo de personas durante un período de dos semanas y luego les dio una dosis del virus del resfriado. Se comprobó que si dormían menos de siete horas por las noches o si dormían mal (lo cual se midió), era mucho más probable que el virus les provocara el resfriado.

### ¡LÁVATE LAS MANOS!

Mandar a nuestros hijos a lavarse las manos es probablemente lo más sencillo que podemos hacer para proteger su salud. También es una de las mejores recomendaciones. Si nos lavamos las manos a menudo y de forma eficaz, realmente tenemos menos riesgo de contraer o propagar muchas enfermedades infecciosas importantes, incluido el resfriado común.

El principio del lavado de manos es simple. Los gérmenes que causan enfermedades van a parar a nuestras manos procedentes de aquello que tocamos. Posteriormente llegan a la boca, la nariz o los ojos y, en ocasiones, pueden provocar una infección, según el tipo de organismo, la dosis, nuestra vulnerabilidad personal y adónde llevamos nuestros dedos contaminados. El virus causante del resfriado puede detectarse en las manos de las personas acatarradas en cualquier momento en el 40 % de los casos aproximadamente. Y dicho virus puede transferirse con facilidad a lo que tocamos.

Aunque nos lavemos las manos hasta que estén libres de suciedad y se vean lo suficientemente limpias, el agua sola no es particularmente efectiva para deshacernos de ninguno de los virus que causan el resfriado común. Debemos usar jabón. La mayor parte de los gérmenes están incrustados en la capa superficial de la piel, que está formada por grasas ácidas, aceites y otros residuos. Para desalojarlos de manera efectiva debemos alcalinizar o disolver esa capa, y luego deshacernos de ellos frotando mecánicamente.

El agua es importante de todos modos, pero solo porque ayuda a que el jabón entre más en la superficie de nuestras manos y, después, a que salga de ellas. El agua es esencial para utilizar una barra de jabón duro. Y la mayor parte de los jabones líquidos también necesitan una pequeña cantidad de agua para que los ayude a extenderse por la superficie de las manos, donde el masaje, el frotamiento y la fricción dan lugar a pequeñas burbujas que permiten que grasas y aceites que de otro modo serían insolubles se dispersen en el agua. No está claro si es necesario enjabonarse para desalojar los gérmenes de las manos, pero hacerlo es un indicador excelente de haber hecho el trabajo duro necesario para ello.

La otra razón por la que abrir el grifo es que el jabón que está sobre la piel, en el que muchos gérmenes permanecen ahora suspendidos, debe enjuagarse completamente. La mejor manera de hacerlo es poner las manos bajo un flujo razonable de agua corriente y secarlas bien después.

### Agua fría, agua caliente

Para librarnos de los gérmenes, es indistinto que nos lavemos las manos con agua fría o caliente. La temperatura media del agua caliente que hacemos salir del grifo no es lo que va a matar a los gérmenes causantes de enfermedades. ¡Después de todo, crecen tan felices a temperatura corporal!
Colocar las partes calientes del cuerpo bajo un chorro de agua tibia es ciertamente más agradable que ponerlas bajo un chorro frío, como queda demostrado cuando probamos a ducharnos con agua fría. Como a los seres humanos en general nos gusta sentirnos cómodos, quienes se lavan las

manos pasan un poco más de tiempo enjuagándolas con agua tibia que con agua que esté muy caliente o muy fría. Sin embargo, el tiempo que pasamos frotando las manos con el jabón, lejos del agua, es mucho más importante para librarnos de los gérmenes que el tiempo que pasamos poniéndolas bajo el grifo.

El agua caliente también tiene sus inconvenientes. Hace subir el importe de la factura de electricidad o gas. Si no estamos usando energía solar, estamos aumentando la huella de carbono. Además, corremos el riesgo de escaldarnos o quemarnos. La temperatura del agua también puede afectar a la medida en que el jabón tenga un efecto irritante en nuestra piel. A menos que estemos tratando de calentarnos las manos en un día frío, lavarnos con agua caliente supone un desperdicio; si lo hacemos con agua fría, obtendremos el mismo resultado en cuanto a los gérmenes.

---

Los jabones o geles antimicrobianos generalmente no son necesarios y no funcionan mejor que el jabón de toda la vida a la hora de desalojar los virus del resfriado. Sin embargo, en el caso de otras enfermedades infecciosas, como las afecciones diarreicas, y en lugares especiales (como los hospitales) o en las personas con inmunidad reducida, estos jabones o geles pueden ser útiles.

Las toallitas antibacterianas pueden hacernos un favor si vamos de un lado para otro y no tenemos acceso a jabón para lavarnos las manos. Sin embargo, los desinfectantes para manos a base de alcohol no parecen ser especialmente eficaces. Aunque funcionan con algunas infecciones (las que provocan vómitos y diarrea sobre todo), los ensayos no han demostrado que el mero uso de toallitas con alcohol pueda evitar que contraigamos un resfriado.

## ¿ES MEJOR USAR UN CLÍNEX O UN PAÑUELO DE TELA?

El virus contagioso que causa los resfriados está contenido en esas horribles secreciones que salen de la nariz. Lo que hagamos con ellas determinará en gran medida si otras personas van o no a resfriarse. Evidentemente, retirarlas con la mano es antihigiénico, aunque lo hagamos con el dorso, con el cual tocamos muchas menos cosas. Esto se debe a que rara vez nos lavamos bien el dorso de las manos y tocamos a menudo la palma de una mano con el dorso de la otra.

La mayoría de las madres modernas nos dicen que usemos un clínex si nuestra nariz está moqueando. Hace cientos de años que en Japón se utilizan los pañuelos desechables (los *washi*); sin embargo, no llegaron a la cultura occidental hasta el siglo XX, al parecer como un medio fácil para que las mujeres se quitaran la crema facial. Pero pronto triunfaron como una alternativa simple a los pañuelos de tela para sonarse la nariz. De hecho, la principal estrategia de *marketing* consistió en atacar a los humildes pañuelos de tela con el lema «No lleves un resfriado en el bolsillo». De manera que hoy en día la mayoría de la gente considera que estos pañuelos son decorativos, antihigiénicos y pasados de moda.

Los pañuelos los popularizó el rey Ricardo II de Inglaterra, quien posiblemente estaba cansado de limpiarse su real nariz con sus túnicas. Después de todo, tenía solo diez años cuando llegó al trono. Se han encontrado pañuelos en y alrededor de los lugares en los que se tejían telas casi desde el principio de esta actividad. Sin embargo, se hicieron tan populares en la época del joven rey Ricardo que los caballeros corteses los entregaban a modo de recuerdo o como señal de gracia, o los exhibían con orgullo en un bolsillo como signo de ostentación. Hoy en día, hay pocas personas concienciadas respecto a los gérmenes que deseen ver el pañuelo de otro individuo, y mucho menos que estén dispuestas a aceptar uno que pertenezca a otra persona. Cuando Otelo encontró a su esposa con el pañuelo de otro hombre, supo que Desdémona estaba compartiendo sus gérmenes.

## La madre de los inventos

La necesidad es a menudo la madre de los inventos. En ocasiones desesperadas debemos usar lo que tenemos a mano, y no solo para limpiarnos la nariz.

En 1913, Mary Phelps Jacob, una neoyorquina perteneciente a la alta sociedad, estaba lista para salir a la ciudad. Se había comprado hacía poco un vestido de noche transparente para acudir a un evento de gala. La prenda interior que correspondía llevar era un corsé. Pero los corsés contenían unas varillas que quedaban antiestéticas bajo la tela transparente; bajaban de manera nada glamurosa desde el escote. La solución evidente era prescindir del corsé, pero tampoco podía ir por ahí con todo lo que se veía debajo del vestido.

Mary experimentó, y descubrió que dos pañuelos de seda atados con una cinta rosa podían hacer las funciones del antiestético corsé. ¡Así nació el sujetador moderno!

---

Pero así como los pañuelos de tela son verdes, en sentido literal y figurado, los pañuelos desechables son problemáticos desde el punto de vista medioambiental. Las personas con conciencia ecológica argumentan que es un auténtico desperdicio destrozar millones de árboles para fabricar nuestros clínex, cuyo destino final son los vertederos. A diferencia de la mayoría de los demás productos de papel, los clínex no se reciclan. Y cada pañuelo desechable está concebido para un solo uso; estamos felices de no llevar un resfriado en el bolsillo y nos complace echarlos a las papeleras y contenedores que tenemos a mano.

Pero las cosas no siempre encajan de esta manera. Cuando nos sonamos la nariz en un clínex, nos resulta fácil desprendernos de él si tenemos cerca una papelera o un cubo de basura; pero si no es así, tenemos un problema. No podemos limitarnos a dejarlo caer; ¡tirar basura al suelo es un comportamiento social y ambientalmente irresponsable! Así que volvemos a meterlo en el bolso o en el bolsillo, donde se seca, y parte de él puede volver a utilizarse.

Este es un acto muy frugal, sí. Pero ¿qué clínex es el nuestro y cuál es el de nuestro hijo? ¿Nos hemos acordado de mantenerlos en bolsillos diferentes? A menudo no salen de ahí hasta que están totalmente saturados y empiezan a deshacerse. A veces solo reaparecen en la lavadora, de lo cual nos damos cuenta cuando todas nuestras prendas salen impregnadas del fino polvo procedente del papel deshecho. Desde este punto de vista, los tradicionales pañuelos de tela no parecen tan malos.

### ¡CÚBRETE LA BOCA Y LA NARIZ!

Como se vio anteriormente, algunos virus pueden volar cuando tosemos o estornudamos. Una manera simple de reducir la posibilidad de que estos gérmenes se propaguen a otras personas es cubrirnos la boca al toser, y la boca y la nariz al estornudar. Si sentimos la urgencia de toser o estornudar, ¿qué debemos hacer? Si tenemos un clínex limpio a mano, lo mejor es que lo agarremos, estornudemos sobre él y lo tiremos.

Sin embargo, los estornudos y la tos son actos reflejos; pueden aparecer tan deprisa que tengamos poco o nada de tiempo para buscar un pañuelo desechable. Por lo general, cuando lo encontramos, ya hemos estornudado sobre todo el mundo.

Si no tenemos un clínex a mano, lo mejor que podemos hacer es usar la manga para atrapar el estornudo o el hueco del codo para toser en él. No es la solución ideal, obviamente, pero es mejor que estornudar o toser en las manos y luego transferir involuntariamente los gérmenes a las manijas de las puertas, a los grifos o a otras superficies. Como no tendemos a restregar las mangas en demasiados lugares ni en otras personas, es apropiado usarlas como solución de emergencia, pero es aconsejable que al final del día nos desprendamos de la prenda para lavarla.

Si bien algunos microbios pueden ser llevados por la brisa cuando tosemos o estornudamos, la mayor parte de las gotas salen proyectadas en la dirección en la que expelemos el aire. Eso significa que si damos la espalda a los demás al toser o estornudar, la posibilidad de que les suministremos una dosis infecciosa es menor.

## ¡Salud!

Los estornudos siempre se han visto como una amenaza. Esto fue especialmente evidente durante las plagas que azotaron la Europa medieval, hasta el punto de que el papa Gregorio VII decretó que se debía pronunciar una breve oración después de cada estornudo para protegerse contra la enfermedad: «Que Dios te bendiga» (porque vas a necesitar su ayuda si tienes la peste, y yo también voy a necesitarla si has estornudado encima de mí). Hoy, esta misma expresión (*God bless you*, o sencillamente *Bless you*) es la que se utiliza en los países angloparlantes para desear salud a las personas que acaban de estornudar.

En la cosmovisión griega, los estornudos se consideraban un augurio, un mensaje de los dioses. Si iba a acometerse alguna empresa comercial, se consideraba que un estornudo era una buena señal, especialmente si se producía después de que se dijese algún comentario positivo sobre la empresa. Y se creía que una secuencia de varios estornudos indicaba que los dioses estaban aplaudiendo.

En una ocasión, cuando el gran general ateniense Jenofonte instó a sus famosas tropas a luchar, se dice que un soldado estornudó. Tomando esto como una señal de que los dioses habían bendecido sus planes de batalla, ordenó enseguida quemar las carpas y carruajes y lanzarse a la guerra. No había vuelta atrás; ¡una vez ha empezado, un estornudo no se puede detener! Desafortunadamente, muy pocos de los diez mil soldados volvieron a casa. El estornudo que desencadenó el desastre es considerado por muchos el peor de todos los tiempos.

---

A menudo se ven personas en espacios muy transitados, como los aeropuertos, que llevan máscaras quirúrgicas en la creencia de que esto detendrá los virus que llegan hasta ellas y sus fosas nasales. Pero no hay pruebas de que estos accesorios brinden algún beneficio en cuanto a los síntomas del resfriado o el hecho de resfriarse, sobre todo porque la mayor parte de los virus que incorporamos provienen de aquello que tocamos. Así que el viejo consejo de salud de mamá de que no te pusieses el dedo en la nariz no tenía que ver solamente con los buenos modales. ¡Las madres también estaban en lo cierto en esta ocasión! Un dedo en la nariz es una forma sencilla de que salgan unos microbios y entren otros.

Llevar guantes en los aeropuertos parece una solución mejor, pero a menos que seamos cirujanos bien adiestrados, puede ser que nos resulte difícil evitar tocarnos la cara inadvertidamente, aunque contemos con esa protección. Esta es probablemente la única razón por la que la máscara podría ser un poco útil: para impedir que nos toquemos la boca y la nariz.

### ¿COMER O NO COMER?

Cuando estamos resfriados, generalmente no tenemos mucho apetito. Ello es consecuencia de las sustancias químicas liberadas por nuestro cuerpo para combatir la infección, sustancias que también afectan a los centros del hambre ubicados en el cerebro. Estas mismas sustancias también nos hacen sentir irritables, letárgicos o desdichados cuando tenemos un resfriado. La ausencia de apetito puede ser un mecanismo de defensa natural para ayudar a combatir la infección, al igual que la fiebre.

Pero ¿por qué querría el cerebro eliminar el hambre si estamos resfriados? Una razón puede ser la siguiente: si nos sentimos mal, ¿por qué querríamos desperdiciar una energía preciosa tratando de encontrar alimentos en lugar de invertirla en ponernos bien? Por supuesto, esta teoría no se cumple si nuestra madre acaba de preparar sopa de pollo, pero nuestros modernos cerebros siguen operando en gran medida como los de los hombres de las cavernas: refúgiate, y cuando te encuentres mejor, sal a cazar o recolectar algo.

Si forzamos a los ratones a comer en el curso de una infección grave, es más probable que mueran que si solo comen lo que les apetece. Pero si bien el hecho de pasar hambre durante un corto período puede hacer que un ratón con fiebre conserve la vida, el que comamos o no es poco relevante para la evolución del inocuo resfriado común. En realidad, la mayor parte de las veces que los adultos se resfrían ni siquiera llegan a tener fiebre. En general, los adultos solo tienen fiebre para combatir microorganismos desconocidos por su cuerpo hasta el momento o infecciones virales graves, como la gripe. Si no experimentamos fiebre o dolor de cabeza pero sí tenemos mucha mucosidad, es probable que solo sufrmaos un resfriado común.

A fin de cuentas, la mayoría de los resfriados son compasivamente breves y desaparecen en el plazo aproximado de una semana. Posiblemente la decisión de comer algo o bien no hacerlo sea poco importante para el resfriado desde el punto de vista biológico. Pero sentirse saludable tiene que ver con mucho más que con la biología. La comida es un alivio, no una cura. Por favor, pásame la sopa.

## ¿SOPA DE POLLO PARA EL RESFRIADO?

Entre todos los remedios caseros curalotodo, la sopa de pollo es el más conocido y apreciado. La denominación *sopa de pollo* ha pasado a designar todo aquello que es reconstituyente y beneficioso para el tratamiento de cualquier posible problema del cuerpo y el alma.

En muchas culturas diferentes, la sopa de pollo es un tratamiento tradicional para los síntomas del resfriado común. Por ejemplo, es muy conocida como la *penicilina judía*. En parte, esta denominación puede reflejar el hecho de que la sopa de pollo es una comida tradicional del *sabbat* y puede reflejar también, por implicación, la importancia que se atribuye a la piedad en los resultados en materia de salud. Sea como sea, es un elemento básico entre las abuelas judías de todo el mundo, y especialmente sus nietos.

Las abuelas griegas pueden decir que inventaron la sopa de pollo para el resfriado común antes de que se inventasen las olimpiadas. El *avgolemono* (Αυγολέμονο) es un espeso caldo de pollo con huevo y limón muy utilizado para combatir los síntomas del resfriado y la gripe, o para prevenirlos en las noches húmedas del invierno. Aunque es un plato esencialmente griego, es probable que su uso terapéutico tenga su origen en la tradición sefardí. La contribución griega pudo haber consistido en añadir el «todopoderoso» limón.

Para no ser menos, la mayoría de las abuelas chinas están listas y preparadas para hacer sopa de pollo a la primera señal de catarro. En la medicina tradicional china, la enfermedad se percibe como un estado de desequilibrio entre el yin y el yang. El yin representa las fuerzas oscuras y enfriadoras, y el yang las fuerzas más luminosas y cálidas. En este paradigma, el tratamiento del resfriado debe consistir en aportar calor, evidentemente, y el consumo de sopa de pollo constituye un excelente ejemplo de restablecimiento de las fuerzas yang y una forma de equilibrar el frío del yin.

Pero ¿qué puede haber en la sopa de pollo que sea tan milagroso? Ciertamente, el vapor de cualquier bebida caliente puede ser capaz de disolver la mucosidad nasal y abrir las fosas y los senos nasales bloqueados, lo cual proporciona alivio durante unos minutos como mínimo. En este sentido, tomar una sopa de pollo caliente no es mejor que darse un baño o una ducha calientes.

Más allá del vapor, no hay ninguna razón química o biológica que justifique que tomemos sopa de pollo cuando estamos enfermos a causa de un resfriado. Sin embargo, no puede pasarse por alto el aspecto psicológico. La sopa de pollo es una comida reconfortante en unos momentos en los que realmente nos gustaría encontrar algún alivio. La expectativa de ser atendidos con eficacia y el sabor del hogar en un día aburrido son buenas razones para tomar un plato de sopa de pollo para el alma.

### ¿NECESITAS UN PONCHE CALIENTE?

Cuando nos resfriamos y empezamos a parecer afligidos, es probable que alguien nos diga que necesitamos un ponche caliente.[*]

Un ponche es una bebida que contiene bebidas alcohólicas, agua, cítricos, algún componente dulce y alguna especia, normalmente picante. Todo el mundo tiene su receta favorita. La mayoría de las personas usan güisqui o coñac para aportar el componente de alcohol. El componente dulce procede, generalmente, de cantidades generosas de azúcar o miel. La especia admite muchas posibilidades según la receta, pero suele incluir las navideñas, como la canela, el clavo de olor, el jengibre, el cardamomo o la nuez moscada.

---

[*] El autor se refiere a lo largo de este apartado a la variante del ponche conocida como *hot toddy*. (N. del T.)

## Improvisando

Cuando sabemos lo que queremos pero no disponemos de los ingredientes adecuados para prepararlo exactamente como en la televisión, a veces tenemos que hacer uso de los recursos que tenemos a mano, en plan MacGyver, el famoso personaje de la serie de televisión que a menudo salía de un aprieto utilizando su ingenio, los objetos disponibles y una gran cantidad de cinta adhesiva.

La innovación austera fue el lema de la ética calvinista. No había mucho con lo que trabajar, por lo que a menudo había que improvisar.

La receta del ponche es muy similar a la del vino caliente especiado; en esta, el vino tinto o el oporto juegan el mismo papel que el alcohol en el ponche. La bebida alcohólica se mezcla con azúcar y especias en ambos casos, y tanto el ponche como el vino caliente se consumen en las frías noches de invierno con los mismos propósitos revitalizadores. El ponche no se sumó al carro de las bebidas hasta los siglos XVI y XVII, pero la tradición del vino caliente especiado es milenaria; se remonta a la antigua Roma.

Tal vez en las gélidas noches escocesas el recuerdo de beber vino caliente en el continente fue suficiente para empujar a algún McKenzie o MacGyver de la época a improvisar una solución. No había uvas en Escocia, y el vino tinto estaba reservado para la ceremonia de la eucaristía; era de importación y su precio era prohibitivo. Pero el güisqui era accesible y un buen sustituto. Así nació el ponche caliente.

---

Es importante destacar que no hay absolutamente nada en el ponche caliente que ayude a curar el resfriado. Los cítricos son una fuente de vitamina C, pero las cantidades que incluye esta bebida no bastan para lograr ningún efecto. La nuez moscada, el clavo de olor y la canela se emplean desde hace mucho tiempo para curar los resfriados; efectivamente, contienen sustancias químicas con propiedades antihistamínicas, anestésicas o antiinflamatorias, pero, de nuevo, las dosis de estas especias contenidas en el ponche no bastan para conseguir un efecto.

En realidad, el componente más útil del ponche es el alcohol, que tiene propiedades relajantes y sedantes en dosis bajas; además, nos hace sentir calientes y arropados, como envueltos en una manta. Para Alexander Fleming, el descubridor de la penicilina, el remedio para el resfriado común era «un buen trago de güisqui a la hora de acostarse». Tras decir esto, añadió: «No es muy científico, pero ayuda».

### ¿VALE LA PENA TOMAR ALGÚN MEDICAMENTO?

Las características biológicas del resfriado común son bien conocidas. Los medicamentos como el paracetamol o acetominofén y los antiinflamatorios no esteroideos pueden reducir la fiebre, el dolor sinusal y los dolores de cabeza que a menudo acompañan a los resfriados, pero nunca hacen que el catarro desaparezca. Los descongestionantes como la fenilefrina nos destaponan un poco la nariz, pero estudios rigurosos llevados a cabo con estos agentes han mostrado escasos resultados, o ninguno, en cuanto a la mejora de la sintomatología general. Los antihistamínicos por sí solos también hacen poco para combatir el resfriado.

Los tratamientos que combinan los tres tipos de medicamentos (por ejemplo, el paracetamol, un descongestionante y un antihistamínico) funcionan un poco mejor que cualquiera de estos fármacos por sí solo (sus efectos, como acabamos de ver, dejan mucho que desear). Estas terapias combinadas constituyen probablemente el mejor recurso farmacéutico para aliviar temporalmente cualquier síntoma incapacitante mientras la enfermedad desaparece por sí misma. De todos modos, una mayor medicación implica también un mayor riesgo de efectos secundarios, sobre todo en los niños pequeños y los ancianos.

Debido a la falta de éxito de los medicamentos habituales, muchas personas acuden a recursos alternativos cuando tienen un resfriado fuerte. Uno de los más populares es el zinc.

## Una ostra al día

Hace tiempo que se sabe que los niveles bajos de zinc están asociados con una mayor vulnerabilidad frente a las infecciones, incluido el resfriado común. Es posible que esto se deba a que el cuerpo utiliza el zinc para el funcionamiento de enzimas clave, incluidas las que regulan la inflamación y el estrés oxidativo, ambos procesos clave en la batalla contra el resfriado común.

Pocos de nosotros obtenemos la ingesta diaria recomendada de zinc de los alimentos que comemos. La mejor fuente alimentaria de este elemento es el marisco, especialmente los moluscos, los cangrejos o las langostas. Sin embargo, la mayoría de nosotros obtenemos la mayor parte del zinc de la carne de vacuno y de ave. Hay quien argumenta incluso que la sopa de pollo es beneficiosa porque tiene un elevado contenido en zinc, aportado sobre todo por los huesos y la carcasa que se utilizan para preparar el caldo.

Los granos enteros, las legumbres, las semillas y los frutos secos también contienen mucho zinc; pero la fibra de los vegetales puede ser que inhiba parcialmente su absorción, por lo que los vegetarianos estrictos necesitan tomar el doble de zinc todos los días para alcanzar la ingesta recomendada.

Ensayos clínicos efectuados con niños han arrojado la conclusión de que es posible que el consumo regular de pastillas de zinc durante la estación fría reduzca la cantidad de resfriados que contraen y el absentismo escolar derivado de ello. Los estudios llevados a cabo con adultos también han permitido concluir que es posible que los suplementos de zinc reduzcan ligeramente la duración y la gravedad de los síntomas del resfriado, pero solo si se toman el primer día de su aparición y en dosis altas cada pocas horas.

El gran problema es que a la mayoría de las personas no les gusta el sabor metálico del zinc. Siempre podemos intentar comer una ostra al día, pues una sola ostra contiene la ingesta diaria recomendada de zinc, que es de unos 100 mg. Pero claro, tampoco a todo el mundo le gustan las ostras.

---

La vitamina C o ácido ascórbico también es muy popular tanto para la prevención como para el tratamiento del resfriado común. Normalmente la asociamos con determinados frutos (como los cítricos, la grosella, la fresa y el tomate) y algunas verduras (como la col rizada, el repollo y el brócoli). El ácido ascórbico también se emplea mucho como conservante alimentario, especialmente en los zumos procesados. A diferencia de lo que ocurre con el zinc, la mayoría de las personas toman regularmente la ingesta diaria recomendada de vitamina C. El consumo regular de dosis superaltas de esta vitamina puede hacer que los resfriados sean un poco más breves, pero no menos graves, que cuando no se toma este suplemento con regularidad. Pero no evitará que nos resfriemos, y si solo tomamos el suplemento de vitamina C cuando estamos resfriados, no obtendremos ningún beneficio.

Otro tratamiento popular para el resfriado es el mentol, una sustancia química acre muy utilizada en condimentos, aceites de baño y pastillas. Es difícil pensar en un resfriado infantil sin recordar su olor tan característico. Se cree que el efecto del mentol se debe a que engaña al olfato haciéndole creer que estamos respirando un aire muy frío, lo cual provoca que la nariz se sienta menos congestionada. El mentol también es útil cuando se asocia con el vapor, como cuando lo incluimos en un baño o una bebida calientes, o cuando lo inhalamos directamente.

Estudios científicos recientes han permitido descubrir que los billones de microbios que conviven con nuestro cuerpo tienen la capacidad de influir en nuestra salud de varias maneras; por ejemplo, afectando al sistema inmunitario y nuestra resistencia frente a las infecciones. Muchas personas comen o beben bacterias «beneficiosas», conocidas como *probióticos*, todos los días por el bien de su salud. Curiosamente, si las tomamos a diario, nuestras posibilidades de contraer un resfriado se reducen ligeramente. Los probióticos más habituales son los lactobacilos y las bifidobacterias que se encuentran en el yogur y otros productos lácteos, pero también podemos consumirlos en forma de cápsulas.

Los suplementos de ajo (o suplementos de alicina) también gozan de popularidad como mecanismo de protección frente a los virus del resfriado (además de frente a los vampiros). Las dosis altas (estamos hablando del equivalente a más de veinte dientes por día) parecen reducir las posibilidades de tener un resfriado. Si nos gusta mucho el ajo quedaremos bien servidos, pero oleremos a ajo; si no es así, es probable que el suplemento no contenga el ingrediente activo.

Los suplementos de equinácea son asimismo muy consumidos y tienen un agradable aroma floral. Los primeros en tomarlos fueron los nativos americanos, con fines medicinales. Una vez más, hay algunos datos según los cuales el hecho de tomarlos en dosis muy altas puede reducir ligeramente las posibilidades de resfriarse y acortar la duración del catarro, pero no una vez que ya se ha contraído.

## SEGUIR O NO AL PIE DEL CAÑÓN

Antes de acudir a los fármacos o incluso a los suplementos, vale la pena recordar que el resfriado solo dura unos pocos días, por lo general. Como todo buen invitado, un parásito bien adaptado no daña a su huésped. Puede hacernos sentir mal, pero realmente no nos lastima.

### Una indiferencia estoica

«La única forma de tratar el resfriado común es no haciéndole caso», dijo William Osler, venerado como el padre de la medicina moderna pragmática.

En realidad, podría ser incorrecto utilizar medicamentos para tratar los síntomas del resfriado. Reducir nuestra respuesta inmunitaria al virus (que es la causa de nuestros síntomas, después de todo) solo puede prolongar o exacerbar la enfermedad contra la que luchamos.

Por ejemplo, la inflamación es una reacción que desencadena el cuerpo para controlar el virus. Por lo tanto, combatirla (con fármacos antiinflamatorios, pongamos por caso) puede ser problemático. Los resultados de un estudio sugerían que tomar aspirinas para el resfriado incrementa la cantidad de virus contenida en las secreciones nasales, lo cual aumenta las posibilidades de que podamos contagiar a los demás.

De la misma manera, muchas personas creen que tener fiebre es algo bueno e indicativo de que el organismo ofrece una buena respuesta inmunitaria. El aumento de la temperatura corporal estimula levemente la función inmunitaria y hace que sea más fácil matar los virus. De hecho, algunas infecciones son más mortales si el cuerpo no reacciona con fiebre frente a ellas.

Pero si bien esto puede ser cierto para las infecciones graves, el resfriado común es más molesto que peligroso. Así que mandamos al diablo las precauciones científicas que se manifiestan en este apartado. ¡Solo queremos sentirnos mejor ahora!

---

Cuando sufrimos un resfriado, podemos sentirnos mal, podemos tener un aspecto horrible, pero ¡tenemos cosas que hacer! En este mundo tan marcado por el exceso de ocupaciones y compromisos, nos cuesta tomarnos un tiempo libre, especialmente para algo tan trivial y poco agresivo como un resfriado. ¿Deberíamos seguir al pie del cañón como si no pasara nada?

Si le preguntamos a nuestro médico o a nuestra madre qué nos aconsejan hacer si no nos sentimos bien a causa de un resfriado, es probable que nos digan que deberíamos quedarnos en casa, no salir o abstenernos de hacer ejercicio. Esto puede parecer el mejor remedio, pero no hay absolutamente ninguna evidencia de que sirva para nada. El hecho de hacer ejercicio moderado cuando tenemos un resfriado no implica que empeore o que persista durante más tiempo. En todo caso, se ha demostrado que el reposo prolongado en la cama es perjudicial.

También se nos suele aconsejar que nos quedemos en casa recluidos en una especie de cuarentena altruista por el bien de nuestros compañeros de trabajo no infectados. Es cierto que nuestro potencial de contagio es mayor en los días en que los síntomas son más graves y tenemos moqueo, lo cual ocurre, por lo general, entre el segundo y el cuarto día del resfriado. Pero ya éramos un foco de contagio un día después de haber contraído la infección, incluso antes de que aparecieran los síntomas, y seguimos siéndolo hasta que todos nuestros síntomas han desaparecido, entre siete y diez días después (o incluso más, en el caso de los niños). Así que tomarse un par de días libres a modo de cuarentena no es nada práctico.

Tener un resfriado generalmente también se considera un motivo para no tener sexo. Por supuesto, no queremos compartir nuestros gérmenes (¡como si eso aún no hubiera sucedido!), pero también nos sentimos cansados y puede ser que nos duela la cabeza. Se supone que debemos tomárnoslo con calma. Pero hay buenas razones para reconsiderar esta postura: durante el sexo, después del orgasmo sobre todo, los cambios en el flujo sanguíneo pueden destaponar milagrosamente la nariz y facilitar que nos durmamos antes. Esto es más de lo que podemos esperar de la mayor parte de los medicamentos, ¡y también es más divertido!

## EN CONCLUSIÓN

Todos conocemos a individuos que no parecen resfriarse nunca. No está claro si cuentan con un sistema inmunitario más fuerte o si tienen comportamientos más higiénicos, o si lo que ocurre es que no están tan cerca de los niños. En cualquier caso, cuando padecemos un resfriado, querríamos ser esas personas.

En realidad, no hay ningún truco contra esta afección. Todos los consejos habituales relativos a que pasemos más tiempo al aire libre, gestionemos el estrés, estemos más activos y durmamos más es probable que repercutan en nuestra salud en el sentido de que reduzcan la cantidad de días que permaneceremos enfermos a causa de un resfriado, más que en el sentido de evitar que lo contraigamos.

Estaremos más protegidos si seguimos las recomendaciones centradas en la prevención del resfriado, como lavarnos las manos con regularidad, no hurgarnos la nariz, no frotarnos los ojos y salir abrigados. Y no seremos un foco de contagio tan evidente si evitamos toser o estornudar sobre los demás.

Lamentablemente, no podemos curar el resfriado. Ni siquiera podemos tratarlo demasiado bien. Incluso los mejores medicamentos y suplementos tienen un impacto discreto en el mejor de los casos. Podemos quedarnos en la cama entre seis y diez días y luego recuperarnos, o podemos seguir yendo de aquí para allá durante seis o diez días y luego recuperarnos. Al resfriado le da igual.

O bien, reconociendo que estamos enfermos, podemos facilitarnos las cosas por medio de relajarnos, tomar un buen tazón de sopa o beber un ponche caliente antes de acostarnos. Ello no influirá en el resultado, pero nos ayudará a sentirnos un poco mejor mientras el cuerpo se cura por sí mismo.

# ¿De veras tengo que...

# 15

## ... evitar los accidentes?

Pregunta: ¿*Puedo evitar tener un accidente?*
Respuesta: Sí.

P: ¿*Por qué los coches matan a las personas?*
R: La mayor parte de las veces, son las personas las que matan a las personas.

P: ¿*Es realmente tan malo un poco de alcohol?*
R: ¿Es malo que tu riesgo de sufrir un accidente se multiplique por dos o más?

P: ¿*Puedo hacer que mis huesos estén más fuertes?*
R: Sí, podías, cuando eras joven. Al envejecer, lo lógico es que se debiliten.

P: ¿*Y si tomo hormonas para los huesos?*
R: La terapia de reemplazo hormonal implica un equilibrio mucho más complejo.

P: ¿*Debería evitar pasar por debajo de una escalera?*
R: Deberías pararte y agarrar la base por el bien de la pobre persona que está en el tejado.

L os accidentes ocurren. Son una de esas cosas de la vida que hacen que sea a la vez totalmente interesante y potencialmente dañina.

No es que estos sucesos sean aleatorios, la manifestación de un destino inevitable o una expresión de la mala suerte. Para que algo sea realmente un accidente debe entenderse que, visto en retrospectiva, podría haberse evitado si las cosas hubiesen ido de otra manera, si se hubiesen efectuado otras elecciones. Los accidentes tienen su causa; son predecibles y evitables. Solo ocurre que fallamos cuando se trata de predecirlos o prevenirlos. Es por eso por lo que son «accidentales».

A pesar de todas las precauciones posibles que se puedan tomar, algunos accidentes seguirán ocurriendo. Pero otros puede ser que no, o su impacto puede reducirse o cambiarse. La cuestión clave es qué decisiones podemos tomar para mejorar las posibilidades de que nuestras vidas no se vean acortadas o limitadas por un accidente.

## Henry H. Bliss

El 13 de septiembre de 1899, el neoyorquino Henry Bliss bajó de un tranvía en la esquina de la Calle 74 oeste y Central Park West, muy cerca de Strawberry Fields. Justo cuando estaba bajando, lo golpeó un taxi. Falleció a la mañana siguiente. Fue la primera persona registrada que murió por un automóvil en Estados Unidos.

El taxi que lo arrolló era eléctrico, como la mayor parte de los taxis de Nueva York en ese momento, construido por la Electric Carriage and Wagon Company of Philadelphia ('compañía de carruajes y vagones eléctricos de Filadelfia').

Eran vehículos muy populares ya que no emitían humo ni se averiaban a menudo. Podían arrancar en los días fríos (a diferencia de los coches de vapor) y para ello no era necesario darle a una manivela (a diferencia de los coches que usaban combustible). Solo podían recorrer unos sesenta y cuatro kilómetros antes de necesitar recargarse, pero como la isla de Manhattan no era tan grande, no importaba demasiado. Es importante destacar que esos vehículos no tenían marchas y que su motor emitía pocas vibraciones, por lo que eran extremadamente silenciosos. Hoy en día existen las mismas preocupaciones por la seguridad de los peatones frente a los «asesinos silenciosos» que pueden ser los automóviles que funcionan en modo eléctrico.

---

## CURSO DE COLISIÓN

La forma más habitual de muerte por accidente es una colisión en la que esté implicado algún automóvil, camión, autobús, motocicleta, bicicleta o peatón. En promedio, la probabilidad de morir en un accidente automovilístico es de uno de cada doscientos.

A escala mundial, las colisiones de vehículos acaban con la vida de un millón y medio de personas cada año aproximadamente, muchas de las cuales son jóvenes y se encuentran en la flor de la vida. En términos numéricos, esta tasa es casi la misma que la de muertes por sida en el mundo. Además, anualmente, al menos diez veces más personas sufren lesiones graves y que les cambian la vida debido a los traumatismos que sufren en la carretera.

A pesar de que hay más coches que nunca circulando, la cantidad de gente que muere en accidentes de tráfico está descendiendo, afortunadamente. Y es que puede influirse sobre los factores humanos que contribuyen al menos al 95 % de los accidentes. Con este fin, muchos países han adoptado la política denominada Visión Cero, la cual apunta, a través de la cooperación entre los proveedores, las autoridades reguladoras y los usuarios, a eliminar por completo las muertes en las carreteras. Este objetivo no es una quimera.

La base fundamental de las acciones en favor de este cambio es que los accidentes automovilísticos no son realmente el problema. El verdadero problema es que las colisiones dan lugar a lesiones graves y muertes humanas. La prioridad debe ser, por tanto, proteger la vida.

Por ejemplo, es muy lógico el argumento de limitar la velocidad de los vehículos de acuerdo con el tipo de colisión que podría predecirse y el desastre que ello conllevaría para las personas implicadas.

Si un ser humano es atropellado por un vehículo que circule a más de treinta kilómetros por hora, lo más probable es que resulte gravemente herido o que muera. Si nos atropella un automóvil que circule al límite de velocidad habitual en las zonas urbanas, cincuenta kilómetros por hora, las probabilidades de que muramos son de más del 80 %. Por lo tanto, cualquier zona en la que puedan entrar en contacto los peatones con los automóviles (los pasos de cebra, por ejemplo) debe diseñarse, lógicamente, con el fin de que los vehículos no puedan circular a más de treinta. Actualmente, hay muchas calles por las que no puede circularse a una velocidad superior a esta por este motivo.

Quienes viajen en un coche moderno bien diseñado pueden recibir impactos laterales sin sufrir daños si el automóvil que las embiste circula a menos de cincuenta kilómetros por hora, por lo que esta debe ser la velocidad máxima en los cruces. Asimismo, un automóvil moderno bien diseñado puede soportar un impacto frontal que se produzca a setenta kilómetros por hora, de manera que esta es la velocidad adecuada en las vías de doble sentido. Únicamente en las vías de un solo sentido en las que el tráfico circula con fluidez (las autovías y autopistas, por ejemplo) podría limitarse la velocidad a cien, pues en esas vías es poco probable que se produzca un impacto lateral o frontal, y el riesgo de colisión es sobre todo contra infraestructuras distantes. Así se pueden predecir y prevenir los impactos graves asociados con los accidentes.

Por otra parte, hay muchos comportamientos cotidianos, en el ámbito de la conducción, que pueden reducir el riesgo de morir dentro de un automóvil. La mayoría de ellos son muy evidentes y los tenemos incorporados. Por ejemplo, obedecer las señales de tráfico hace que nuestra conducción no solo sea segura sino que también sea predecible para los otros usuarios, y como consecuencia es menos probable que los embistamos o que nos embistan.

La precaución de abrocharse siempre el cinturón de seguridad reduce las lesiones graves y las muertes a la mitad en caso de accidente. Este es uno de los mensajes preventivos más extendidos que debemos transmitir a nuestros hijos, porque algún día puede ser importante para ellos. Al igual que la mayoría de los mensajes preventivos, puede no parecerles relevante en ese momento, sino restrictivo e incómodo, pero un día tal vez les salve la vida.

Los controles destinados a evaluar si se conduce bajo el efecto del alcohol o las drogas también tienen un papel obvio y esencial, ya que hasta una de cada tres muertes que se producen en la carretera puede deberse a la embriaguez y a la conducción anormal que ocasiona esta.

## Conducir ebrio

Cualquier cantidad de alcohol presente en nuestra sangre afecta a nuestro comportamiento, nuestra capacidad de evaluación, la precisión de nuestros actos y nuestro tiempo de respuesta, todo lo cual hace que el riesgo de sufrir un accidente y lesiones graves sea mayor si conducimos después de haber bebido. Cuanto mayor sea el nivel de alcohol en la sangre, mayores serán los riesgos.

Con un nivel del 0,05% (indicativo de 50 mg de alcohol por cada 100 ml de sangre), el riesgo que corremos de estrellarnos es aproximadamente el doble del que correríamos si no hubiésemos bebido en absoluto. Con un nivel del 0,08%, el riesgo de sufrir un accidente es unas cinco veces más elevado que si no hemos bebido.

Distintos países han debatido qué es lo que constituye un riesgo aceptable, y también qué es lo que puede disuadir a los conductores de conducir en estado de embriaguez. En Estados Unidos, Canadá y Gran Bretaña es ilegal conducir con un nivel de alcohol en sangre superior al 0,08%, mientras que en países como Francia, Alemania, Australia y Nueva Zelanda los límites impuestos son inferiores al 0,05%.

En todos los países, los llamamientos a establecer unos límites más bajos (un nivel del 0,02%, por ejemplo) o la tolerancia cero con el consumo de alcohol si se ha de conducir continúan ganando apoyo.

Puesto que la concentración de alcohol en la sangre es difícil de predecir a partir de la cantidad de alcohol ingerida, el límite cero evita el riesgo de confundirse («Creo que estaré bien»). También desvincula el acto de beber alcohol de la conducción y asegura que los conductores conciban otros planes antes de comenzar a beber.

El contraargumento es que cualquier restricción más exigente en el límite del nivel de alcohol afectaría sobre todo a las personas que disfrutan de una bebida pero que prácticamente no corren el riesgo de estrellarse. En términos absolutos, mantener los límites tal como están, en lugar de reducirlos a cero, representa un incremento minúsculo en el número de accidentes que se pueden evitar, ya que el riesgo general de colisión es muy pequeño, para empezar. Si un riesgo casi insignificante es incluso el doble de elevado, sigue siendo casi insignificante.

Por supuesto, si eres un conductor en situación de riesgo (por ser adolescente o inexperto al volante, por ejemplo), es mucho más relevante el hecho de que tus probabilidades de estrellarte sean el doble de grandes, y esto haría que la política de la tasa cero de alcohol tuviese sentido.

---

Aunque a la gente suele preocuparle la posibilidad de tener un accidente en el contexto de un viaje largo por carretera, la mayor parte de las colisiones se producen a menos de cincuenta kilómetros de casa. Esto se debe en cierta medida a que la mayoría de los kilómetros que recorremos son los correspondientes a trayectos que parten del hogar y regresan al hogar. La mayor parte de los accidentes tienen lugar al final de la tarde, cuando todo el mundo vuelve a casa. Pero incluso teniendo en cuenta el tiempo total que pasamos en nuestro automóvil, el tráfico y la hora del día, los desplazamientos cortos efectuados en el ámbito local son, proporcionalmente, los que están asociados a un mayor riesgo.

Esta realidad puede deberse, hasta cierto punto, al hecho de que realizamos estos trayectos en piloto automático. Cuando conducimos por los mismos lugares día tras día, esta actividad se vuelve tan sencilla que podemos hacerla casi sin necesidad de concentrarnos. A veces llegamos a casa y nos damos cuenta de que apenas recordamos cómo lo hemos hecho. El problema evidente es que unos niveles más bajos de concentración pueden causar que seamos incapaces de reaccionar con la rapidez necesaria si ocurre algo inesperado, lo cual supone que corramos mayor riesgo de sufrir un accidente.

Otra causa de los accidentes de tráfico, cada vez más frecuente, son las distracciones. Se ha demostrado que todo aquello que desvía la atención del conductor de la carretera incrementa el riesgo. Si apartamos la vista de la carretera durante más de dos segundos, el riesgo de colisión se duplica. Cuéntalos: «Uno. Dos». Con esto basta. Conducir distraído equivale a conducir con un nivel de alcohol en sangre del 0,05 %.

Los factores de distracción más conocidos en el contexto de la conducción están relacionados con el uso del teléfono móvil; en este sentido, los comportamientos de riesgo más habituales son el envío de mensajes de texto, marcar un número, navegar en busca de información y atender una llamada. En muchos lugares es ilegal manipular el móvil mientras se conduce. En cambio, hablar por teléfono no parece ser tan problemático, lo cual ha justificado la proliferación de los dispositivos de manos libres y otras aplicaciones apropiadas. Al igual que nos sucede con el cinturón de seguridad, estos recursos nos parecen bastante molestos e innecesarios la mayor parte del tiempo, pero basta con que estemos desprotegidos o distraídos en una sola ocasión para que pueda ocurrir algo.

El uso del teléfono móvil no es el único factor de distracción; hay otros comportamientos que pueden hacer que dejemos de prestar atención a la carretera: cambiar de emisora de radio, buscar algún objeto, leer un mapa o una dirección, maquillarse, comer, beber y, por supuesto, lidiar con los niños indisciplinados que están en el asiento trasero. Nada de esto es ilegal, pero todo ello ocasiona accidentes y se lleva vidas.

Finalmente, también es cierto que todos cometemos errores al volante; incluso los conductores más cuidadosos y avezados. Como bien se dice, errar es humano. Aunque los errores pueden reducirse al mínimo, no hay forma de que pueda esperarse que tomemos la decisión correcta en todas las ocasiones. Según lo que indican los índices de reclamaciones al seguro, estrellaremos nuestro automóvil tres o cuatro veces a lo largo de nuestra vida, en promedio. Afortunadamente, la mayor parte de estos accidentes solo implicarán daños para el coche.

Un enfoque pragmático de los accidentes de tráfico consiste en tener en cuenta la falibilidad humana incorporando cambios que reduzcan el impacto de las colisiones cuando inevitablemente se produzcan, cambios como los límites de velocidad especificados anteriormente. Puede hacerse que las calles, las carreteras y los automóviles compensen hasta cierto punto el impacto de los fallos humanos.

Y, por supuesto, si los conductores son el verdadero problema, siempre podemos «prescindir» de ellos como una medida de salud pública. Los vehículos automáticos y los automóviles sin conductor ya son una realidad y sin duda tendrán un impacto en los fallos y errores involuntarios de los conductores, así como en otros elementos que distraen de la conducción. La tecnología no eliminará por completo la estupidez humana, pero puede hacer más difícil que se cometan el tipo de errores que cuestan vidas.

## HUESOS FRÁGILES

En la mitología, la fuente de la vida son más los huesos que la carne. En la Biblia, Dios usa una costilla para crear a Eva. En la mitología mexicana, Quetzalcóatl hace lo mismo para crear a la humanidad. Y en la mitología griega la humanidad renace, después del diluvio, a partir de los huesos arrojados por Pirra.

Hay muchas razones por las que los huesos deben considerarse generadores de vida. Solo ellos proporcionan la forma humana, un esqueleto que podemos seguir reconociendo incluso mucho después de la muerte. La forma duradera de los esqueletos también hace que sean un disfraz popular en Halloween. Sin huesos, no seríamos más que fantasmas o medusas.

Las cualidades esenciales de nuestros huesos quedan claras cuando sufrimos un accidente y se rompen (o no). La mayor parte de las fracturas de huesos tienen lugar después de que estos hayan recibido algún impacto físico. Nuestros huesos reciben mil pequeños impactos todos los días. Casi todos están protegidos por nuestra buena salud, nuestros reflejos y nuestro físico musculoso; pero, aun así, pueden recibir una buena paliza.

Debido a su estructura especial, los huesos pueden absorber parte de la fuerza de un golpe, doblarse ligeramente si es necesario y luego recuperar su forma original. La cantidad de energía que puede absorber un hueso antes de romperse determina su resistencia a las fracturas. Si un hueso es demasiado frágil o el golpe es demasiado fuerte, aun doblándose no puede evitar fracturarse.

Si bien los huesos rotos pueden recomponerse, el proceso es gradual, y a veces hacen falta muchos meses de movilidad reducida y rehabilitación antes de que la fuerza y la resistencia puedan restablecerse. Y en el caso de los ancianos, debido a sus menores reservas, una fractura también puede significar el comienzo de un deterioro paulatino de la salud o, como algunos pueden pensar, «un destino peor que la muerte» si se vuelven dependientes de otras personas para que los ayuden con las actividades diarias mientras se recuperan.

## La joroba de *dowager*

Muchas mujeres sobreviven a sus maridos. Una *dowager* es una viuda rica que posee un título o propiedad, procedente de su difunto esposo.

Las *dowagers* son famosas en todo el mundo tanto por su poder como por su fisiología. La más famosa de todas fue la emperatriz *dowager* Cixí, la concubina que se convirtió en la emperatriz dragón de China.

Se dice que las orejas de una *dowager* son más largas. La razón de ello puede ser que la longevidad hace crecer el tamaño de las orejas, en lugar de que ocurra lo contrario, sobre todo si puedes costearte unos pendientes enormes y pesados.

Algunas mujeres mayores (y a algunos hombres también les ocurre) desarrollan además una curvatura excesiva en la espalda, conocida como *joroba de «dowager»* o *joroba de la viuda*, sea cual sea su nivel de riqueza.

La joroba de *dowager* es causada por una distorsión de la columna vertebral (cifosis) debida a fracturas de las vértebras y a la degeneración de los discos que hay entre ellas. En lugar de apilarse derechas como ladrillos, las vértebras se apilan más como si fuesen cuñas, lo cual provoca una curvatura en la columna. El efecto es que la cabeza y los hombros sobresalen hacia delante, lo cual da lugar a una barbilla característica, en punta, a una joroba y a una postura encorvada.

La joroba no es solo desagradable; también puede interferir en el equilibrio, el andar, el movimiento que se realiza para alcanzar objetos e incluso el movimiento utilizado para levantarse del sofá.

---

Hay dos formas evidentes de reducir el riesgo de romperse un hueso: evitar los golpes fuertes (como los que tienen lugar debido a caídas y otros accidentes) y mantener la resistencia natural de los huesos a las roturas (es decir, se trata de que puedan asimilar los golpes que reciban).

Nuestros huesos no son piezas desprovistas de vida. En el exterior de cada uno de ellos se acumula hueso nuevo continuamente, capa sobre capa, y en el interior, el hueso se reabsorbe sin cesar. Esto permite que todos los huesos del cuerpo se reconstruyan muchas veces a lo largo de la vida, siguiendo siempre, aproximadamente, el mismo plan corporal. Pero a diferencia de lo que ocurre durante la reconstrucción de un edificio, no es necesario desalojar las instalaciones o poner contraventanas.

La remodelación continua de los huesos también tiene la ventaja de que les permite adaptar su forma y fuerza de acuerdo con la manera en que se los está utilizando. Por ejemplo, los tirones y empujones repetidos de los músculos de los huesos asociados con actividades que implican soportar peso, como caminar, correr y saltar, estimulan el fortalecimiento del hueso. En cierta medida, este efecto se logra por la aparición de diminutas fracturas.

Es muy normal que se produzcan pequeñas grietas aquí y allá en los huesos, al igual que en cualquier edificio. Pero esto no debilita la estructura general. Por el contrario, se cree que la capacidad que tienen nuestros huesos de desarrollar grietas microscópicas contribuye en gran medida a que puedan dispersar la fuerza de los golpes y, por lo tanto, a que no se rompan con tanta facilidad. Además, estas diminutas grietas ponen de manifiesto qué partes necesitan un fortalecimiento adicional y estimulan la renovación del hueso en determinadas zonas. En consecuencia, cuando corremos con regularidad, los huesos de las piernas se rehacen de tal forma que adquieren un poco más de grosor, gracias a una sutil alteración del equilibrio entre el crecimiento y la destrucción óseos.

Y ocurre lo contrario si estamos inactivos, a medida que envejecemos sobre todo. Lo que no usamos, lo perdemos. Cada año que transcurre en que no utilizamos nuestra fuerza, nuestros huesos se vuelven un poco más delgados desde dentro hacia fuera. En ocasiones, esta pérdida puede ser lo bastante significativa como para comprometer la fortaleza y la integridad de los huesos. Esto puede conducir a la fragilidad y a un mayor riesgo de fracturas incluso cuando se producen traumatismos relativamente poco importantes; por ejemplo, los que tienen lugar cuando se cae desde la posición de pie o una altura menor. Este problema óseo es la denominada *osteoporosis*. Los huesos (*osteo*) se vuelven más porosos, literalmente. A escala mundial, la osteoporosis contribuye a más de veinte millones de fracturas cada año.

No todas las personas desarrollarán osteoporosis o sufrirán fracturas al envejecer. Uno de los factores determinantes más importantes es el punto de partida, es decir, lo gruesos y fuertes que están los huesos antes de que empiece el deterioro.

Habitualmente, los huesos adquieren su mayor grado de fuerza cuando estamos al principio de la veintena. Si están muy fuertes entonces, normalmente requerirá el resto del tiempo de vida que lleguen a estar lo bastante delgados como para que el riesgo de fractura sea mayor; también puede ser que no se llegue nunca a este punto. Asimismo, si nuestros huesos son pequeños y frágiles cuando estamos en la veintena, puede ser que lleguemos antes a la «línea de meta».

Los hombres suelen tener un pico de masa ósea más alto que las mujeres, probablemente porque son entre un 15 y un 20 % más grandes y pesados, en promedio, que ellas. En general, esto significa que un hombre tiene que perder mucha más masa ósea que una mujer antes de que sus huesos lleguen a estar lo bastante delgados como para fracturarse fácilmente. En consecuencia, solo uno de cada cinco hombres de cincuenta años o más sufrirán una fractura debida a la osteoporosis durante su vida; en cambio, la mitad de las mujeres las tendrán.

## La menopausia

Cuando las mujeres llegan a una edad comprendida entre los cuarenta y cinco y los cincuenta años, aproximadamente, experimentan un cambio natural en la forma en que se producen y liberan las hormonas sexuales, como el estrógeno. En el transcurso de cinco a diez años, la producción de estas hormonas se ralentiza, se vuelve errática y finalmente cesa por completo, ya que las reservas de producción de hormonas ubicadas en los ovarios se agotan. Durante la última etapa de esta transición, la duración del ciclo menstrual pasa a ser irregular, hasta que la menstruación deja de tener lugar. Es el fenómeno conocido como *menopausia*. El proceso de «apagado» de los ovarios no solo afecta al funcionamiento reproductivo, sino también a casi todos los aspectos del cuerpo y la vida de la mujer.

Cuando los ovarios dejan de producir estrógeno, una de las consecuencias es la pérdida de los efectos beneficiosos de esta hormona sobre la adaptabilidad y la resistencia óseas. Esta es la razón por la cual algunos médicos recomiendan a algunas mujeres (más jóvenes) que tomen estrógenos en dosis bajas como terapia de reemplazo hormonal (TRH) para sus huesos. Sin embargo, esta debe ser una medida a corto plazo, y la TRH debe aplicarse teniendo en cuenta los riesgos asociados a ella, entre los cuales se encuentran las enfermedades cardíacas y el cáncer.

---

Lo fuertes que lleguen a estar nuestros huesos en su apogeo también viene determinado, en parte, por lo que comimos y nuestro nivel de actividad física durante los «años de crecimiento» de nuestra infancia y adolescencia. Los niños bien nutridos y activos desarrollan unos huesos más fuertes, lo cual perdura en el futuro, a pesar de que cada hueso del cuerpo se reconstruye en un plazo de diez años.

A menudo se recomienda una ingesta regular de calcio para ayudar a desarrollar unos huesos fuertes. La razón de ello es que nuestros huesos están hechos de calcio principalmente. Si no obtenemos suficiente calcio a través de nuestra dieta (o suficiente vitamina D para que nos ayude a absorberlo), se desarrollará un esqueleto adulto más pequeño y más frágil, de acuerdo con la menor disponibilidad de «ladrillos de calcio», pues no tiene sentido construir un esqueleto grande si no hay suficiente calcio para mantenerlo. Por el contrario, si contamos con mucho calcio, nos exponemos lo necesario al sol y realizamos mucha actividad física en la juventud, podemos invertir en la construcción de huesos más fuertes, porque el cuerpo valora que dispondrá de los recursos necesarios para cuidar de ellos.

El índice de pérdida de masa ósea después del pico de la veintena también está influido por muchos otros factores, como la dieta, el tabaquismo y la cantidad e intensidad de las actividades que realizamos que implican soportar peso. Por ejemplo, a menudo se nos recomienda que hagamos más ejercicio para bajar de peso (como caminar o correr) por el bien de nuestros huesos. Este tipo de actividad física los fortalecerá ligeramente, pero los efectos son menores después de la veintena. Es fácil introducir cambios en el diseño de la construcción cuando se está edificando la casa, pero es mucho más difícil cambiar significativamente el diseño en las reconstrucciones posteriores. No obstante, el hecho de que los músculos se fortalezcan con el ejercicio también puede reducir el riesgo de caídas, y es por eso por lo que el ejercicio también favorece indirectamente a nuestros huesos.

Desafortunadamente, la ingesta de calcio, vitamina D y otros suplementos cuando somos mayores es, en el mejor de los casos, mínimamente efectivo para tratar o prevenir la osteoporosis; y es probable que este pequeño beneficio lo obtengan solamente las personas que no pasan suficiente tiempo al aire libre bajo el sol. Ninguno de estos suplementos reducirá las posibilidades que tenemos de rompernos un hueso si nos caemos de una escalera.

## TAN FÁCIL COMO CAERSE DE UNA ESCALERA

Para rompernos un hueso fuerte y sano debe golpearnos una fuerza mayor que nuestro propio peso al caer. En otras palabras, normalmente, necesitamos caer desde una altura para rompernos un hueso. Y la forma más habitual que tenemos de ganar altura es subirnos a una escalera. Por lo tanto, esta es también la forma más habitual que tenemos de perder altura de golpe (y dándonos un golpe). En la Biblia, Jacob tuvo la visión de una escalera que iba desde la tierra hasta el cielo. ¡Es una forma fácil de «irse»!

## Caerse de un tronco

En los días previos a los camiones madereros, una forma práctica de transportar los troncos hasta los aserraderos estadounidenses era hacerlos flotar en los ríos, corriente abajo. Para evitar que los troncos mal dirigidos bloqueasen el río y provocasen un «atasco de troncos», los leñadores se balanceaban cuidadosamente sobre los troncos flotantes. Pero como la sección transversal de estos era redonda, casi como una rueda, empezaban a rodar y arrojaban a los leñadores al agua, a menos que estos pudiesen mover las piernas a la misma velocidad que el tronco giratorio para mantenerse en la parte superior y evitar caerse.

Algunos «caminantes de troncos» adquirieron tanta pericia que hicieron que pareciera muy fácil permanecer sobre ellos. Tanto es así que los urbanitas que los veían caminar sobre el agua creían que probablemente no era algo que requiriese ninguna habilidad. Sin embargo, cuando esos urbanitas intentaban hacerlo, no tardaban en descubrir que era mucho más fácil caerse de un tronco giratorio que mantener el equilibrio encima de él, para diversión de todos los que miraban. No es de extrañar que esa actividad se convirtiera en un deporte de éxito.

Hoy en día, experimentamos el mismo tipo de deleite malicioso cuando vemos en la televisión cómo personas muy confiadas se caen de superficies giratorias y resbaladizas en determinadas carreras de obstáculos. Esta emoción se conoce en alemán como *schadenfreude* (literalmente, 'daño-placer').

En *Los Simpson*, Nelson lo expresa de manera más sucinta como «ija, ja!».

---

En muchos sentidos, subir una escalera es similar a caminar sobre un tronco giratorio. Los niños y los profesionales hacen que parezca una actividad ridículamente fácil, o al menos no especialmente peligrosa. Sin embargo, debería ser una actividad reservada a profesionales en la materia, realmente. Incluso en este caso, las caídas desde escaleras son una de las principales causas de lesiones y muerte entre los trabajadores de los sectores de la construcción y la minería y los que se dedican a efectuar instalaciones y a llevar a cabo labores de mantenimiento.

Dentro del hogar y a su alrededor, las escaleras y los escalones son omnipresentes, por lo que las caídas debidas a su uso también son habituales. Estos accidentes los sufren más los hombres que las mujeres, sobre todo los mayores de cuarenta y cinco años. Esto se debe en parte al hecho de que los hombres, en general, utilizan escaleras con mayor frecuencia que las mujeres, especialmente solos. Además, los hombres mayores conservan la confianza en sí mismos de la juventud en temas de bricolaje. ¿Qué peligro puede haber, al fin y al cabo?

El accidente más habitual se produce cuando la base de la escalera resbala. Esto puede ocurrir fácilmente si la superficie en la que se apoya la escalera está mojada o es irregular o desigual y los pies de la escalera no se agarran bien. Pero el motivo más frecuente por el que resbalan las escaleras es que están apoyadas en un ángulo incorrecto. Es habitual limitarse a apoyar una escalera contra algo y subir sin más. Sin embargo, si su ángulo es demasiado bajo, se corre el riesgo de que la base se deslice. Basta con que el ángulo sea diez grados más bajo que el ángulo ideal, que es de setenta y cinco grados y medio, para que la cantidad de fricción requerida para mantener la base de la escalera en su lugar sea el doble. Del mismo modo, si el ángulo de la escalera es demasiado pronunciado, es fácil que la escalera o quien está subido a ella caigan hacia atrás.

Al igual que ocurre con los troncos giratorios, no siempre es fácil acertar con el ángulo exacto si no se tiene experiencia. La solución simple consiste en que haya alguien en la parte inferior de la escalera asistiendo al que sube y asegurando la base para que no se deslice. También vale la pena ascender lentamente, ya que así se ejerce menos presión sobre la base.

Las escaleras plegables siempre se abren en el ángulo correcto, pues tienen un mecanismo que impide que se abran más de lo conveniente. Este tipo de escaleras son más seguras que las que se apoyan (excepto cuando el suelo es irregular). Sin embargo, también es posible caerse de ellas, especialmente cuando hay barro, nieve o agua en los peldaños, o si estamos tratando de subir con objetos (por ejemplo, cajas, latas de pintura o herramientas) y perdemos el equilibrio.

El riesgo de caída se reduce cuando al menos los dos pies y una mano o las dos manos y un pie están en la escalera en todo momento, es decir, cuando hay tres puntos de contacto. Si tenemos algo en una mano, los puntos de contacto serán solo dos en varias ocasiones.

Finalmente, se dice que trae mala suerte pasar caminando por debajo de una escalera. Está claro que evitar hacerlo es bueno para la persona que está encaramada, que no querría que alguien golpease la escalera sin querer. Además, si alguien estuviese sosteniendo correctamente la base de la escalera, no habría espacio suficiente para pasar y tendríamos que rodearla. Por tanto, si estamos pensando en pasar por debajo, se supone que no hay nadie aguantando la base. En términos prácticos, si el ángulo de la escalera es lo bastante ancho para que alguien camine por debajo (este ángulo no será de setenta y cinco grados) y si no hay nadie sujetando la base, existen bastantes probabilidades de que la escalera resbale, sobre todo si alguien la golpea.

## ¿Eres muy supersticioso?

🐢 Todos sabemos lo que se dice de que pasar caminando bajo una escalera trae mala suerte. Se cree que esta superstición surgió en la Edad Media, mucho antes de que existiese el concepto de seguridad laboral. En aquella época, las escaleras estaban hechas de madera y los peldaños estaban sujetos con unos cordones endebles y degradables. Era muy comprensible que, si la escalera iba a caerse, no era conveniente pasar por debajo de ella. No parece una medida muy supersticiosa, sino basada en el mero sentido común.

Una verdadera superstición es una creencia basada en un desconocimiento. En tal caso, ¿qué es lo que no entendemos acerca de pasar caminando por debajo de las escaleras?

En la Edad Media, el edificio más alto de todos los pueblos pertenecía a la Iglesia, que hacía el mantenimiento con la ayuda de escaleras altas. Es posible que la misma Iglesia hubiese envuelto deliberadamente en misterio buena parte de los motivos por los que no era nada conveniente pasar por debajo de las escaleras: al llevar una vida de austera sencillez, los clérigos no solían llevar ropa interior, ni siquiera cuando se subían a una escalera.

## CAERSE

Casi siempre que nos lesionamos no estamos de pie o inmóviles, sino desplazándonos. Cuanto más rápido lo hacemos, más fácil es que nos caigamos, ya que el impulso nos lleva hacia delante si resbalamos o tropezamos. En retrospectiva, generalmente nos resulta fácil entender por qué nos caímos; identificamos el peligro que no supimos predecir o prevenir: por ejemplo, el suelo estaba mojado o había un gato en nuestro camino. Es por eso por lo que estas situaciones se llaman *accidentes* y por lo que son evitables, normalmente. Todos los animales cuentan con unos reflejos naturales para evitar las caídas, pues no les conviene lesionarse y, en consecuencia, ser presas fáciles. Los humanos no somos una excepción. Por ejemplo, cuando tropezamos, extendemos instintivamente un brazo para rotar el cuerpo y empujar con la pierna rezagada, lo cual hace que el siguiente paso sea más largo y nos ayuda a frenar la caída. Esto requiere unos reflejos rápidos, así como fuerza muscular, para impulsarnos lo bastante deprisa como para que el siguiente paso alcance la posición de frenado correcta antes de que el cuerpo se caiga. Estos buenos reflejos hacen que las cáscaras de plátano y los cordones de los zapatos no sean el peligro inexorable que a menudo se supone que son.

Sin embargo, si nuestros tiempos de reacción son lentos (lo cual ocurre, por ejemplo, si estamos ebrios), si los músculos de las piernas están débiles (porque llevemos una vida sedentaria o a causa de la edad, por ejemplo) o si nuestro pie no se agarra (porque el suelo esté mojado, por ejemplo), la capacidad de frenar la caída se ve reducida, y es más fácil resbalar o tropezar. En consecuencia, al menos tres de cada diez personas mayores de sesenta y cinco años resbalan y caen cada año.

Uno de los huesos que más se rompen es la clavícula. Esto se debe a que el reflejo que nos hace extender el brazo pone en peligro este hueso si no podemos evitar caernos. Si aterrizamos con fuerza sobre el brazo extendido o sobre el hombro, la fuerza se transfiere a la clavícula, que es más débil, por lo que se dobla y, si el golpe es lo bastante fuerte, se rompe. Es un resultado bastante bueno, lo creas o no, porque sirve para dispersar la fuerza y evitar que los hombros o la columna, que son mucho más importantes, sufran daños más graves.

## Subir y bajar escaleras

Es casi imposible ver un drama de época en la televisión o una ceremonia de los Óscar sin ver a alguien caerse por las escaleras. A escala mundial, las escaleras y los escalones siguen siendo una causa importante de accidentes graves y mortales, solo superados por los automóviles, en los lugares con edificios de varios pisos. Las escaleras constituyen una gran oportunidad de hacer ejercicio. ¡Imagina cómo se reducirían las cinturas de todo el mundo si siempre tomásemos las escaleras! Un edificio con escaleras tiene muchos pisos, lo cual supone una gran ventaja, ya que reduce la huella ecológica del edificio y los costes para la Tierra, a la vez que incrementa el espacio habitable, la ventilación y las vistas.

El inconveniente es que las escaleras son trágicamente implacables con las distracciones, la inercia, el desequilibrio, la visión deficiente, los resbalones, los vestidos ostentosos y los objetos que están fuera de lugar. Una variación de solo medio centímetro en la anchura de los escalones, lo cual es muy habitual en las escaleras antiguas, puede ser suficiente para que demos un mal paso.

El problema más habitual es confundirse con los peldaños, a menudo porque vamos con prisas, porque no miramos o porque estamos distraídos pensando en un pastel de chocolate. Algunas personas se caen en el penúltimo escalón porque piensan que ya han llegado al pie de la escalera, o en el último cuando piensan que les queda un escalón más.

---

Una de las formas más prácticas de evitar caídas es mantener o incrementar la fuerza coordinada de los músculos de las piernas. Esto generalmente se logra gracias a la actividad física regular o a ejercicios que incluyen un componente de equilibrio.

La otra solución muy evidente es la anticipación. Previendo que iban a resbalar sobre los troncos mojados, los «caminantes de troncos» llevaban zapatos con clavos. Esto, junto con su habilidad, hacía que pareciese que estaban caminando por el parque. De la misma manera, las personas que tienen mayor riesgo de caerse pueden adoptar muchas medidas preventivas, como agarrarse a los pasamanos y asideros, llevar calzado antideslizante o poner esteras en el suelo cuando está mojado.

## EN CONCLUSIÓN

Napoleón Bonaparte manifestó que no hay accidentes, sino que lo que ocurre es que no reconocemos la mano del destino. Pero, por supuesto, fue él quien tuvo la brillante idea de ir a hacer la guerra contra los rusos en pleno invierno. También se cuenta que durante un ataque de tos se quejó diciendo «*ma sacre toux*», que significa 'mi maldita tos', pero su equipo pensó que había dicho «*massacre tous*», que significa 'matadlos a todos'. Los accidentes no son cosa del destino; solo son trágicamente accidentales.

Pero esto también significa que son predecibles y evitables. Ir a la guerra contra los rusos en invierno, conducir bajo los efectos del alcohol, pasar por debajo de una escalera, llevar ese vestido a los Óscar cuando hay que subir la escalera que lleva al escenario... ¿Qué cabe esperar que ocurra?

Los automóviles son cien por cien seguros... cuando están aparcados en el garaje de casa. Pero no es para eso para lo que se fabricaron. Tenemos que salir, y se puede prever que, cuando lo hagamos, existe la posibilidad de que tengamos un accidente. Pero podemos influir muchísimo en las probabilidades de tenerlo y su impacto en nuestras vidas. Para ello no hace falta que seamos obsesivos ni restrictivos; basta con que prestemos atención y mostremos algo de sentido común para asegurarnos de permanecer vivos y de una sola pieza.

# ¿De veras tengo que...

# 16

## ... lidiar con el estrés?

Pregunta: *No puedo vivir sin estrés.*
Respuesta: Sí, puedes.

P: *El estrés solo me hace tener dolor de cabeza.*
R: ¡Ojalá fuera solo eso!

P: *¿Por qué nos mata el estrés?*
R: Porque penetra en nuestra mente y nuestra alma.

P: *¿Me hace engordar el estrés?*
R: Lo que te hace engordar es comer en exceso y no hacer suficiente ejercicio. Pero a veces el estrés puede contribuir.

P: *¿Qué tal si consigo dormir bien?*
R: Te sentirás mejor por la mañana.

P: *¿Por qué hay personas que parecen inmunes al estrés?*
R: Porque gozan de autoestima, son optimistas, están seguras de sí mismas y son tranquilas.

P: *¿Por qué es un problema tan grande la depresión?*
R: Porque al menos una de cada seis personas nos deprimiremos frente a la adversidad en algún momento de nuestra vida.

P: *¿Realmente puedo gestionar el estrés?*
R: Solo si eres capaz de descubrir qué es aquello a lo que estás tan apegado.

No siempre podemos obtener lo que queremos, y por ello experimentamos estrés.

El trabajo duro no es estresante. Tampoco lo es subir una montaña; solo es una actividad exigente. Únicamente es estresante cuando la montaña nos impide llegar adonde queremos ir o en el momento en que queremos llegar ahí. Si tenemos todo el día y podemos llegar en cualquier momento, no hay ningún problema y, por lo tanto, tampoco hay estrés. Pero si no estamos seguros de poder llegar a la cima o de poder hacerlo tan deprisa como queremos, subir la montaña pasa a ser una actividad estresante.

En el otro lado de la montaña también puede haber personas preocupadas; el hecho de que estén sentadas no significa que no experimenten estrés. Estar sentado suele ser relajante a menos que queramos hacer ciertas cosas. Entonces pensamos, por ejemplo: «¡Mira qué hora es! ¿Dónde estará? ¿Habrá pasado algo? ¿Me habré equivocado de hora? ¿Debería llamarlo?».

En ambos casos, no es la acción o la inacción lo que es intrínsecamente estresante. Subir montañas puede ser muy relajante, y las esperas nos permiten disponer de tiempo. El estrés solo se produce cuando estamos apegados a los resultados de nuestras acciones, ya sea que deseemos o temamos que suceda algo. No nos preocupamos si no estamos especialmente apegados a la hora a la que podremos llegar y nuestros amigos no se preocupan si no están especialmente apegados a la hora de nuestra llegada. Si no hay preocupaciones, no hay estrés.

Nuestro apego a los resultados deseados actúa como los hilos de un títere, en cierta manera. Cuando queremos que nuestra marioneta se ponga de pie (pero todo lo que quiere hacer es caerse), tiramos de los hilos. Cuando queremos que haga algo en particular, tiramos de los hilos de nuevo, hasta que logramos el resultado esperado y deseado.

La tensión que experimentamos cuando tiramos de nuestros hilos es el estrés. Y la respuesta emocional que damos a esos tirones es de sufrimiento. Y aunque los hilos son invisibles, todos sufrimos bajo el peso de nuestros apegos, como la marioneta de la analogía.

La razón por la que soportamos el estrés no es que nos guste sufrir, sino que estamos muy apegados a los resultados y a lo que deseamos desesperadamente que suceda. Nos sentimos estresados por muchas cosas diferentes porque tenemos grandes expectativas.

A veces estamos apegados a un futuro posible, en el que obtendremos o lograremos algo que aún no tenemos. Es decir, somos presas del deseo o la ambición. El estrés que acompaña al deseo es bien conocido por cualquier persona que alguna vez haya querido realmente algo pero no haya estado segura de poder conseguirlo. Por ejemplo, «¿querrá salir conmigo?», «¿qué tendré que hacer para asegurarme de conseguir el trabajo?», «¿lo lograré?».

En otras ocasiones estamos apegados a un posible futuro que tememos perder. Por ejemplo, tenemos un trabajo pero nos preocupa perderlo. Tenemos un amor en nuestra vida, pero nos preocupa la posibilidad de no conservarlo. No nos estresaríamos si no estuviésemos apegados a estos resultados o si no nos importaran; pero sí nos importan, y es por eso por lo que podemos sentirnos tan estresados. No es la pérdida lo que hace que las situaciones sean estresantes; todos experimentamos pérdidas. Son nuestras expectativas y el hecho de que nos preocupemos tanto por ellas lo que nos hace sentir estrés cuando las cosas no salen según lo planeado.

A veces también estamos muy apegados a los resultados de sucesos pasados (de posibles pasados) y seguimos estando estresados por ellos. Nos lamentamos: «¿Y si...». Y nos molesta que otras personas consigan lo que podríamos haber logrado nosotros.

El estrés es un aspecto normal de la vida porque forma parte de la naturaleza humana sentir el tirón del deseo y el miedo a la pérdida. No es que seamos individuos malos, miedosos, pecadores o codiciosos. Ocurre solamente que tenemos expectativas que no podemos satisfacer.

El motivo del estrés no es solo el tirón de nuestros apegos. El otro motivo es la creencia de que el estrés desaparecerá si obtenemos lo que queremos: satisfacción. Por ejemplo, si vamos con el tiempo muy justo para acudir a una cita, el estrés y el sufrimiento asociado con este podrían desaparecer si conseguimos llegar a tiempo. De manera que el estrés actúa a la vez como la zanahoria y como el palo.

La atracción que experimentamos hacia ciertos resultados es característica de cada cual. Es decir, todos queremos lo que queremos, y puede ser muy diferente de una persona a otra. No todo el mundo se estresa por el hecho de ir con retraso ni a todo el mundo le preocupa conseguir un trabajo bien remunerado. Por lo general, nos estresamos más por obtener o perder aquello que más valoramos porque nuestros apegos a eso son mucho más fuertes. Cuanto más apegados estamos a conseguir un determinado empleo, a tener determinadas cosas y a llegar a tiempo, mayor es el estrés al que nos someten nuestros hilos invisibles. Algunos resultados pueden parecernos cuestión de vida o muerte, y sufrimos mucho por su causa.

A veces también nos estresamos por objetivos que estamos cerca de conseguir, que están casi a nuestro alcance. Es más duro el estrés que sentimos por aquello que creemos que no podemos obtener, pero cuando hay esperanza también hay estrés.

Además, nos influyen las normas sociales que nos hacen querer lo que los demás esperan que deseemos, en la medida en que nos importa lo que piensen de nosotros. La realidad moderna del consumismo se alimenta de nuestras necesidades, temores y deseos y, en muchos casos, crea las expectativas que nos hacen sentir estrés.

En determinadas ocasiones, un poco de estrés nos hace más fuertes. De hecho, cuando estamos irritados luchamos más, pensamos con más optimismo y tomamos decisiones más arriesgadas, decididos a obtener lo que queremos. El estrés es la motivación más importante que tienen muchas personas, que no acabarían nada si no tuviesen un plazo por cumplir o si no estuviesen bajo la presión de las expectativas. Pero a largo plazo los hilos que usamos para tirar de nosotros mismos en una dirección u otra nos pueden detener.

## El cielo

La mayoría de las personas creen que si tuvieran todo lo que siempre quisieron no estarían en absoluto estresadas y no sufrirían. Así es como describe el cielo la mayoría de la gente: como un estado de dicha en el que no desean nada. «Estoy en el cielo», dicen.

Pero no querer nada no es lo mismo que tener todo lo que se desea. Y ambos conceptos se confunden a menudo.

En la filosofía oriental, *moksha*, el nirvana u otros estados de liberación y perfecta dicha celestial son aquellos en los que tenemos todo lo que necesitamos en el momento, libres del deseo y del miedo a la pérdida; es decir, no experimentamos ningún estrés ni sufrimiento. Esto se debe a que cuando vivimos en el momento, solo centrados en el día de hoy, no hay resultados ni expectativas, por lo que no hay ataduras.

Muchas religiones practican el no apego para lograr, esencialmente, el mismo objetivo dichoso, no por medio de obtener todo lo que uno quiere, sino por medio de no querer nada. Se trata de no estar preocupados por el mañana. El término *iluminación* hace referencia a la libertad respecto de las cadenas del apego.

---

Tener menos apegos no significa falta de compromiso o inactividad, sino hacer todo lo que uno puede, o lo más apropiado en ese momento, y dejar que los resultados vengan por sí mismos.

## ESTRESADOS

Cuando sufrimos estrés, es una señal de que no estamos donde queremos estar o de que corremos el peligro de no estar ahí. El estrés puede constituir una motivación para salir de situaciones perjudiciales o para aguantar y luchar para permanecer en las situaciones favorables. Esta es la razón por la que la respuesta de estrés del cuerpo a menudo se denomina *respuesta de lucha o huida*. El impulso del estrés está ahí para darnos recursos para luchar o salir de una situación, para afrontar un problema o evitarlo.

Este impulso tiene muchos efectos distintos sobre la mente y el cuerpo. Uno de los más evidentes es que provoca que el corazón lata con mayor fuerza y rapidez, lo cual hace subir la presión arterial. Imagina que tienes que estar de pie en un escenario frente a una multitud: es probable que tu corazón palpite con una rapidez increíble y que sientas como si pudiera saltar fuera de tu pecho. Esta es una de las manifestaciones del estrés.

La mayoría de la gente piensa que el corazón se acelera con el fin exclusivo de aportar a los músculos la energía que necesitan para obtener comida o huir de los leones. Pero nuestros músculos ya tienen almacenada en su interior la energía que requieren para un incremento repentino de la actividad, lo que permite a los velocistas correr y a los levantadores de pesas levantarlas sin necesitar que el corazón les proporcione más oxígeno.

En realidad, la principal razón por la que nuestro corazón late rápido y con fuerza es que seamos capaces de darle a nuestro cerebro la energía extra que necesita para pensar. Aunque no siempre podemos lograr lo que nos proponemos cuando estamos estresados, nuestra mente está trabajando realmente con mayor ahínco para formular un plan. Un cerebro en pleno funcionamiento precisa que llegue a él más sangre para recibir la energía necesaria, y esto es lo que proporciona la aceleración del corazón.

Aunque no suele ser problemático que el corazón permanezca acelerado cuando estamos estresados (la situación no es muy diferente de cuando hacemos ejercicio), hay un límite. Si el corazón empieza a latir demasiado deprisa y con demasiada fuerza, puede ser que la sangre salga de él a un ritmo más rápido del que tarda en volver a entrar. Si esta falta de sincronía se prolonga demasiado tiempo, el corazón acaba por quedarse sin sangre para bombear, literalmente.

Obviamente, esta es una situación peligrosa. Y cuando existe descontrol en el corazón, se activa un reflejo de emergencia. Este reflejo es como pisar el freno de un automóvil que circule a gran velocidad, y ocasiona que el corazón desacelere de golpe y que la presión arterial baje bruscamente. Esto provoca mareo en la mayoría de las personas y, en algunos casos, un desmayo temporal.

Aproximadamente uno de cada tres adultos experimentará un episodio de desmayo durante su vida. Esto no les ocurre solo a las mujeres jóvenes; los hombres se desmayan con la misma frecuencia. De hecho, cualquiera puede desmayarse a partir del desencadenante adecuado.

Es mucho más probable que acontezca un desmayo si el flujo de sangre que vuelve al corazón acelerado también se ve comprometido, de tal manera que el reflejo de la frenada se produzca automáticamente mucho antes que en circunstancias normales. El ejemplo más común de esto lo ofrece el desmayo de los soldados que están en postura de firmes: en lugar de que la sangre sea impulsada de regreso al corazón a través del movimiento de los músculos, se acumula en las piernas inmóviles; y una vez que el corazón va más rápido que la velocidad limitada a la que puede volver la sangre, entra en acción el reflejo de la frenada. Este mismo reflejo pueden experimentarlo algunas personas cuando su corazón se acelera debido a un dolor extremo, al esfuerzo que hacen cuando van al baño, durante el parto, cuando llevan mucho rato tosiendo o incluso cuando tienen un ataque de risa.

Después de un episodio de desmayo, se suele recuperar la normalidad en unos pocos minutos. El mayor problema es el golpe o los golpes que uno se da al caerse; esto hace que los desmayos sean uno de los motivos más importantes por los que la gente acaba en la ambulancia o en el hospital.

## Hacerse el muerto

Muchos animales usan el truco de permanecer echados totalmente quietos y fingir estar muertos como una forma de confundir a sus adversarios más fuertes. El ejemplo más famoso lo ofrece la zarigüeya norteamericana, por lo que este comportamiento se conoce, en lengua inglesa, como *hacer la zarigüeya* (*playing possum*). Estos mamíferos también dejan escapar un olor fétido, lo cual acaba de hacer que sean poco apetecibles para cualquier depredador potencial.

Se dice que hacerse el muerto es una estrategia útil para los humanos que son atacados por osos pardos que defienden su territorio o a sus cachorros. Ciertamente, puede ser que los cuerpos muertos no sean percibidos como amenazadores. Sea como sea, las opciones de luchar o huir de un oso pardo están condenadas al fracaso, pues el oso siempre gana; en comparación, la opción de hacerse el muerto parece funcionar. Esto se conoce como el *sesgo del superviviente*. Cuando las personas se desmayan, no están «haciendo la zarigüeya» a nivel subconsciente. Aunque estén paralizadas por el miedo, las zarigüeyas permanecen despiertas. Saben lo que está ocurriendo y experimentan el estrés de la situación. Sencillamente, no pueden moverse y no lo hacen. Por el contrario, durante un desmayo, permanecemos inconscientes durante diez o quince segundos.

También se sabe que los ciervos se quedan paralizados cuando se enfrentan con los faros delanteros de un automóvil. Esta situación también se usa a menudo, en lengua inglesa, para describir el aspecto que tienen algunas personas cuando se sorprenden. Pero en lugar de estar paralizados por el miedo, los ojos altamente sensibles de los ciervos (que están adaptados para ver con poca luz) se ciegan por los brillantes faros de los automóviles que se aproximan. Incapaces de ver nada, permanecen quietos. Lo mismo nos sucedería a nosotros si de repente cerráramos los ojos y los mantuviésemos cerrados: nos tomaríamos un momento o dos para orientarnos antes de sentirnos cómodos moviéndonos en cualquier dirección. Sin embargo, en el caso de los ciervos, este corto lapso de tiempo es todo lo que hace falta para que sean atropellados.

## CON EL CORAZÓN ROTO

En promedio, las personas que, por la razón que sea, sufren más estrés morirán más jóvenes que aquellas que llevan una vida relajada y libre de estrés. La razón más habitual es que el estrés incrementa el riesgo de experimentar un ataque cardíaco o un accidente cerebrovascular. Por ejemplo, quienes padecen de estrés laboral o conyugal crónico corren un riesgo unas dos veces mayor de sufrir un ataque al corazón o un derrame cerebral. Los empleados que trabajan muchas horas, que están excesivamente comprometidos con el trabajo o que están demasiado enfrascados en él también tienden a tener más problemas cardíacos que otros trabajadores. Algunos estudios sugieren que hasta un tercio de la totalidad de los ataques al corazón pueden atribuirse al estrés.

No está clara la razón por la que el estrés nos rompe el corazón. Aquellos que están claramente estresados tienden a no cuidar tan bien de sí mismos, a comer mal, a ser sedentarios, a tener sobrepeso, a fumar y beber más a menudo, a tomar las decisiones equivocadas o a sentirse impotentes para tomar las decisiones correctas.

A menudo están demasiado ocupados sintiéndose estresados. Por ejemplo, los niveles de colesterol medios suelen aumentar durante las temporadas de exámenes. Esta podría ser una de las razones por las cuales las personas estresadas sufren más ataques al corazón. El estrés también acelera el pulso e incrementa la presión arterial. Cuanto más rápido late el corazón y más fuerte bombea la sangre, menos fluido (más turbulento) se vuelve el flujo sanguíneo. Esto se puede apreciar fácilmente cuando abrimos un grifo para llenar una bañera. Si abrimos un poco el grifo, el flujo es agradable y suave; cae en la bañera casi en línea recta y sin hacer apenas ruido. Pero si tenemos prisa y abrimos el grifo al máximo, el agua empieza a caer de forma irregular, rompiendo el chorro ordenado y suave de antes y generando mucho ruido.

Si abrimos nuestro corazón al máximo, tiene lugar el mismo flujo turbulento. Sin embargo, a diferencia de lo que ocurre con las tuberías conectadas al grifo de un baño, las nuestras pueden cambiar su diámetro, normalmente. Si el flujo aumenta hasta el punto en que la turbulencia es problemática, nuestros vasos sanguíneos lo perciben y se relajan, y se dilatan ligeramente. Unos conductos más grandes pueden asumir un flujo mucho mayor antes de que se produzca cualquier turbulencia; en este caso, las arterias no experimentan estrés.

El problema se presenta cuando esto ya no sucede. La razón más habitual es que las arterias se vuelven más viejas y menos flexibles, y acaban por parecer tuberías de acero rígidas, como las que se utilizan en el ámbito de la fontanería. Es el fenómeno conocido como *endurecimiento de las arterias* y se analiza en el capítulo once. Pues bien, las arterias duras que no se pueden relajar son vulnerables al estrés y a las turbulencias generadas por este.

Cualquier turbulencia golpea las paredes de los vasos sanguíneos duros, lo que ocasiona su desgaste y que se vuelvan disfuncionales. Las turbulencias son especialmente fuertes en los puntos en los que la sangre debe tomar curvas cerradas o dividirse para ir en distintas direcciones. Esta es la razón por la que estos puntos se rompen primero y son más susceptibles de sufrir aterosclerosis, el proceso de estrechamiento que conduce a ataques cardíacos y accidentes cerebrovasculares. La sangre turbulenta también es más difícil de bombear que la sangre fluida, ya que hace que el corazón experimente mayor resistencia. Por ese motivo la presión arterial se incrementa para que la sangre pueda llegar adonde necesita ir, lo cual implica que el corazón debe trabajar más de lo normal.

## Agotamiento

Una tostadora tiene una capacidad limitada para tostar. Tras usarla durante un tiempo prolongado, llegará un día en que una de sus partes cederá y dejará de funcionar. Si seguimos queriendo tostadas para el desayuno, tendremos que conseguir una nueva. Nuestra tostadora está diseñada para morir (al menos después de que haya expirado la garantía) y que la reemplacemos por otra de nueva generación. Puede ser que ocurra lo mismo con el corazón humano.

Durante un tiempo de vida promedio, nuestro corazón latirá unos dos mil millones de veces, aproximadamente las mismas que el corazón de una gallina. Pero como la frecuencia cardíaca media de las gallinas es cuatro veces más rápida, su vida resulta ser cuatro veces más corta, a menos que acaben en una olla, en una sartén o en un horno, en cuyo caso es más breve todavía.

Este tipo de coincidencia fascinante ha llevado a la creencia generalizada de que si solo tenemos unos dos mil millones de latidos cardíacos disponibles, si pudiéramos reducir las tensiones que incrementan nuestro ritmo cardíaco, este se ralentizaría ligeramente, y todos tardaríamos mucho más tiempo en llegar a esa cantidad. Es decir, viviríamos mucho más.

Desafortunadamente, este pensamiento ha hecho que muchas personas hayan renunciado a hacer ejercicio físico de carácter intensivo, temerosas de gastar sus limitados latidos en algo tan trivial como correr alrededor de la manzana. Sin embargo, el ejercicio físico regular y la buena forma física a la que da lugar tienen como resultado una frecuencia cardíaca más baja durante los momentos en los que no estamos haciendo ejercicio, lo cual compensa más que sobradamente los momentos en los que sí lo hacemos.

---

Un impacto emocional muy significativo puede hacer que el corazón deje de latir, aunque es muy poco habitual que ocurra esto. Todos hemos visto películas en las que alguien muere de miedo, durante una discusión o porque se le ha roto el corazón. Todo esto también sucede en la vida real. Por ejemplo, algunas muertes posteriores a los terremotos no se deben a ningún daño físico, sino al impacto emocional provocado por el movimiento sísmico.

Por lo general, esto solo les ocurre a personas que ya tenían el corazón previamente dañado, lo cual hace que este tenga menos capacidad extra. En estas circunstancias, es más fácil que el corazón pierda el ritmo y el equilibrio (en cuanto al oxígeno) cuando está estresado, lo cual ocurre, por ejemplo, cuando estamos enojados, corriendo, teniendo un sueño intenso o incluso haciendo el amor.

Por este motivo, muchas personas con problemas cardíacos son tratadas con medicamentos que obstaculizan el efecto del estrés sobre el corazón. Son los denominados *betabloqueantes*, y pueden reducir el riesgo de muerte súbita en un tercio aproximadamente. Sin embargo, estos fármacos están prohibidos en muchos deportes, porque al reducir los efectos del estrés, en algunos casos pueden mejorar el rendimiento (o al menos reducir los síntomas del miedo escénico).

## EL ESTRÉS Y LA ACUMULACIÓN DE GRASA

Como se ha visto anteriormente en este libro, una de las principales causas de enfermedad y muerte prematura hoy en día es tener demasiada grasa en partes del cuerpo en las que no debería estar. Acumulamos grasa cada vez que consumimos más energía de la que gastamos con nuestras actividades físicas y por la acción de nuestro metabolismo, pero llega un momento en que nuestra capacidad de almacenarla de forma segura se ve superada, por lo que pasa a ocupar lugares en los que no debería estar, y nuestra salud se resiente como resultado.

El estrés también juega un papel importante en este equilibrio. En el caso de muchas personas, es una de las mayores razones por las que engordan, y en el caso de otras, es el principal motivo por el que pierden peso.

Por ejemplo, cuando estamos realmente estresados, a veces no tenemos hambre. Esto se debe a que el cerebro está tan enfocado en los problemas estresantes que no quiere o necesita la distracción de tener que buscar comida; en ese caso desactiva el apetito. Y, por supuesto, cuando no comemos, algunos de nosotros podemos perder peso. Esto puede ocurrirle, por ejemplo, a un estudiante que debe examinarse, a una novia antes de la boda y a quienes se sienten deprimidos o acaban de perder a alguien.

Pero a algunas personas les ocurre que engordan cada vez más cuando están estresadas, incluso si experimentan el mismo estrés que hace que otros individuos pierdan peso. Todos conocemos novias a las que no les queda bien el vestido de boda llegado el gran día porque han engordado, estudiantes que engordan en época de exámenes o individuos que están ansiosos o deprimidos y van sumando kilos. Por consiguiente, no es tanto el estrés la causa de la pérdida o el aumento de peso como la respuesta que le damos al sufrimiento ocasionado por el estrés.

Como se ha visto anteriormente en este capítulo, cuando estamos estresados y nuestro cerebro está trabajando arduamente para encontrar la respuesta adecuada, necesita más combustible para poder lidiar con la carga de trabajo adicional. Al no contar con unas reservas de energía significativas, el cerebro estresado envía señales para obtener más alimento, como cuando llamamos para pedir una *pizza* cuando nos quedamos a trabajar durante una noche estresante.

Sin embargo, el único combustible que le sirve al cerebro es la glucosa (el azúcar). Lo habitual es que aproximadamente la mitad de la glucosa que utiliza el cuerpo sirva para satisfacer las necesidades del cerebro. Cuando estamos estresados, esta proporción puede aumentar drásticamente, a veces hasta un nivel superior al 90 %. Para que esto sea posible, deben ocurrir varias cosas.

En primer lugar, el corazón debe latir un poco más deprisa y con más fuerza para ayudar a suministrar al cerebro una mayor cantidad de sangre rica en azúcar.

En segundo lugar, un cerebro en «modo crisis» debe ser codicioso y cuidar de sus propias necesidades. Por lo tanto debe evitar, totalmente o en cierta medida, que el azúcar se use o se almacene en otras partes del cuerpo, para tener más cantidad disponible para sus propios fines (pensar intensamente). Por fortuna, la mayor parte de los otros tejidos pueden funcionar no solo quemando azúcar, sino que también pueden hacerlo quemando grasa u otros combustibles. Pueden cambiar de fuente de energía sin problemas, igual que un automóvil híbrido puede funcionar en un momento en modo eléctrico y en otro quemando gasolina. Pero al cerebro le resulta imposible acudir a una fuente de energía alternativa. Es una máquina excelente pero que tiene unas necesidades muy concretas. El estrés normalmente hace que el resto del cuerpo se doblegue ante los requisitos de azúcar del cerebro estresado, el cual trata de encontrar soluciones a nuestros problemas persistentes.

En tercer lugar, si no puede obtener fácilmente del resto del cuerpo la cantidad adicional de azúcar que necesita para sacarnos de nuestras dificultades, a veces el cerebro estimula nuestro apetito, y es entonces cuando mostramos el comportamiento conocido como *comer por estrés*, o al menos cambia nuestro apetito y pasamos a preferir los alimentos «reconfortantes» ricos en azúcar que le encantan a él. Esto tiene esencialmente el mismo efecto que el hecho de desviar glucosa al cerebro estresado cambiando el combustible que va a quemarse para satisfacer las necesidades del resto del cuerpo. Pero tiene el efecto opuesto en nuestra cintura.

Cuando es la necesidad de azúcar del cerebro la que dirige nuestro apetito, nos vemos impulsados a saciar los deseos de nuestro cerebro de la misma manera que nos sentimos impulsados a rascarnos un picor: sabemos que no debemos hacerlo, pero lo hacemos de todos modos.

## Rascarse

Parece paradójico que algo tan molesto como un picor nos haga tener ganas de seguir rascándolo. ¿No sería mejor dejarlo en paz? Pero ¿cuál es el objetivo de un picor si no es el de motivarnos a rascar esa zona? Y si no deseamos rascarnos, ¿es realmente un picor lo que tenemos?

Si pisamos una piedra afilada, sentimos dolor, y nos apartamos instintivamente de ella. Pero cuando sentimos picor, tenemos que investigarlo, descubrir qué lo ha causado. Puede tratarse de un bicho que ha aterrizado en nuestro brazo, y en tal caso podemos sacudirlo. Cuando nos rascamos, se desencadenan sensaciones a través de los mismos nervios que causaron el picor y la sensación de picazón se alivia, al menos temporalmente.

Pero no solo eliminamos el picor sino que, además, el hecho de rascarnos nos hace sentir muy bien. La agradable sensación de alivio que obtenemos es la recompensa que nos brinda el cerebro por haber hecho lo que quería que hiciésemos.

Como escribió Ogden Nash: «La felicidad consiste en rascarse todos los picores».

---

Muchas personas afirman sentirse impulsadas a comer alimentos dulces cuando están estresadas. En parte, el objetivo de ello es aliviar la sensación de estrés que están experimentando y obtener la recompensa placentera que otorga el cerebro, aunque sea momentánea, igual que ocurre cuando nos rascamos un picor. En el caso de otras, esta recompensa también puede convertirse en un incentivo para comer en exceso, y facilitar que los estímulos como los anuncios de alimentos o la mera disponibilidad de comida les recuerden los beneficios que presenta el hecho de comer: hacerlo es el equivalente a rascarse un picor, en el sentido de que también proporciona alivio.

Aún no se sabe con seguridad qué es lo que hace que el cerebro estresado se alimente por medio de «robar» energía almacenada (como en el caso de la novia presa de la ansiedad que adelgaza) en lugar de hacerlo por medio de motivarnos a comer más (como en el caso de la novia presa de la ansiedad que engorda). Una idea al respecto es que al cuerpo de aquellos que tienden a comer por estrés o para aliviarse no se le da tan bien cambiar de combustible. Por ejemplo, cuando el cerebro quiere más comida para alimentar el pensamiento, el resto del cuerpo no oye su llamada, o bien la ignora, de manera que no le da lo que pide. Es decir, no se produce el cambio de fuente de combustible que haría posible satisfacer esa demanda. Así que el cerebro se enfoca en motivar en la persona el deseo de comer alimentos azucarados que la alivien. Y esa persona empieza a comer por estrés.

Hay muchas razones posibles por las que la señal que emite el cerebro no surte efecto. Por ejemplo, hay quienes están tan acostumbrados a vivir con estrés que las señales que envía el cerebro están en «modo silencio», por lo que el cuerpo no las oye. Estos individuos tienden a comer más, y a engordar, durante los períodos de estrés para alimentar el cerebro.

Por el contrario, en el caso de algunas personas el cerebro lanza la misma respuesta ante cada situación de estrés; una y otra vez, envía las mismas señales al resto del cuerpo, audibles y convincentes, para que este le proporcione más azúcar. El cuerpo lo hace, y es así como estas personas suelen ser las que pierden peso cuando pasan por un período de estrés prolongado.

A veces, ocurre que el cerebro estresado emite correctamente la señal de que necesita más azúcar, pero la grasa no la escucha, y el hígado, repleto de grasa, tampoco lo hace; son resistentes a los mensajes del cerebro. Y los músculos puede ser que no escuchen al cerebro estresado porque han estado inactivos durante mucho tiempo. En consecuencia, en promedio, los inactivos y con sobrepeso son más propensos a engordar a causa del estrés que los activos y delgados, que suelen perder peso cuando están estresados.

En general, se cree que estas son las principales razones por las que algunos engordan y otros adelgazan cuando están estresados. Pero las cosas nunca son tan simples. Distintos tipos de estrés, en distintas intensidades y en distintos entornos pueden afectar a las personas y a su apetito de maneras muy diferentes. Es por eso por lo que nunca es fácil poder decir «sí, el estrés me hizo engordar». En cualquier caso, puede hacerlo, y cada vez lo hace más en esta época marcada por el sobrepeso.

## UN VERDADERO DOLOR DE CABEZA

El dolor de cabeza se encuentra entre las causas más habituales de enfermedad en los seres humanos. Todos tenemos dolor de cabeza, las mujeres más que los hombres, los jóvenes más que los mayores. Al menos la mitad de la población experimenta dolores de cabeza episódicos cada año. Afortunadamente, nuestros dolores de cabeza suelen ser infrecuentes, ocasionales, insulsos y de corta duración; abarcan desde varias horas hasta unos pocos días en cada ocasión, como máximo.

Hace mucho tiempo que se cree que el estrés es la causa de este tipo de dolor de cabeza. Tanto es así que la denominación *dolor de cabeza* se suele utilizar para describir algo estresante; decimos, por ejemplo, «esa tarea fue un dolor de cabeza» (es decir, fue estresante) o «esta persona es un dolor de cabeza» (es decir, nos está causando estrés).

La mayoría de las personas afirman que el estrés y la tensión mental son los factores que más les provocan dolor de cabeza. Sin embargo, a pesar de esta creencia generalizada, el estrés no es la causa de esta dolencia. Es solo el sospechoso habitual, el cabeza de turco evidente que reconocemos como desagradable y al que es fácil echar la culpa. Pero estamos estresados muy a menudo y la mayor parte de las veces no tenemos dolor de cabeza.

A pesar de las apariencias, la molestia de los dolores de cabeza por la tensión no se debe a que estresemos el cerebro. De hecho, el cerebro en sí no siente dolor. En realidad, es posible operar el cerebro mientras el paciente está todavía despierto sin que sienta que alguien está hurgando en él. Si el paciente no siente ni eso, está claro que no experimenta nada de dolor.

Lo que ocurre es que nuestro cerebro depende de las señales procedentes de los receptores del dolor ubicados en todo el cuerpo para saber dónde hay algo que nos está lastimando y lo grave que es la situación. Cuando los receptores del dolor se activan dentro de la cabeza y en su superficie, nuestro cerebro nos lo dice a través de la desagradable sensación que es el dolor de cabeza.

Evidentemente, si entráramos por una puerta y nos golpeásemos la nariz, si nuestros senos nasales se inflamasen o si fuésemos al dentista para que nos arreglase una corona, estos traumas activarían directamente los receptores del dolor y nos dolería la cabeza por una buena razón. En ocasiones el dolor de cabeza puede ser un «efecto secundario». Pero en la mayoría de los casos no suele haber nada evidente que pueda explicar por qué tenemos un dolor de cabeza hoy y en cambio no lo tuvimos ayer o no lo tendremos mañana.

La cara es la parte más activa y sensible del cuerpo. Para que el cerebro pueda saber con precisión lo que está sucediendo, las señales que recibe por parte de los sentidos faciales deben ser acertadas. Si se produce cualquier alteración de la señal, el mensaje puede llegar distorsionado, o incluso puede llegar el mensaje equivocado. Una teoría es que nuestro cerebro confunde algunas de las señales inocuas que recibe y las llama *dolor de cabeza*.

## Susurros chinos

Hay un viejo juego de niños llamado *el teléfono*; en inglés se conoce también como *susurros chinos*: un niño susurra un mensaje al oído de otro; a continuación, el niño que ha recibido el mensaje se gira y susurra el mensaje al oído de otro niño; y así sucesivamente, hasta llegar al último participante. El juego es divertido, ya que el mensaje se distorsiona progresivamente, por lo que al final apenas se parece al original.

Antes de la aparición de los auriculares y del traductor de Google, el trabajo de un intérprete consistía en escuchar y, al mismo tiempo, susurrar las palabras traducidas al oído del destinatario. Esta modalidad de interpretación se denomina *interpretación susurrada* o «chuchotage». Es un trabajo duro y suele requerir equipos de intérpretes, pues estos profesionales se deben ir turnando cada cierto tiempo.

Se cree que la transformación de las palabras inglesas en las complejidades incomprensibles (para los oídos occidentales) de los cuatro tonos del mandarín a través de los intérpretes susurrantes es el origen del nombre del juego (en inglés). En los siglos XVIII y XIX (e incluso hoy en día, en cierta medida), todo lo relacionado con China era confuso; así que los susurros chinos no hacían más que reflejar la confusa comunicación con ese país asiático, pues la confusión era la norma. Antes de esto, es posible que el juego se conociese como *susurros rusos* por la misma razón.

---

Hace tiempo se pensaba que el hecho de tensar demasiado los músculos de la cara, lo cual puede ser que estemos haciendo cuando estamos estresados, podía desencadenar cierto tipo de dolor de cabeza en algunas personas susceptibles. Ciertamente, este dolor de cabeza a menudo se experimenta como una franja de dolor tensa en la frente, las sienes o la parte posterior de la cabeza. Además, los músculos de la cabeza a menudo se sienten sensibles al tacto cuando sufrimos dolor de cabeza. Las personas con los músculos faciales más sensibles también son las que tienen más dolores de cabeza. Pero esto solamente se debe, con toda probabilidad, a que los nervios asociados son muy sensibles, no a que los músculos estén doloridos.

Algunas personas sufren dolor de cabeza debido a la tensión no solo de forma ocasional, sino cada dos días como mínimo. Es probable que esta dolencia realmente debilitante sí provenga del cerebro, el cual, después de muchas señales y dolores de cabeza, se reprograma y se sensibiliza al dolor. Otras experimentan un tipo de dolor de cabeza completamente diferente, la migraña. Por lo general, pero no siempre, se presenta en un lado de la cabeza y tiende a tener un carácter pulsante asociado con una terrible sensación de malestar. A menudo, las personas afectadas se sienten extrañamente diferentes (irritables, deprimidas, eufóricas, etc.) uno o dos días antes de la aparición de la migraña, lo cual hace que, a veces, puedan predecir su próxima manifestación.

El estrés también suele encontrarse entre los factores desencadenantes en la mayoría de la gente. Sin embargo, también puede ser que sentirse estresado no sea más que la señal de advertencia de que la migraña está en camino. Hay muchos otros factores que pueden desencadenar la migraña, como la falta de sueño, los cambios en los niveles hormonales, el clima, el vino, el ayuno e incluso ciertos olores. Pero en todos los casos el cerebro tiene que estar cableado de una determinada manera para que la migraña pueda manifestarse, y es por eso por lo que la mayor parte de los individuos que experimentan estrés o beben vino no sufren migrañas.

Se cree que la migraña se produce porque las partes del cerebro que reciben señales de dolor se vuelven hipersensibles de repente, por lo que cualquier pequeño estímulo puede activarlas y hacernos sentir como si nos hubieran dado con una sartén en la cabeza. En cierto sentido, ocurre algo semejante a la retroalimentación que experimenta un micrófono cuando el amplificador se sube demasiado. Todo está bien hasta que empezamos a hablar, momento en el cual un chillido dolorosamente agudo estalla desde los altavoces, se transmite directamente al micrófono y luego se transmite nuevamente a los altavoces, en un círculo vicioso; y todo el público expresa su malestar.

## EL ESTRÉS Y LAS DEFENSAS

El cuerpo humano tiene muchos mecanismos de defensa y curación que están diseñados para activarse rápidamente cuando nos enfrentamos a una amenaza potencial, como un veneno, una lesión o una infección, y lidia con ese peligro antes de que pueda causarnos daño. La defensa la coordina el sistema inmunitario, el cual, como cualquier fuerza de seguridad, está integrado por muchos componentes especializados diferentes.

Estas fuerzas defensivas se pueden dividir en dos grandes categorías. En primer lugar, actúa un sistema de seguridad inmediato, agresivo pero genérico. Cuando es activado por algo que entra en nuestro territorio, se dispara la alarma y se llama a la policía para que se dirija a un lugar determinado y se ocupe del problema. Esto se conoce como *inmunidad innata* y nuestros glóbulos blancos son la policía, la principal defensa contra los invasores tóxicos. El reclutamiento y la acumulación de glóbulos blancos en una parte del cuerpo constituyen una inflamación.

La palabra *inflamación* surgió como una forma práctica de describir la sensación que experimentamos de que la parte afectada está «al rojo vivo». Por ejemplo, cuando están inflamadas las articulaciones (artritis), la piel (dermatitis) o los senos nasales (sinusitis), experimentamos un malestar en la zona caracterizado por el enrojecimiento, la hinchazón y una sensación de ardor, como si nos hubiera quemado una llama.

En determinados momentos, todos necesitamos la inflamación para combatir infecciones o curar heridas. Sin embargo, si no se controla, la inflamación también puede provocar daños colaterales, ya que el «fuego amigo» causa «heridos y muertos» en el propio bando. De hecho, muchas de las llamadas *enfermedades* son en gran medida el resultado del daño colateral que nos hemos causado a nosotros mismos debido a una inflamación inoportuna. Por ejemplo, el daño que sufren las zonas que experimentan una inflamación crónica puede favorecer la aparición de un cáncer.

Como ocurre en cualquier enfrentamiento, no es solo la zona de conflicto la que se ve afectada. La inflamación también puede provocar cambios generalizados que afecten a otros tejidos, aunque no se inflamen. Esto ocurre debido a la liberación de las moléculas de señalización conocidas como *citoquinas*, que no solo incrementan la inflamación sino que también comunican la extensión del conflicto a todos los rincones del cuerpo.

El gran problema es que si la inflamación también está presente en otras partes se produce un efecto dominó. Esto significa, por ejemplo, que la inflamación crónica de las articulaciones puede activar la inflamación causante de enfermedades cardíacas y accidentes cerebrovasculares, y viceversa.

El estrés es una de las formas en que avivamos el fuego de la inflamación; hace que arda más fuerte o durante más tiempo y que ocasione más daño del que provocaría de otro modo. Esto se debe a que cuando nos sentimos estresados y frente a un adversario, necesitamos que todas nuestras armas estén no solo disponibles sino también bien cargadas. Nuestra capacidad de desarrollar una inflamación y de «hacer» que esa inflamación perdure se ve potenciada por el estrés.

Por supuesto, esto puede ser beneficioso a corto plazo, para hacer retroceder a un invasor o recuperarse de una lesión. Pero un conflicto a largo plazo y sin visos de solución es costoso y dañino, no solo allí donde se combate, sino también en los lugares de origen. Ocurre lo mismo en el caso de la inflamación. La inflamación aguda y crónica es tal vez la razón principal por la cual la mayoría de los médicos señalan que el estrés es perjudicial para nuestra salud.

A diferencia del sistema de alarma que puede ser activado por cualquier cosa, a partir de lo cual se moviliza el equipo de seguridad, la otra categoría de nuestras fuerzas defensivas es más inteligente y selectiva. Se trata del *sistema inmunitario adaptativo*. Es un sistema programable diseñado para reconocer solamente a determinados villanos. De alguna manera, es análogo al *software* de reconocimiento facial que utilizan los controladores de los pasaportes y las agencias de seguridad para identificar rápidamente a individuos que pueden ser peligrosos, a partir de lo cual se movilizan las fuerzas de seguridad contra ese objetivo en concreto. Posiblemente la vacunación sea lo que mejor demuestre la eficacia de este sistema defensivo.

## La vacunación

Los virus son invasores tóxicos y la causa de muchas enfermedades desagradables y de la muerte de innumerables niños y adultos jóvenes. La vacunación evita en gran medida que estas muertes tengan lugar.

Cuando nos vacunamos, nuestro sistema inmunitario se hace una idea de lo peligroso que puede ser un determinado virus. No nos inyectan ese virus tal cual sino una versión muerta o muy debilitada, lo cual nos permite conocer los detalles de su perfil y posibilita que el sistema inmunitario adaptativo lo reconozca al instante. Si intenta cruzar nuestras fronteras, las alarmas se dispararán y el sistema inmunitario responderá específicamente contra él.

Cuando muchas personas están vacunadas y alguien enferma, el virus no tiene dónde propagarse, ya que es probable que su próximo huésped potencial esté vacunado. Esto reduce las tasas de infección y hace que sea menos probable que contengan el virus las personas no vacunadas, o aquellas en las que la vacuna solo ha sido parcialmente efectiva. Esto se conoce como *inmunidad de grupo* o *inmunidad colectiva* y es tan importante para proteger a una población de una enfermedad como para quienes reciben la vacuna individualmente. Esta es la razón por la cual los programas de vacunación apoyados por los Gobiernos aspiran tanto a favorecer el bien común como la salud individual. En el caso de la viruela, la vacunación masiva permitió la erradicación completa de una enfermedad que en otros tiempos mató a cientos de millones de personas.

El estrés puede influir en nuestra vulnerabilidad y resistencia frente a gérmenes indeseables mediante la supresión de las defensas asociadas con la inmunidad adaptativa. Por ejemplo, las personas que sienten que están bajo niveles más altos de estrés tienen más probabilidades de resfriarse cuando deben enfrentarse a un virus del resfriado. Las bacterias que causan las úlceras estomacales también se ven fortalecidas cuando estamos estresados. Y, por supuesto, las bacterias presentes en la piel que causan el acné, que normalmente están controladas por el sistema inmunitario, a menudo gozan de libertad cuando padecemos estrés.

Igualmente, la respuesta protectora a una vacuna se ve mitigada por el estrés crónico. Por ejemplo, aquellos que cuidan a un padre con alzhéimer y reciben la vacuna contra la gripe puede ser que respondan de forma limitada a ella en comparación con otras personas que no están bajo un nivel de estrés tan elevado. Se cree que el estrés crónico interfiere en la capacidad del cuerpo de mostrar la imagen del invasor a las «autoridades» pertinentes, por lo que las infecciones son más difíciles de reconocer o solo se reconocen demasiado tarde, una vez que se han establecido.

## INSOMNE Y ESTRESADO EN SEATTLE

El tercio de nuestra vida que pasamos dormidos puede afectar significativamente a los dos tercios que pasamos despiertos. Todos necesitamos una buena cantidad y calidad de sueño para que nuestro cuerpo y nuestra mente sigan funcionando en óptimas condiciones.

La razón por la que precisamos dormir con regularidad no tiene nada que ver con la necesidad de conservar energía para las actividades del día siguiente. Si el único beneficio del sueño fuera este, nos resultaría mucho más práctico permanecer despiertos y comer un plátano más al día para compensar las calorías que dejamos de quemar cuando no estamos activos y nos vamos a dormir.

El sueño es importante no solo para proporcionarnos descanso físico; de hecho, cumple una serie de funciones esenciales, de las que no podemos prescindir. Una de ellas es lidiar con el estrés de la vida.

Un mensaje habitual que se da a las personas que afrontan situaciones estresantes es que duerman bien una noche y todo les parecerá más llevadero a la mañana siguiente. Evidentemente, es más difícil conciliar el sueño y dormir seguido si se padece estrés. De nuevo, esto se debe a que el cerebro estresado está ocupado en lidiar con el estrés y se niega a permitir que nada se interponga en su camino, incluido el sueño. ¡Dormir bien una noche sería fácil *si no estuviéramos tan estresados*!

Además, no dormir lo suficiente es un motivo importante de estrés en sí mismo. En parte, incrementa los efectos de otros factores estresantes. Por lo tanto, cualquiera que no duerma bien (los individuos estresados por ejemplo) que tenga la suerte de dormir bien una noche se sentirá mejor la mañana siguiente. ¡Como si esto no fuese más que evidente!

Pero antes de reaccionar ante cualquiera que nos sugiera que necesitamos descansar un poco, tengamos en cuenta que podría estar en lo cierto en muchos más sentidos de los que esa misma persona está contemplando.

Tal vez nuestro cuerpo no esté haciendo nada mientras estamos durmiendo, pero nuestro cerebro sí permanece activo. Está haciendo uso del tiempo que proporciona el sueño para procesar los sucesos del día, pero sin la carga visceral de las sensaciones y la inmediatez. Sin estas asperezas desagradables, los sucesos pueden reducirse a lo que ocurrió en el cerebro durante el día y luego evaluarse de forma segura, sin que sea necesario que nos estresemos por ellos. Por lo tanto, el sueño profundo es el momento en que nuestro cerebro reconecta los circuitos que vinculan los sucesos, las sensaciones y otra información para garantizar que todos los conocimientos recién adquiridos queden organizados y almacenados de forma segura para su uso futuro. Algunos de estos cambios conducen al aprendizaje y los recuerdos, mientras que otros hacen que olvidemos los datos que no revisten importancia.

No es que no aprendamos en el momento a lo largo del día; ocurre más bien que algunas de las células cerebrales que están en marcha durante las horas de actividad se vuelven a encender de noche para consolidar sus interconexiones. Es por eso por lo que dormir bien realmente nos ayuda a recordar, procesar y comprender mejor las cosas. Esta es también la razón por la cual un cerebro activo (estresado) necesita dormir más.

En otros momentos de la noche, nuestro cerebro reproduce algunos de nuestros recuerdos para ver en qué medida funcionan bien los nuevos y para comprobar si los antiguos siguen siendo útiles. Es como si tuviésemos un armario enorme lleno de miles de prendas de vestir y todas las noches sacásemos algunas para examinarlas. Al no haber nadie mirando, podemos ser creativos; podemos mezclar las prendas para encontrar las mejores combinaciones para distintas ocasiones. Es más probable que probemos con las que hemos comprado recientemente, pero muchas veces probamos también con las viejas que solíamos ponernos, y en ocasiones incluso echamos un vistazo a las muy viejas, para examinar lo que estábamos pensando en ese momento y considerar si sería mejor desprendernos de ellas.

En esto consisten los sueños. Durante el sueño profundo, las emociones y el estrés se suprimen con el fin de obtener claridad, pero cuando soñamos se desactivan estas restricciones. Esto significa que podemos contemplar de nuevo los sucesos y descubrir cómo nos sentimos realmente respecto a ellos, sin estar limitados por lo que puedan pensar otras personas ni por otras consecuencias que podría haber en la vida real. Aunque la mayor parte de los sueños son bastante mundanos, algunos pueden estar muy cargados de emociones; es el caso, por ejemplo, de las fantasías eróticas y las pesadillas.

## Las pesadillas

Todos tenemos malos sueños de vez en cuando. Los realmente malos son las *pesadillas*. El término inglés es *nightmares*, cuyo origen se remonta a cuando se pensaba que las pesadillas eran causadas por demonios, conocidos como *mares*. Estos malvados seres entraban silenciosamente en el dormitorio a través del ojo de la cerradura por la noche. Mientras la persona dormía, se subían a su cama y se sentaban en su pecho para inmovilizarla; tal vez, incluso, trataban de estrangularla. No es sorprendente que estas travesuras hiciesen que la persona se despertase asustada, con la respiración agitada y empapada en sudor.

Estos demonios también eran conocidos por enredar el cabello durante la noche, lo que hacía que quien dormía se levantase con el pelo revuelto.

Hoy en día es un hecho reconocido que todos los sueños, los buenos y los malos, no son más que el espejo de nuestros recuerdos; nuestro cerebro responde ante ellos de la misma manera que lo hace cuando nos miramos en un espejo o cuando vemos la televisión (que es otro tipo de espejo). Como ocurre con nuestros armarios roperos y con lo que vemos en la televisión, las visiones que se revelan en la mayoría de los sueños están llenas de adquisiciones recientes y nuevos espectáculos. Pero tenemos unos sueños favoritos a los que recurrimos una y otra vez, como cuando volvemos a mirar una de nuestras películas favoritas o cuando nos ponemos de nuevo un vestido que nos gusta mucho.

Sabemos que los sueños están hechos de recuerdos y experiencias porque los ciegos de nacimiento no tienen sueños visuales. Igualmente, las personas que vivieron en las décadas de los treinta y los cuarenta que solo veían la televisión y las películas en blanco y negro soñaban en blanco y negro al menos una cuarta parte del tiempo. En la era de la televisión en color, casi nadie sueña en blanco y negro. Sin embargo, nuestros sueños nunca se parecen realmente a nuestros recuerdos y experiencias, a pesar de que estos constituyen su «material» de base. Los sueños son fantasías más imaginativas y creativas. Es como probar a vestirse con distintas prendas compradas en distintos momentos y ver si combinan bien. A menudo no vemos ese atuendo pero imaginamos que lo usamos en diversos escenarios, como una boda o una cita. Del mismo modo, revisamos nuestros recuerdos y los imaginamos en diferentes entornos o situaciones. A veces esos lugares son extraños, ilógicos e imposibles, pero esto nos permite captar mejor su sentido.

Igual que ocurre cuando nos probamos combinaciones de ropa, al soñar ponemos a prueba los recuerdos, los mezclamos, somos un poco creativos... Descubrimos cuáles combinan bien y los perfeccionamos y mejoramos para lograr un mejor equilibrio. En el contexto de los sueños también podemos echar un vistazo a lo que realmente sentimos en relación con ciertas prendas y decidir deshacernos de las malas compras o meterlas bien adentro en el armario, lejos de la luz del día.

Algunos sueños son recurrentes. Este fenómeno tiene cierta similitud con el hecho de no saber tomar una decisión, de manera que seguimos intentándolo una y otra vez. Hay algo que no está del todo bien, pero no sabemos exactamente qué es. Del mismo modo, la mayoría de la gente cree que los sueños recurrentes tienen su origen en recuerdos no resueltos que no se pueden aceptar o descartar fácilmente.

## Recordar los sueños

Los recuerdos son reales, los sueños son solo su reflejo en el espejo, por lo que generalmente no pasan a formar parte de nuestra memoria a largo plazo. De hecho, es bastante infrecuente recordar los sueños durante más de unos minutos, si es que se recuerda algo de ellos. La mayor parte de los sueños son como esa palabra que tenemos en la punta de la lengua de la que no nos podemos acordar, pero que está tan fastidiosamente próxima que casi podemos sentirla.

Algunas personas tienen la costumbre de escribir sus sueños (o al menos la impresión que han tenido de ellos) tan pronto como se despiertan. Está extendida la idea de que si registramos e interpretamos nuestros sueños, podremos desvelar algunas verdades ocultas sobre nosotros mismos. Incluso algunos descubrimientos importantes se han atribuido a visiones oníricas que el soñante fue capaz de recordar; entre ellos, la (famosa) tabla periódica que enumera los elementos conocidos, que el químico ruso Dmitri Mendeléyev vio en un sueño. Y Keith Richards soñó con el *riff* de *Jumpin' Jack Flash* y lo anotó tan pronto como despertó.

Es más fácil recordar los sueños si no se duerme seguido o cuando nos despertamos repentinamente en medio de un sueño en lugar de hacerlo de forma natural cuando ya ha terminado. Esta también puede ser una razón por la cual las pesadillas, las fantasías eróticas y los sueños realmente vívidos parecen recordarse más que los sueños cotidianos.

Como mínimo, nos pasamos al menos seis años de la vida soñando. Y dado lo importante que es soñar para la gestión cerebral y el bienestar psicológico, no faltan las recomendaciones para que tengamos sueños más relevantes y vívidos y, por lo tanto, más fáciles de recordar. Entre las más populares está la ingesta de productos lácteos (queso sobre todo), pepinos, carne, kiwis y jugo de cereza ácida; otra recomendación es la de comer en exceso justo antes de acostarse. No hay pruebas claras de que nada de lo anterior tenga ni la más mínima repercusión, aunque hay personas que juran que notan una gran diferencia según lo que han comido. Esto puede deberse más a sus recuerdos y asociaciones que a la comida misma.

Los sueños son ciertamente más vívidos después de una noche en que se ha estado bebiendo. Pero esto se debe a que el alcohol es un sedante que evita que soñemos durante la primera parte de la noche, lo cual implica que cuando deja de ejercer su efecto sedante sobre el cerebro, este trata de recuperar el tiempo perdido y concentra más los sueños en las pocas horas que quedan antes de que se haga de día. Ocurre lo mismo cuando perdemos tiempo de sueño por otras razones, como puede ser levantarse para atender a un hijo durante la noche; en estos casos, nuestro último sueño es mucho más intenso.

### EL ESTRÉS Y LA DEPRESIÓN

Cuando nos vemos arrastrados de un modo u otro por nuestros miedos y deseos, lo cual nos hace experimentar sufrimiento, nuestro cerebro trata de encontrar una solución. Intenta ayudarnos a afrontar la situación o a protegernos, y una forma en que lo hace es a través de nuestras emociones.

Supongamos que nos estamos dirigiendo, a pie, a la casa de un amigo que está en la parte superior de una colina, pero que vamos tarde. Realmente queríamos llegar a la hora, pero no parece probable que vayamos a conseguirlo. ¿Cómo nos sentimos? O más bien, ¿qué nos hace sentir el cerebro?

A veces respondemos enojándonos y frustrándonos. En general, se considera que el enfado es una emoción muy negativa, pues está asociado con la respuesta de la lucha; y, normalmente, la lucha está muy mal considerada. Sin embargo, el enfado puede ser extremadamente útil; en el contexto de un conflicto o una negociación, puede hacer que parezcamos más poderosos, y realmente podemos sentir que tenemos más poder. Cuando estamos enfadados, el deseo que tenemos por aquello que provoca nuestro enojo es más fuerte, por lo que redoblamos nuestros esfuerzos con el fin de llegar a tiempo a lo alto de la colina y a la casa de nuestro amigo.

Pero el enfado se manifiesta de muchas maneras diferentes. Algunos se vuelven abiertamente agresivos, mientras que otros se defienden de manera diferente, a través de la negación y la incredulidad, y actúan como si no hubiera ocurrido nada. Algunas personas enojadas manifiestan su enfado encerrándose en sí mismas o mostrándose evasivas, o bien tomando malas decisiones (buscándose problemas) o repartiendo culpas.

Lo opuesto al enfado es la aflicción. De nuevo, estamos caminando hacia la casa de nuestro amigo que está en lo alto de la colina y vamos tarde. Realmente queríamos llegar a la hora, pero no va a suceder. Y nos sentimos tristes.

Al igual que el enfado, la aflicción también es una reacción de afrontamiento del estrés y conduce a muchos comportamientos diferentes. Algunas personas afligidas se vuelven retraídas y se sienten negativas, resignadas, desesperanzadas o temerosas. Esta es la razón por la cual la aflicción también se suele considerar una emoción «mala» o negativa. Pero como ocurre con el enfado, el hecho de sentir aflicción puede formar parte del proceso de resolución; viene a ser un paso entre la angustia y la aceptación.

Muchos afrontan la tristeza cuidando de sí mismos y de sus hijos y reuniéndose con otras personas. Este comportamiento suele conocerse como la respuesta de *tend-and-befriend* en lengua inglesa, 'cuidar y hacer amistad', y es la reacción opuesta a la respuesta de lucha o huida frente a las amenazas. Actividades como ir a un *spa*, hacerse un tratamiento facial o ir a que nos hagan un determinado corte de pelo son formas importantes de autocuidado en tiempos de estrés. A veces, tratamos de resistirnos a los cambios no deseados por medio de crearnos una sensación de permanencia y de centrarnos en controlar determinados aspectos de nuestras vidas, especialmente cuando todo parece estar fuera de nuestro control. Como la respuesta de cuidar y hacer amistad, esta actitud nos sirve para reforzar la autoestima y la autoconfianza en tiempos de crisis.

Todas estas reacciones se conocen como *mecanismos de defensa* o *estrategias de afrontamiento* y nos ayudan a lidiar con cualquier tipo de estrés. Dentro del afrontamiento, es inevitable experimentar muchas respuestas emocionales diferentes. Cuáles de ellas manifestemos dependerá mucho del tipo de estrés que tengamos, de nuestra personalidad, de si somos hombre o mujer y de otros factores. Por ejemplo, los hombres son más propensos a enojarse o retraerse cuando están estresados; en cambio, las mujeres tienden a optar más por la respuesta de cuidar y hacer amistad.

Normalmente, estas emociones nos ayudan a lidiar con el estrés; sin embargo, a veces podemos quedar atrapados en ellas. Por ejemplo, si padecemos estrés crónico puede ser que estemos continuamente malhumorados durante largos períodos, o permanentemente resignados, temerosos o abatidos. Muchas personas tienen la sensación de haber entrado en un agujero profundo y oscuro, y puede ser que les cueste salir de él; pero normalmente acaban por lograrlo, con el tiempo.

Sin embargo, a veces la mente queda realmente atrapada en el agujero, y los resultados pueden ser desastrosos; el más conocido de ellos es la depresión. La depresión es una enfermedad muy común; al menos uno de cada seis adultos la experimentarán en el transcurso de su vida.

La depresión es también un problema muy serio. No se trata solo de un breve período de tristeza o una aflicción comprensible en respuesta a la adversidad, sino que es una nube negra desproporcionada y penetrante que interfiere en nuestra capacidad de manejarnos como seres completos. Puede afectar a nuestras relaciones, nuestro trabajo, nuestro sueño y muchos otros aspectos de nuestra salud y bienestar, incluida nuestra propia supervivencia.

No todo el mundo cae en una depresión en las mismas circunstancias y adversidades, y entre quienes la padecen se dan muchos grados de gravedad y persistencia. Quienes permanecen fuertes frente a la adversidad no permiten, de alguna manera, que sus pérdidas los atrapen, agobien y confinen. En otras palabras, no es fácil que se queden bloqueados. Pensamos que estos individuos son resilientes, como los árboles inclinados por el viento que después recuperan la posición original, o que son fuertes, como las fortalezas que, en otros tiempos, se construían para mantener a raya a los adversarios.

## La resiliencia

Hay ciertos patrones de pensamiento que o bien facilitan o bien dificultan que quedemos destrozados por las adversidades, que caigamos en una depresión, que nos enojemos, que estemos temerosos o que nos sintamos perdidos en las épocas de estrés. Estos patrones de pensamiento conforman nuestro carácter individual.

La resiliencia de nuestro carácter está determinada por los cuatro muros que la rodean:

- Nuestra autoestima.
- Nuestra sensación de optimismo.
- Nuestra confianza en que contamos con los recursos necesarios para lidiar con el problema.
- Nuestra sensación de calma.

Algunas pérdidas son tan traumáticas que pueden derribar los muros de cualquiera; pero, en general, los que tienen una alta autoestima, son optimistas, están seguras de sí mismas y son tranquilas son más resilientes. No es que nunca sufran pérdidas o que las ignoren cuando acontecen; lo que ocurre es que pueden gestionarlas más fácilmente porque el estrés no impregna su carácter y no transforma su personalidad.

Por otra parte, algunas personas tienen baja autoestima, son pesimistas, no confían en sí mismas o están siempre tensas y temerosas. La adversidad puede traspasar más fácilmente los muros de su fortaleza porque no son tan sólidos. Piensa en el lúgubre personaje Ígor, el burro gris de *Winnie the Pooh*. Siempre está esperando lo peor, y cuando sucede algo malo, se deprime enseguida.

---

Algunos individuos son menos resilientes que otros; así son las cosas. Esto no quiere decir que sean mentalmente débiles o que les falte voluntad. De hecho, muchas grandes mentes y personajes fuertes, como Winston Churchill, sufrieron graves episodios de depresión. Pero a menudo cuanto mayores son las expectativas que tenemos en relación con nosotros mismos, mayor es el estrés al que sometemos nuestros muros, y a veces ceden.

Que nuestros muros sean fuertes o frágiles está determinado, en parte, por los genes que heredamos de nuestros padres. E influye también en ello, en gran medida, nuestro entorno social y nuestras experiencias; especialmente, lo que vivimos en la infancia. Por ejemplo, experimentar un trauma infantil puede alterar nuestra sensibilidad al estrés y, más concretamente, nuestra respuesta frente a la adversidad. Esto puede predisponer a algunas personas a deprimirse más tarde en la vida.

Hacia los treinta años de edad, casi todo el carácter y el grado de resiliencia están establecidos. Tenemos nuestra propia manera de funcionar, es decir, hemos desarrollado una personalidad. Y no es que no podamos cambiarla; de hecho, hay muchas maneras de volverse más optimista, mejorar la autoestima o desarrollar un carácter más calmado. Ocurre solamente que después de los treinta años rara vez aprovechamos la oportunidad.

La depresión no es el único agujero mental en el que se puede caer. Algunas personas se ven afectadas por ciertos miedos y paranoias (por los denominados *trastornos de ansiedad*). Otras parecen ser presas de un enojo y una rabia irracionales. Otras hacen tratos absurdos y se vuelven adictas a los riesgos. Todos estos individuos están enfermos; han quedado «atrapados en un agujero» emocional, ya que el estrés y el sufrimiento se han apoderado de su personalidad. Cuanto más tiempo permanecen en ese espacio psicológico, más oscuro se vuelve para ellos.

## LA GESTIÓN DEL ESTRÉS

Como el estrés puede ser una causa de enfermedad física y mental, no es sorprendente que evitarlo o erradicarlo deba ocupar un lugar prioritario en la lista de medidas que se deben adoptar para gozar de buena salud.

El problema es que cada vez que pensamos en tomarnos las cosas con calma también pensamos en lo imposible que sería esto. Sin estrés, no lograríamos hacer nada. La mayoría de las personas piensan en el estrés como en una fuerza motriz (una motivación) que nos hace actuar en favor de los resultados deseados o para alejarnos de los indeseables, como la tensión en los hilos de un títere que lo mantiene en posición vertical y permite desplazarlo en las direcciones convenientes.

El estrés es un factor de motivación habitual, es cierto. Pero un mundo sin estrés no sería un mundo en el que no podríamos hacer nada. Esta es una falacia muy extendida. También es por eso por lo que el estrés es un problema tan generalizado. Podemos actuar sin que deba haber unos hilos que nos muevan. El problema es que estamos muy apegados a ellos.

Toda gestión del estrés se centra en que nos desvinculemos de nuestros apegos a los resultados, y de los miedos y deseos que mueven nuestros hilos de forma implacable. Esto se puede lograr de muchas maneras diferentes. El éxito o la relevancia de cada técnica dependen de qué es aquello a lo que estamos tan apegados.

Algunas técnicas se concentran en sacar a la luz el estrés interno, que se encuentra más allá de la emoción inmediata de estar estresado, con el fin de poder estudiarlo y comprenderlo mejor. Esto incluye técnicas como la comunicación, la visualización guiada, la atención plena o *mindfulness* y otras intervenciones conductuales.

### Las muñecas quitapenas

A veces, la mejor forma de lidiar con las propias preocupaciones es explicarlas honestamente a otras personas. Hablar constituye una manera fácil de poder captar los propios pensamientos de un modo que nos resulta casi imposible si permanecen dentro de nuestras cabezas. El hecho de hablar sobre nuestros miedos y deseos pone a prueba su realidad y a menudo hace que sean más sensibles al cambio.

Todas las religiones contemplan que compartamos nuestras cargas con un dios o varios dioses, por medio de un sacerdote, una oración, un ídolo u otro objeto. En Guatemala, el mismo objetivo se logra con las *muñecas quitapesares o quitapenas*.

Las muñecas quitapenas son pequeñas figuras hechas de lana y alambre. Se les dice a los niños que le cuenten sus preocupaciones a la muñeca y que después la coloquen debajo de la almohada. Cuantas más preocupaciones, más muñecas se usan. Cuando llegue la mañana, las preocupaciones se habrán ido.

Estas muñecas se han vuelto muy populares, no solo en Guatemala, sino en todo el mundo. Su éxito puede deberse a muchas razones. Por ejemplo, ocupan el espacio que ha dejado libre la desaparecida oración de la noche. Y son adorables (¿quién se puede sentir preocupado al mirar una linda muñequita?), en parte porque constituyen un recordatorio de que nuestra situación no es tal vez tan desesperada, y en parte porque realmente funcionan. Estudios efectuados con niños afectados por la ansiedad han demostrado que hablar con un amigo que no se muestre crítico y que no sea ninguno de los padres realmente los ayuda. Y una pequeña muñeca cabe perfectamente debajo de la almohada.

---

Algunas técnicas apuntan a abordar el estrés en sí. Los ámbitos en los cuales es más habitual tener estrés son el trabajo, el dinero y las relaciones. Tomar medidas prácticas como pueden ser adquirir habilidades en la administración del tiempo, llevar a cabo una planificación financiera y recibir asesoramiento en el campo de las relaciones son formas evidentes y directas de abordar estas causas habituales de estrés. Otra técnica práctica consiste en aislar el estrés para que no impregne todos los ámbitos de la vida de la persona.

Hay técnicas de gestión del estrés que brindan un apoyo adicional para mejorar la capacidad de resiliencia frente a él, lo cual hace que sea menos probable que nos afecte demasiado. Estas técnicas incluyen el cultivo del optimismo y la autoconfianza, y también son muy importantes el apoyo de la pareja, la familia y la sociedad. La religión y la fe constituyen además un respaldo importante para muchas personas.

Asimismo, hay estrategias que permiten que la mente esté libre de apegos durante un tiempo, lo cual le deja espacio para reorganizarse. La más evidente y habitual consiste en irse de vacaciones y tratar de dejar atrás el estrés. Pero este recurso no funciona a largo plazo; por lo general, al cabo de un par de semanas volvemos a estar tan estresados como siempre. En cambio, hay muchas estrategias que brindan la posibilidad de aliviar el estrés de forma regular y con frecuencia, como las técnicas de relajación y las de respiración, la biorretroalimentación, la oración, la autohipnosis, el yoga, la meditación (relajación con la atención enfocada), adoptar determinadas posturas, los masajes, la acupuntura, las micropausas, el ejercicio físico, la jardinería, la música, el arte, el tejido de punto y muchas otras actividades creativas. Hay mucho donde elegir, según las preferencias de cada cual.

## EN CONCLUSIÓN

El estrés ocasiona sufrimiento. Y el sufrimiento acorta vidas. Los mismos mecanismos de defensa protectores que hacen que nuestra respuesta al estrés sea un salvavidas (la respuesta de lucha o huida) nos meten en una guerra imposible de ganar cuando se repiten sin cesar o cuando motivan una respuesta permanente. Nuestra salud se resiente como resultado de ello.

A veces podemos permanecer resilientes, optimistas, confiados y tranquilos, y somos capaces de hacer frente a las circunstancias desde esta posición; esta es nuestra forma de vivir. Sin embargo, en otras ocasiones, el estrés puede afectarnos de manera importante y alterar nuestro carácter. Podemos llegar a enfermar física y mentalmente a causa del estrés; incluso podemos morir jóvenes por este motivo.

Para poder vivir durante mucho tiempo, todos tenemos que encontrar nuestra propia forma de lidiar con el estrés que inevitablemente debemos afrontar. Hay un truco, que es saber en qué consiste el estrés: no es más que el tirón de nuestros apegos, nuestros miedos y nuestros deseos. Saber cuál es el origen del estrés es el primer paso para lograr que desaparezca.

# ¿De veras tengo que...

# 17

# ... encontrar el amor?

Pregunta: *¿Por qué es un sentimiento tan agradable estar enamorado?*
Respuesta: Porque nos hace ver las cosas color de rosa.

P: *¿No va a matarme el hecho de tener hijos?*
R: Solo lo parece, a veces.

P: *¿Es importante a quién o qué amo?*
R: Solo si te importa a ti.

P: *¿Por qué es tan malo estar solo?*
R: Porque todos necesitamos sentir que pertenecemos a algún lugar.

P: *¿Cómo puedo encontrar a la pareja perfecta?*
R: Entran en juego el destino, el karma y la suerte.

P: *¿Existe el elixir del amor?*
R: Solo en *Harry Potter*.

«*All we need is love*», todo lo que necesitamos es amor. Es posible que deseemos muchas otras cosas, pero el amor es todo lo que necesitamos. Incluso si no fuera un mantra tan pegadizo, hay muchas razones para creer que es absolutamente cierto. No menos importante es la mejor salud y la mayor longevidad de las que disfrutan, en un grado significativo, las personas que mantienen una relación amorosa a largo plazo en que la pareja se brinda apoyo mutuo.

Pero, realmente, ¿cómo podría el amor hacernos vivir más tiempo? Es muy difícil saberlo, en parte porque no hay una manera fácil de determinar qué parejas están unidas por un vínculo de amor y cuáles no. Un posible indicador de relación verdaderamente amorosa es el matrimonio. No es un indicador perfecto, evidentemente; pero aun así, en el pasado, el amor a largo plazo tendía a estar asociado con el matrimonio.

El caso es que quienes se casan tienen, en promedio, una mejor salud y una esperanza de vida más larga que los que viven solos y nunca se casan. A pesar de sus limitaciones evidentes, el matrimonio sigue siendo una de las «instituciones sanitarias» más útiles de la sociedad, principalmente por su capacidad de mejorar y mantener las relaciones. El matrimonio merece estar más «ampliamente disponible» aunque solo sea como estrategia de salud pública.

Igualmente, está muy claro que las personas que, por cualquier razón, tienen pocas conexiones sociales no son solo individuos solitarios y aislados (como Eleanor Rigby, el personaje de los Beatles), sino que su salud también se resiente como consecuencia de su soledad.

La magnitud de esta carga es probablemente tan importante para la supervivencia como ser fumador, tener sobrepeso o llevar una vida sedentaria. Por ejemplo, los corazones solitarios tienen el doble de ataques al corazón y cuatro veces menos probabilidades de sobrevivir a ellos; esta estimación se ha efectuado tras ajustar los datos teniendo en cuenta los factores de riesgo que son la presión arterial alta, el colesterol y las tasas de tabaquismo. El cáncer, los accidentes cerebrovasculares y otras enfermedades también son más habituales en estas personas. En todas las etapas de la vida adulta, parece que los individuos que mantienen una relación estable tienen menos probabilidades de morir que los que están solos.

Las razones por las que esto es así están envueltas en el misterio en gran medida, como el amor mismo.

## PENSAMIENTOS FELICES

Una posible razón de la longevidad mencionada es que aquellos que mantienen relaciones felices se comportan y piensan de manera diferente a los que no disfrutan de ellas. Todos hemos visto los cambios que experimentan los miembros de las parejas cuando se juntan. A menudo, sus elecciones en cuanto al estilo de vida son más saludables; no siempre es así, pero sí lo es la mayor parte de las veces. Por supuesto, podemos hacer muchas cosas por nuestra salud sin estar enamorados; pero, en ese caso, ¿qué sentido tiene?

### Las gafas con cristales de color rosa

En comparación con los solteros, muchas parejas son más optimistas y ven la vida a través de unas gafas con los cristales de color rosa. Por supuesto, casi nadie lleva gafas con cristales rosas hoy en día, pero hubo un tiempo en que era muy habitual.

En el siglo XVI, durante la epidemia de peste negra que recorrió Europa, los médicos usaban complejas máscaras que incluían unos cristales para los ojos de color rojo rubí, supuestamente para estar más protegidos: se creía que los rubíes cambiaban de color mágicamente, y que se volvían oscuros y turbios cuando el peligro estaba cerca. Es posible que esto se deba a que cuando miramos a través de unas lentes tintadas de rubí o rosa, todo lo que es de color rojo oscuro se ve negro; la sangre, por ejemplo. Así, su visión no resulta tan aterradora.

Un buen ejemplo de lo menos aterradora que es la vida cuando se ve a través de cristales de color rosa lo ofrecen las gallinas. Estas se alteran y se pelean más cuando ven sangre roja. Sin embargo, si se les pone una capucha con lentes rojas, ya no ven roja la sangre, y dejan de estar agresivas y estresadas. Por lo tanto, el hecho de ver la vida a través de unos cristales tintados de rosa hace que la veamos mucho más... de color rosa, precisamente.

---

Hay muchas presiones sociales y emocionales que nos incitan a enamorarnos y a compartir este vínculo con los demás, ya sea con la familia, una pareja, un grupo, un equipo o incluso una comunidad. También hay unas presiones biológicas que nos impulsan a estar acompañados.

Como se vio en el capítulo dieciséis, cuando nos sentimos presionados por unas expectativas, nos estresamos y sufrimos como resultado. Cuando el estrés de la soledad se superpone a otras tensiones de la vida, la carga acumulada puede ser aún mayor.

Pero no solo cuenta lo que tenemos, sino también lo que nos aporta. A veces, las relaciones también pueden ser estresantes, y las que son malas pueden ser una causa importante de problemas de salud. Las relaciones son a menudo causa de conflictos, preocupaciones y exigencias, y estas tensiones se asocian con una esperanza de vida más reducida en comparación con la de aquellas personas cuyas relaciones, habitualmente, están libres de estos problemas. Pero más a menudo aún, nuestras relaciones también tienen la virtud de hacer que veamos incrementados nuestros recursos físicos, mentales y espirituales cuando los necesitamos.

Distintos tipos de relaciones son importantes para nosotros según la etapa de la vida en la que nos encontremos. Por ejemplo, en la adolescencia y la veintena, lo que más nos importa es la cantidad, de manera que tanto las chicas como los chicos se juntan en grupos. En la treintena, le damos más importancia a la calidad, y tenemos menos relaciones, pero más cercanas.

No obstante, si bien las relaciones cercanas especiales son beneficiosas para nosotros, no son esenciales. Muchas personas compensan la calidad con la cantidad. Los amigos extra, los compromisos de más e incluso las esposas adicionales parecen ser buenos para la salud, en ausencia de un amor verdadero.

En todos los casos, la suma de nuestros amores es un factor determinante para nuestro bienestar presente y futuro; nos brinda los recursos inmediatos que necesitamos, y también nos prepara para los próximos pasos que vamos a dar en la vida. Nuestro amor puede ser una persona o pueden ser muchas. Incluso puede ser una mascota.

## LOS NIÑOS Y LOS ANIMALES PEQUEÑOS

En el mundo del espectáculo, existe una famosa superstición según la cual los actores no deben trabajar nunca con niños o animales. Cualquier padre o dueño de una mascota entiende fácilmente que, a pesar de sus mejores intentos de enseñanza o entrenamiento, el niño o el animal que están a su cargo son esencialmente impredecibles.

Pero el mayor miedo de un actor es que las encantadoras caras de los pequeñajos acaparen la atención del espectador y lo releguen a él a la invisibilidad, y que el futuro de su carrera se vea acortado. O, lo que es peor, si la cosa sale bien, ¡puede ser que deban volver a actuar juntos!

Sin embargo, esto no es aplicable al escenario de la vida. Puede parecer que los hijos nos quitan años de nuestra vida, nos roban el espectáculo y acabarán por ser la causa de nuestra muerte; pero esto no suele ocurrir. En todo caso, las parejas que no tienen hijos no viven tanto como las que sí los tienen, en promedio.

Por supuesto, es probable que esto no tenga nada que ver con los hijos. Por una parte, no tiene lugar una «respuesta según la dosis»: si los hijos fuesen tan buenos para nuestra salud, tener más sería incluso mejor. Pero esto no es así.

Una razón obvia por la que tener hijos es bueno para nuestra salud es que cambia la forma en que vivimos la vida. Muchos padres tienden a tomarse en serio sus decisiones sobre la salud y el estilo de vida por el bien de sus hijos. Si imaginas cómo habría podido ser tu vida si no hubieses tenido hijos, piensa en aquello que podrías haber hecho. ¿Habrías viajado más, comido fuera de casa más a menudo o bebido más alcohol? ¿Habrías efectuado menos elecciones saludables?

Los padres también tienen más acceso a muchos otros padres a través de sus hijos, a los que nunca habrían conocido o con los que nunca habrían trabajado en otras circunstancias. Los grupos de madres, los grupos escolares, los grupos deportivos y similares brindan una red social valiosa.

Las monjas y los monjes rara vez tienen hijos, pero sobreviven a la mayoría de los padres. Sin embargo, se benefician de una red social distinta y de un tipo de matrimonio completamente diferente, con su creador.

Pero no son solo los hijos los que nos cambian la vida. Cuidar de animales nos hace sentir necesitados, codependientes, responsables y valorados incondicionalmente. Las mascotas son fáciles de complacer, lo cual trae sus propias satisfacciones, como un tipo de placer, relajación y reducción del estrés. Los perros, en particular, son excelentes compañeros de ejercicio. Las mascotas proporcionan una importante fuente de intimidad física, pues tocar y acariciar a nuestro compañero humano puede ser menos fácil de lograr y no siempre resulta efectivo. Las mascotas también pueden ser un catalizador de relaciones sociales; por ejemplo, podemos conocer a otras personas que están paseando a su perro mientras paseamos al nuestro.

En promedio, los dueños de mascotas disfrutan de una mejor calidad de vida. Es lo que se conoce como el *efecto mascota*. Tanto es así que se emplean mascotas como parte del cuidado de enfermos físicos y mentales. Una vez más, el efecto sanador no tiene nada que ver con la mascota en sí, sino con el sentido de pertenencia emocional que conlleva el hecho de tener una. Incluso los perros robot pueden mejorar la salud de las personas cuando forjan un vínculo con ellos.

Una razón evidente por la que esto es así es que, en ausencia de conexiones sociales, los individuos solitarios y los que sienten ansiedad tienden más a atribuir rasgos de tipo humano a sus mascotas. A cambio, pueden satisfacer su necesidad de pertenencia por medio de una relación. Quienes mantienen una relación amorosa en la que obtienen apoyo no hacen esto tan a menudo, posiblemente porque ya tienen todo lo que necesitan, al menos mientras permanecen enamoradas.

## Perros y gatos

Aproximadamente en la mitad de los hogares vive algún tipo de mascota. Y los habitantes de la mitad de los otros hogares querrían tener una mascota algún día.

Algunas personas tienen pájaros, peces u otros compañeros más exóticos. Pero la mayoría tienen o bien perros o bien gatos. El motivo de esta polarización parece evidente, dada la antipatía mutua que se profesan estos animales. Tener un pie en cada bando rara vez funciona, tanto en el hogar como en las relaciones.

Hay quienes argumentan que es nuestra personalidad lo que determina si preferimos los perros o los gatos. Los iguales se atraen. En otras palabras, los dueños de perros tienden a ser un poco más extrovertidos, sociables y obedientes, como sus perros. Por el contrario, los dueños de gatos son tranquilos y curiosos pero también un poco más sensibles, al igual que sus gatos. Es discutible si los dueños de gatos son más inteligentes, pero generalmente piensan que sí. Ciertamente, hay más mujeres que hombres que se inclinan por los gatos.

Las diferencias no son muy grandes, y hay una superposición sustancial: hay tantos dueños de gatos extrovertidos como amantes de perros antisociales, pero en promedio los dueños de gatos y los dueños de perros son tan diferentes como George Harrison y Paul McCartney.

¿Es la personalidad del propietario la que elige la mascota o es la mascota la que transforma la personalidad del propietario? Este punto aún es objeto de debate. Una de las características de la compenetración que tiene lugar en el seno de una relación es que reflejamos los comportamientos de los demás: corremos y jadeamos con nuestro perro, interactuamos socialmente con otros dueños de perros o le damos lo que quiere a nuestro gato. Algunos de estos hábitos se filtran en nuestra vida diaria y nos hacen reflejar, inconscientemente, los comportamientos de nuestra mascota.

Un factor mucho más importante que la personalidad son las mascotas con las que crecimos. Nuestros recuerdos de las mascotas que había en nuestra familia influyen en el tipo que preferimos y que, en última instancia, acabamos por tener. Por ejemplo, si crecimos con gatos es mucho más probable que tengamos gatos, y es muy poco probable que nos convirtamos en amantes de los perros si no hay algún otro incentivo de por medio.

## UN LUGAR EN EL QUE ESTAR

No nos enamoramos solamente de personas y pequeños animales peludos, sino que también forjamos una relación con nuestro entorno. Echamos raíces y nos enamoramos del espíritu de un lugar y nos vemos inexorablemente arrastrados de regreso al entorno al que pertenecemos. Para algunas personas no hay ningún sitio como el hogar. En el caso de otras, su alma está atrapada por la conexión con otros lugares, entendiendo *lugar* en un sentido muy amplio: puede tratarse de un determinado sillón, un vecindario, una comunidad, un *pub* local, la iglesia, cierta playa, un determinado sitio al que ir de vacaciones, un campo deportivo o el equipo local.

No solamente es relevante la gente del lugar o las interacciones sociales que establecemos ahí, sino que también estamos conectados, de algún modo, con ese espacio y su espíritu. Incluso cuando no hay ninguna otra persona, el hogar sigue siendo el hogar. Cuando estamos en él, sentimos que estamos donde debemos estar; tenemos la confortable sensación de una satisfacción libre de estrés. Cuando estamos lejos de ahí, podemos sentir nostalgia.

El sentido de pertenencia es una de las necesidades más importantes del ser humano. La pertenencia puede provenir de nuestra aceptación de las interacciones sociales que mantenemos con las personas o con sus representantes (por ejemplo, mascotas, muñecas, robots y cualquier otra cosa que deseemos o necesitemos hacer un poco humana) y el valor que otorgamos a esas interacciones. Pero nuestro entorno físico también importa. El lugar en el que estamos constituye una parte de lo que somos.

Esto se debe a algo más que a la familiaridad. Por supuesto, es agradable estar en un lugar en el que sabemos dónde encontrar el refrigerador y el inodoro. De lo contrario, nos sentimos desorientados, perdidos en el espacio. Pero el solo hecho de que sepamos movernos por un sitio no significa que lo amemos.

Nuestra conexión con un lugar también es más de lo que significa estar en él, o lo que nos permitirá hacer el hecho de estar ahí. Por ejemplo, «estoy en casa» significa «no estoy trabajando» o «estoy aquí para interactuar contigo».

El sentimiento de pertenencia es lo que nos marca la diferencia entre un espacio y un lugar, entre una casa y un hogar. De hecho, solemos utilizar la expresión «me siento (como) en casa» para describir un lugar en el que nos sentimos como pez en el agua, como si perteneciésemos a él.

### El espíritu de los lugares

Algunos lugares tienen cierta energía, un encanto especial, un alma o un espíritu. En tiempos pasados, se pensaba que estos lugares especiales estaban encantados. Los romanos los relacionaban con una deidad sobrenatural específica, a la que adoraban como el *genius loci* (el genio local).

El *qi* es un concepto similar en la filosofía oriental mística del *feng shui*, la cual pretende aprovechar la energía positiva del *qi* en favor de la buena salud y la prosperidad.

Uno de los grandes problemas del mundo globalizado moderno en el que prima la producción en masa es que acabamos en muchos *espacios* (carentes de valor) pero no en suficientes *lugares* (que sí tienen valor). Vemos una tienda más, una casa más, una ciudad más. Esto son *no lugares*. La tragedia en cuanto a nuestra salud es que hemos eliminado el espíritu de los lugares y, con él, nuestro saludable sentimiento de pertenencia.

## EL AMOR Y OTRAS DROGAS

La conformación de nuestras relaciones no es tan determinante para nuestra salud como nuestra fidelidad, es decir, como el hecho de ser partidarios fieles y comprometidos del «equipo». El cónyuge, los amigos, los familiares, los vecinos, la religión e incluso el amor a determinados equipos deportivos hacen que la vida parezca mejor y más valiosa como resultado, incluso si no se trata de equipos ganadores. Basta con que nos mantengamos leales a ellos de todo corazón. Pero para llamar *amor* a este sentimiento, tenemos que ser verdaderos adictos.

En muchos sentidos, el amor es similar a las adicciones. Nuestras relaciones son inherentemente gratificantes, o al menos prevemos que tendremos un subidón cuando interactuemos con el objeto de nuestro afecto. Y lo mejor de todo es que parece fácil. Obtenemos placer sin tener que esforzarnos demasiado porque sabemos dónde debemos estar y con quién o con qué necesitamos estar. Hemos aprendido esto porque hemos obtenido un gran placer en el pasado y nuestra mente sabe cuáles eran los aspectos implicados. Ello da lugar a una reconfiguración de las conexiones que hace que algo o alguien que solo nos gustaba pase a ser objeto de deseo por nuestra parte.

Por supuesto, nuestras interacciones no son siempre tan gratificantes o emocionantes; pero es difícil desaprender las conexiones que hacemos en el cerebro que nos dicen dónde está lo bueno, incluso si no lo obtenemos siempre. ¿Te acuerdas de esa ocasión en que tu equipo de fútbol ganó ese torneo? No ha vuelto a ganarlo desde entonces, pero recuerdas cuándo lo hizo y sigues jaleando al equipo con la esperanza de que gane otro título.

De hecho, la expectativa de un éxito futuro es una de las cosas que mantienen nuestro interés. Si nuestro equipo de fútbol ganara todos los años, no nos resultaría tan interesante. Nos sube la adrenalina cuando gana y tendemos a sentirnos decepcionados cuando pierde, pero mientras sigue existiendo el atractivo del éxito potencial, mientras sigue habiendo esperanza, hay amor.

Como ocurre con las adicciones, es casi imposible que los demás comprendan la fuerza de nuestros sentimientos a menos que los compartan o que tengan su propia adicción secreta con la que puedan asociarlos. Consideramos que tanto la persona enamorada como la adicta están trastornadas o, al menos, que son hedonistas.

## El hedonismo

Todos disfrutamos del placer y a todos nos desagrada el dolor. No es irracional que vivamos nuestra vida tratando de gozar de lo que nos gusta y de evitar lo que nos desagrada. La actitud de simplificar la vida y reducirla a la elección de lo que nos gusta frente a lo que nos desagrada, a la elección del placer en lugar del dolor, se conoce como *hedonismo*.

El hedonismo es una idea que fue concebida en la antigua Grecia. Los hedonistas argumentaban que lo único importante en la vida era cultivar el propio placer y el de los demás, pero sin dañar a nadie ni a nada en el proceso.

La idea no era nueva. De hecho, la búsqueda de la recompensa con el menor esfuerzo (la solución rápida) es el tema central de todo el desarrollo humano y de todos los descubrimientos.

Podemos considerar el hedonismo como una búsqueda de placer autocomplaciente, pero el mundo no sería lo que es hoy en ausencia del deseo humano de hacer que la vida sea más fácil y placentera y menos dolorosa. La agricultura, la sociedad, la música, el arte e incluso la rueda surgieron del deseo de hacer que nuestro viaje sea más cómodo y el camino menos accidentado. Esta es también, probablemente, la razón por la que nos enamoramos.

Como ocurre con cualquier adicción, echamos de menos el enamoramiento cuando se ha ido. En el contexto de la adicción, no todo consiste en sentirnos bien cuando tenemos lo que queremos; también consiste en hacer algo para evitar el estrés y el sufrimiento cuando no tenemos el objeto de nuestro deseo. Este es uno de los factores que o bien refuerzan las adicciones y nos hacen recaer o bien nos impulsan a buscar un sustituto para llenar el vacío (por ejemplo, un amante «de repuesto»).

Aunque nuestros enamoramientos, pasiones y adicciones tienen mucho en común, incluida gran parte de la química cerebral involucrada en su origen, lo que a menudo los distingue es el distinto potencial que tienen de generar resultados adversos. No parece haber problema en que obtengamos lo que ansiamos si ello nos proporciona, sobre todo, placer y salud; ahora bien, cuando lo que obtenemos nos ocasiona dolor o menoscaba nuestra salud mental o física, estamos dispuestos a llamarlo *adicción* o a calificarlo de *trastorno mental*, y buscamos ayuda para desengancharnos. Al final, no es como si nunca hubiésemos estado atrapados en la relación, el grupo o el equipo incorrectos, pero todo suele acabar bien, normalmente.

Existe el estado de enamoramiento que consiste en una adicción pasiva: el sujeto se halla impotente bajo el hechizo del amor. Y luego está el amor. La mayor parte de las parejas están encaprichadas o son adictas en cierto grado. Pero el amor es mucho más que esto debido al nivel de compromiso activo que implica. Se trata de permanecer con el objeto de amor, unidos a él de todo corazón pero conservando una perspectiva realista; se trata de ser «seguidores fieles y comprometidos del equipo».

## LA INTIMIDAD

El amor romántico tiene algo especial que lo distingue de los otros tipos de amor. Puede ser que la intimidad acerque más a los compañeros que en otros tipos de relación o, al menos, hace que sea menos fácil que la relación se deshaga. Piensa en cómo el hecho de tomarnos de las manos o darnos un solo abrazo puede hacernos sentir acogidos, triunfantes, necesitados y amados; piensa en cómo nos hace sentir conectados y en cómo nos motiva a querer permanecer así para siempre. Varios sitios web exponen que los hombres que besan a sus esposas todas las mañanas viven cinco años más que los que no lo hacen. ¿Puede haber algo de cierto en esta afirmación?

La intimidad física es sobre todo un agradable señuelo cuya finalidad es que nos enganchemos de verdad al amor. No es la única forma de atracción y puede ser que ni siquiera sea necesaria, pero es un gancho de todos modos. Cada recompensa placentera que recibe de la intimidad nuestro cerebro enamorado nos hace creer cada vez más que estamos en la relación correcta. Así de fácil.

## El papel de la química

Hay verdadera química entre las personas que se aman. El mejor ejemplo lo constituye la química que ayuda a crear el vínculo de amor entre una madre y su bebé. Por ejemplo, durante la lactancia, el cerebro de la madre libera la hormona oxitocina, que tiene muchos efectos. Uno de ellos es que ayuda a recablear el cerebro de la madre y el del bebé.

Recuerda que los circuitos cerebrales son plásticos. Esto significa que el cerebro humano no solo puede hacer nuevas conexiones, sino que también puede amplificar o silenciar las señales que circulan por las conexiones ya establecidas, lo cual las hace parecer más o menos importantes o más o menos merecedoras de nuestra atención. Esta programación nos permite reconocer de inmediato lo que es importante para nosotros. Y se cree que la oxitocina incrementa la sensibilidad de los circuitos de recompensa del cerebro a las señales sociales.

La liberación de oxitocina durante la lactancia refuerza las interacciones positivas entre la madre y su bebé, lo cual contribuye a afinar el vínculo. Pero la oxitocina es una espada de doble filo: también tiene el efecto de reforzar las señales sociales negativas. Por lo tanto, puede intensificar los malos recuerdos en la misma medida que los buenos.

La oxitocina también se libera en el cerebro de la mujer durante las relaciones sexuales. En los hombres, la intimidad física se asocia, asimismo, con la liberación de sustancias químicas en el cerebro, incluidas la oxitocina y la vasopresina. Esta última es idéntica a la oxitocina en un 90% y desempeña un papel similar. Todo esto nos indica que la intimidad no es solo placentera, sino que, además, su química nos ayuda a crear un vínculo que hace que queramos permanecer juntos.

La oxitocina también se libera cuando abrazamos, besamos o nos relacionamos socialmente. Incluso jugar con nuestro perro puede provocar que se libere un poco de oxitocina en nuestro cerebro. Sin embargo, ninguna de estas actividades provoca tanta liberación de oxitocina como el sexo. En consecuencia, los lazos íntimos acostumbran a ser más intensos.

---

Se suele decir que tener relaciones sexuales de forma regular nos mantiene con vida. Hay estudios que han mostrado que, al menos en el caso de los hombres, los que mantienen relaciones sexuales un mínimo de dos veces a la semana presentan casi la mitad de posibilidades de morir en un período de diez años que los que mantienen relaciones sexuales menos de una vez al mes. Asimismo, la frecuencia con la que se practica el sexo en un país en particular se correlaciona significativamente con la esperanza de vida media en ese país. Parece que esto se debe a algo más que al hecho de tener el tipo de relaciones o el vigor juvenil que hacen posible tanto la buena salud como el sexo frecuente. Los datos no son suficientes para determinar una relación de causa y efecto, pero sí aportan una buena razón para vivir.

## EL COMPAÑERO PERFECTO

La mayor parte de lo que encontramos atractivo en un compañero o una compañera potencial tiene que ver con su comportamiento y su aspecto. Todos tenemos nuestros gustos y aversiones, que son muy personales. Sin embargo, cuando se les presenta un elenco de hombres, las mujeres heterosexuales generalmente se adhieren al estereotipo y les dan prioridad a las características que indican que su compañero potencial tiene el estatus y los recursos para, al menos, satisfacer sus necesidades y, preferiblemente, pueda llevarlas más arriba en la escala social. Estas características relativas al estatus se encuentran con mayor frecuencia en los hombres que son mayores que las mujeres, los cuales son los preferidos por ellas, en general. Curiosamente, las mujeres casadas con hombres mayores que ellas viven más tiempo que las que están casadas con hombres más jóvenes.

Posiblemente porque pueden permitirse el lujo de ser más exigentes o tal vez, sencillamente, porque tienen acceso a los círculos sociales en los que se mueven los «buenos partidos», las mujeres muy opulentas tienden, en promedio, a preferir hombres que son incluso mayores que los que prefieren aquellas que no son tan independientes desde el punto de vista económico.

Pero esto no es lo único que quieren las mujeres. Otra característica clave que buscan en un posible compañero es la fidelidad. El romance es un juego largo y ¿de qué sirven los recursos financieros de un hombre si finalmente se van con él? Los comportamientos masculinos explotadores, interesados, exagerados o francamente narcisistas permiten predecir un comportamiento infiel en el futuro; no constituyen una buena base sobre la que construir una relación que tenga éxito a largo plazo y, por lo tanto, suelen suscitar rechazo en las mujeres.

La idea de que las mujeres siempre van detrás de los chicos malos y de que los chicos buenos siempre son los últimos en ser elegidos no es más que una falacia inventada por el ego de los narcisistas. En general, las mujeres prefieren a los chicos buenos. Más concretamente, los hombres que reconocen y entienden los sentimientos y necesidades de las mujeres (es decir, los que muestran empatía) no solo sugieren que son agradables, sino también un buen potencial de fidelidad.

Una forma sencilla de juzgar el potencial de fidelidad de un hombre puede ser comprobar lo capaz que es de contar una buena historia. En general, las mujeres encuentran que los contadores de historias encantadores son mucho más atractivos que los malos contadores de historias y aquellos a los que no se les da bien el coqueteo.

Debido a la clara preferencia que tienen las mujeres en general por «invertir sabiamente», los hombres acostumbran a preocuparse sobre todo por ofrecer muestras de riqueza, fuerza y fanfarronería, junto con promesas de fidelidad eterna. Porque esto es lo que los hombres imaginan que quieren las mujeres: un príncipe encantador, estatus y empatía.

Los hombres, por su parte, en general consideran que la vitalidad sexual y la juventud son más deseables que el estatus o una buena historia. En general, prefieren que las mujeres sean más jóvenes que ellos, y vemos muchas parejas con esta característica. Pero hay unos límites: salir con una mujer que tiene la mitad de la edad del hombre más siete años se suele considerar socialmente inaceptable, un «asaltacunas», según una expresión popular.

Curiosamente, los hombres que están casados con mujeres más jóvenes reciben este «retorno de su inversión»: tienden a vivir más tiempo que los hombres casados con mujeres mayores. Y a diferencia de las mujeres, cuanto más acaudalados son los hombres, en mayor medida prefieren a mujeres más jóvenes e incluso más atractivas, posiblemente porque también pueden permitirse el lujo de ser selectivos.

Debido a esta preferencia masculina evidente, las mujeres en general suelen estar más preocupadas por tener un aspecto juvenil y sensual. Porque piensan que lo que quieren los hombres es una Bella Durmiente.

Por supuesto, esto no es más que una generalización extremadamente burda. La mujer cazafortunas y el hombre que quiere una mujer trofeo no son más que estereotipos. Tal vez las cosas fueron así en el pasado, pero no se dan nunca de esta manera en la culta sociedad moderna. ¿O sí?

De hecho, cuando, en un contexto experimental, se presentan a hombres y mujeres escenarios hipotéticos en los que tienen que elegir la imagen de una pareja potencial, las estadísticas no mienten respecto a nuestras preferencias ideales. El atractivo del estatus y la empatía del Príncipe Encantador gusta a las mujeres, mientras que el aspecto juvenil y atractivo de la Bella Durmiente gusta a los hombres.

No hay nada de malo en tener ideales. Cuando disponemos de información limitada y nos vemos obligados a tomar una decisión, solamente podemos basarnos en los estereotipos. Pero en la vida real no somos nunca tan impulsivos. Si actuásemos a partir de nuestros ideales impolutos, con plena libertad de elección y sin estar sujetos a limitaciones, la diferencia de edad en las parejas sería, en promedio, de una década (siendo el hombre el mayor de los dos y la mujer el miembro más joven). En la realidad, la diferencia es de unos tres años, en promedio, y hay mucha variabilidad en un sentido y en el otro. Normalmente en la mitad de las parejas que viven juntas, el hombre es al menos un año mayor que la mujer, pero no más de cinco. Es probable que nos conformemos con lo que podemos obtener, ya que la mayoría de las personas que pertenecen a nuestro círculo social tienen una edad similar a la nuestra.

En un tercio de las parejas, aproximadamente, la edad de los dos miembros no difiere en más de un año. Esta cifra parece bastante alta, hasta que tomamos en consideración el hecho de que las parejas de edad similar tienen una tasa de divorcio extremadamente baja en promedio. Por el contrario, las relaciones en que la diferencia de edad es mayor, aunque no están condenadas al fracaso, sí ocurre que no aguantan tan bien y, por lo tanto, reducen el promedio.

En cuanto a las parejas restantes, en aproximadamente una de cada siete la mujer es mayor, pero no mucho, por lo general. Parece que la idea de las *asaltacunas* es uno de los muchos mitos sexuales inventados por adolescentes varones que, paradójicamente, encuentran a las mujeres mayores más atractivas, en contra de la tendencia general.

Curiosamente, en las relaciones entre gais y lesbianas, la brecha de edad entre los miembros de las parejas es, en promedio, el doble que en las relaciones heterosexuales, mucho más cercana al ideal imaginario cuando se estudia el atractivo teórico entre compañeros hipotéticos.

### EL ELIXIR DEL AMOR

Dado lo que nos gusta ser deseados, no es sorprendente que, si fuéramos magos en lugar de personas de a pie, el único hechizo que querríamos conocer sería *amortentia*, la poción de amor más potente que existe (en *Harry Potter*). Sería peligroso, seguro, pero ¿acaso esto nos detendría?

Las pociones de amor han sido material de leyenda desde que las leyendas existen. Este es su atractivo, pero no significa que funcionen realmente. Si lo hacen, generalmente es por accidente, como ocurrió en la famosa historia de Nemorino.

## L'elisir d'amore

Nemorino, el protagonista principal de la ópera con este título, de Donizetti, ama a Adina. Adina piensa que es un tonto. Nemorino es solo un campesino pobre, mientras que ella es rica y podría tener un amante diferente todos los días si quisiera.

Su indiferencia vuelve loco al pobre Nemorino, quien, desesperado, gasta su último centavo en una poción de amor falsa (en realidad, una botella de vino barata). Sea como sea, tal vez gracias a la bebida, se siente liberado y por fin le declara a Adina su amor eterno. Para castigarlo, ella responde de inmediato aceptando casarse con otra persona.

Este primer desastre no disuade a Nemorino, que ahora necesita una poción más poderosa. Pero se ha quedado sin dinero. Desesperado por encontrar una solución, se vende al Ejército, y recibe un fajo de dinero en efectivo. Consigue así otra botella de vino barato. Al mismo tiempo, después de ver su dinero, otras mujeres empiezan a acercarse a él, quien piensa que el elixir debe de estar funcionando.

Adina, por otro lado, está molesta y quiere una explicación. Le dicen que Nemorino ha gastado todo su dinero en una poción de amor para ganarse el afecto de una mujer de corazón frío. Reconociendo que era ella a quien amaba, y conmovida por la desesperación de él, finalmente cae en sus brazos. Si bien la poción de amor no es más que un mecanismo liberador que permite que los amantes se den cuenta de su verdadero amor, no deja de constituir una gran fuente de ingresos. Al final de la historia, todo el mundo está buscando el gran elixir de amor.

Muchos de los afrodisíacos más famosos adquirieron su engañosa reputación por el solo hecho de ser exclusivos o caros. El chocolate, las ostras, el cuerno de rinoceronte, los Lamborghinis y los diamantes se han visto, en su momento, como formas de seducir a una mujer, no porque fuesen afrodisíacos, sino porque indicaban lo lejos que había llegado el pretendiente para ganarse el afecto de su amada: «¡Vaya diamantes caros! ¡Realmente debe de ir en serio!». Y también contaba el hecho de que pudiese permitirse costear eso.

Probablemente, las pociones de amor originales no eran más que hierbas tóxicas, como la belladona (del italiano *belladonna*, 'mujer hermosa'), que utilizaron las mujeres para dilatar las pupilas oscuras de sus ojos. Esas grandes pupilas redondas daban cierta impresión de excitación en el rostro de las aburridas mujeres de la corte italiana. Otro efecto que tenía el «colirio» de belladona era que dificultaba ver claramente cuando la luz era abundante, ya que las pupilas dilatadas dejaban entrar demasiado la luz solar. Así que esas cortesanas no solo parecían excitadas, sino que podían parecerlo sin tener que ver a su pretendiente bajo la implacable luz del día.

El equivalente moderno probablemente sea el alcohol, que causa tanto excitación como cierto grado de ceguera en el ámbito de la atracción sexual. Pero como ocurre con la mayoría de los afrodisíacos, esto se debe principalmente a una sensación de anticipación del disfrute, más que a cualquier efecto mágico sobre el cerebro producido por las características químicas del alcohol. Por ejemplo, en un estudio cuidadosamente controlado, los hombres mostraron más excitación sexual frente a las imágenes que se les mostraron cuando se les hizo creer que su bebida contenía alcohol, ¡aunque no fuera así! Ocurre lo mismo con la Viagra, que solo actúa sobre las erecciones pero no tiene un efecto directo sobre el cerebro masculino. Ahora bien, a través de la anticipación y una asociación muy evidente, tiene sin embargo profundos efectos sobre el comportamiento sexual.

Pero los efectos del alcohol pueden ser incapacitantes a partir de un límite, especialmente en lo que respecta a las emociones. Como ocurre con la belladona, el exceso de alcohol no constituye una poción de amor. En el caso de Nemorino, no fue el vino barato lo que tuvo el poder de hacer que Adina se enamorara de él. Fueron sus posteriores acciones irresponsables (gastar sus últimos dólares en otra botella y luego unirse al Ejército) y la percepción sesgada que tuvo ella de lo que esto significaba lo que bastó para unirlos. Esto es justo lo que el alcohol puede hacer, accidentalmente.

En tiempos más recientes también se han utilizado drogas ilegales, como los rufis, el GHB (o éxtasis líquido) y la ketamina (o *special K*), para alterar las propias percepciones y hacer que uno sea incapaz de controlar sus emociones y los límites de estas. Estas drogas pueden tomarlas deliberadamente individuos que desean mejorar su sociabilidad o pueden incluirse en bebidas sin que la persona lo sepa, con fines nefastos.

Pero si alguna vez hubiese una poción de amor como la *amortentia*, el ingrediente activo serían probablemente las feromonas, unas señales químicas especiales elaboradas por el cuerpo que mandan un mensaje por medio del olfato y el gusto. En el reino animal, las feromonas son un factor determinante del atractivo. Por ejemplo, los ratones hembra prefieren a los ratones macho que huelen de forma claramente diferente de ellas mismas, lo cual refleja diferencias sutiles entre el ratón hembra y su posible pareja; esto permite esperar una mayor diversidad entre las crías. Experimentos similares llevados a cabo con mujeres sugieren que ellas también prefieren que su hombre huela de forma muy diferente de ellas mismas, lo cual no solo sienta las bases para una mayor diversidad sino que también puede mejorar las posibilidades de tener hijos saludables.

No se ha demostrado de forma concluyente que el cuerpo humano fabrique y emita feromonas, pero es cierto que determinados olores pueden afectar inconscientemente al deseo sexual de las mujeres. Por ejemplo, un estudio mostró que el olor de una madre que amamantaba incrementaba inconscientemente la libido de otras mujeres que percibían ese olor. Y los hombres expuestos sin saberlo a las feromonas emitidas por las mujeres durante el período de la ovulación o alrededor de ese período se comportan y piensan de manera diferente de como piensan y actúan durante las otras etapas del ciclo menstrual, especialmente con respecto al sexo.

Por ejemplo, cuando se les pidió que evaluasen el grado de excitación sexual de una mujer, el hecho de añadir el aroma indetectable de una mujer en período fértil les hizo apreciar un mayor deseo en la mujer que debían evaluar. En consonancia con esto, los hombres dan más propinas a las bailarinas eróticas cuando están en período fértil.

En otro estudio, se pidió a los hombres participantes que se sentasen al lado de una mujer. Algunas de ellas tenían el olor de mujer en período fértil rociado en su camiseta, y los hombres tendieron a sentarse a su lado. También se ofreció a los hombres una bebida alcohólica y, curiosamente, los que eligieron sentarse al lado de las mujeres con la camiseta rociada bebieron en mayor medida, inconscientemente.

## EN CONCLUSIÓN

Cuando echamos la vista atrás, nos damos cuenta de que aquello que más apreciamos es aquello que amamos: nuestro sentido de pertenencia, el hecho de sentirnos conectados a alguien o a algo, el hecho de formar parte de algo más grande que nosotros mismos, nuestra pertenencia a un equipo o a un grupo. Aunque es posible que rompiésemos y tomásemos caminos distintos (e incluso, tal vez, que emprendiésemos carreras en solitario), los vínculos que establecimos nos siguen definiendo de muchas maneras. Entre otras cosas, tienen un impacto en nuestra salud y nuestra longevidad.

Nuestros amores nos dan placer, sin duda. Pero más allá de proporcionarnos buenos momentos, mantener cualquier tipo de relación positiva nos permite valorar a otras personas, animales u objetos, es decir, dejamos de estar tan centrados en nosotros mismos. Esto puede implicar que nos cuidemos un poco mejor, o que tengamos una visión más optimista del mundo y no nos enojemos ni estresemos tan fácilmente frente a la adversidad. Tal vez el amor reprograme nuestro cerebro de otra manera o nos dé otros recursos que necesitamos para prosperar, ¿quién sabe? El amor es un enigma, pero no es misterioso el hecho de que deseemos sentirlo.

Por supuesto, es más fácil decirlo que hacerlo. A pesar de todas las pociones, fragancias y olores corporales, a pesar del buen aspecto que uno ofrezca y de todo el dinero que uno tenga, la atracción se basa en una coincidencia impredecible. Dado su encanto, estamos más que dispuestos a probar suerte. Pero no hay un solo tipo de amor. Lo relevante para nuestra salud es que encontremos donde pertenecer, algo que nos permita situarnos en un contexto, un lugar en el que podamos estar y ser nosotros mismos. Cada día se presentan nuevas oportunidades de enamorarse un poco de la gente, de alguna mascota o de algún lugar con encanto. Después de todo, al final, lo que cuenta es lo que hayamos amado.

# Para leer más sobre...

### El chocolate (capítulo 1)
Buitrago-López, A. *et al.* (29 de agosto de 2011). «Chocolate consumption and cardiometabolic disorders: systematic review and metaanalysis». *British Medical Journal*, 343, d4488.

Coe, Sophie D. y Coe, Michael D. (1999). *La verdadera historia del chocolate*. México: Fondo de Cultura Económica.

Dillinger, Teresa L. (Agosto de 2000). «Food of the gods: cure for humanity? A cultural history of the medicinal and ritual use of chocolate». *The Journal of Nutrition*, 130 (8), 2057S-2072S.

Golomb, B. A., Koperski, S. y White, H. L. (26 de marzo de 2012). «Association between more frequent chocolate consumption and lower body mass index». *Archives of Intern Medicine*, 172 (6), 519-521.

Kwok, C. S. *et al.* (Agosto de 2015). «Habitual chocolate consumption and risk of cardiovascular disease among healthy men and women». *Heart*, 101 (16), 1279-1287.

Lémery, Louis. (2016). *A Treatise of All Sorts of Foods*. Palala Press.

Macht, M. y Mueller, J. (Noviembre de 2007). «Immediate effects of chocolate on experimentally induced mood states». *Appetite*, 49 (3), 667-674.

Messerli, Franz H. (Octubre de 2012). «Chocolate consumption, cognitive function, and Nobel Laureates». *New England Journal of Medicine*, 367 (16), 1562-1564.

Salonia, A. *et al.* (Mayo de 2006). «Chocolate and women's sexual health: An intriguing correlation». *Journal of Sex Medicine*, 3 (3), 476-482.

### El alcohol (capítulo 2)
Knott, C. S. *et al.* (10 de febrero de 2015). «All-cause mortality and the case for age specific alcohol consumption guidelines: pooled analyses of up to 10 population based cohorts». *British Medical Journal*, 350, h384.

Leong, D. P. *et al.* (29 de julio de 2014). «Patterns of alcohol consumption and myocardial infarction risk. Observations from 52 countries in the INTERHEART case-control study». *Circulation*, 130 (5), 390-398.

Rehm, J. *et al.* (27 de junio de 2009). «Global burden of disease and injury and economic cost attributable to alcohol use and alcohol-use disorders». *The Lancet*, 373 (9682), 2223-2233.

### La cafeína (capítulo 3)
Bhatti, S. K., O'Keefe, J. H. y Lavie, C. J. (Noviembre de 2013). «Coffee and tea: perks for health and longevity?». *Current Opinion in Clinical Nutrition Metabolic Care*, 16 (6), 688-697.
De Balzac, Honoré. (2009). *Tratado de los excitantes modernos*. Palencia, España: Menoscuarto, (2011). *Tratado de los excitantes modernos*. Buenos Aires, Argentina: Libros del Zorzal. (En esta obra, el célebre novelista francés analiza, además del té y el café, el alcohol, el azúcar y el tabaco; N del T.).
Freedman, N. D. *et al.* (17 de mayo de 2012). «Association of coffee drinking with total and cause-specific mortality». *New England Journal of Medicine*, 366 (20), 1891-1904.
García-Blanco, T., Dávalos, A. y Visioli, F. (15 de diciembre de 2017). «Tea, cocoa, coffee, and affective disorders: vicious or virtuous cycle?». *Journal of Affective Disorders*, 224, 61-68.
Sheng, J. *et al.* (Enero de 2014). «Coffee, tea, and the risk of hip fracture: a meta-analysis». *Osteoporosis Int.*, 25 (1), 141-150.
Sho, H. (2001). «History and characteristics of Okinawan longevity food». *Asia Pacific Journal of Clinical Nutrition*, 10 (2), 159-164.

### La circunferencia de la cintura (capítulo 4)
Bray, G. A. (1 de junio de 2004). «Medical consequences of obesity». *The Journal of Clinical Endocrinology and Metabolism*, 89 (6), 2583-2589.
Mathieu, P. *et al.* (Diciembre de 2014). «Ectopic visceral fat: a clinical and molecular perspective on the cardiometabolic risk». *Reviews in Endocrine and Metabolic Disorders*, 15 (4), 289-298.
Mattson, M. P. *et al.* (Octubre de 2017). «Impact of intermittent fasting on health and disease processes». *Ageing Research Reviews*, 39, 46-58.
Tchernof, A. *et al.* (Enero de 2013). «Pathophysiology of human visceral obesity: an update». *Physiological Reviews*, 93 (1), 359-404.

### La vida sedentaria (capítulo 5)
Andersen, L. B., Mota, J. y Di Pietro, L. (24 de septiembre de 2016). «Update on the global pandemic of physical inactivity». *The Lancet*, 38 (10051), 1255-1256.
Berbesque, J. C. *et al.* (8 de enero de 2014). «Hunter-gatherers have less famine than agriculturalists». *Biology Letters*, 10 (1), 20130853.
Després, J. P. (Abril de 2016). «Physical activity, sedentary behaviours, and cardiovascular health: when will cardiorespiratory fitness become a vital sign?». *Canadian Journal of Cardiology*, 32 (4), 505-513.

Ekelund, U. et al. (24 de septiembre de 2016). «Does physical activity attenuate, or even eliminate, the detrimental association of sitting time with mortality? A harmonised meta-analysis of data from more than 1 million men and women». The Lancet, 388 (10051), 1302-1310.

Neufer, P. D. et al. (7 de julio de 2015). «Understanding the cellular and molecular mechanisms of physical activity-induced health benefits». Cell Metabolism, 22 (1), 4-11.

Paffenbarger, R. S. et al. (Octubre de 2001). «A history of physical activity, cardiovascular health and longevity: the scientific contributions of Jeremy N. Morris, DSc, DPH, FRCP». International Journal of Epidemiology, 30 (5), 1184-1192.

Rogerson, M. C. et al. (Agosto de 2016). «Television viewing time and 13-year mortality in adults with cardiovascular disease: data from the Australian Diabetes, Obesity and Lifestyle Study (AusDiab)». Heart, Lung and Circulation, 25 (8), 829-836.

Wasfy, M. M. et al. (7 de junio de 2016). «Exercise dose in clinical practice». Circulation, 133 (23), 2297-2313.

## La grasa (capítulo 6)

De Souza, R. J. et al. (11 de agosto de 2015). «Intake of saturated and trans unsaturated fatty acids and risk of all cause mortality, cardiovascular disease, and type 2 diabetes: systematic review and meta-analysis of observational studies». British Medical Journal, 351, h3978.

Estruch, R. et al. (21 de junio de 2018). «Primary prevention of cardiovascular disease with a Mediterranean diet». New England Journal of Medicine, 378 (25), 2441-2442. (Edición corregida; la original, en el mismo medio, era de abril de 2013).

Fodor, J. G. et al. (Agosto de 2014). «Fishing» for the origins of the "Eskimos and heart disease" story: facts or wishful thinking?». Canadian Journal of Cardiology, 30 (8), 864-868.

Foster, R. y Lunn, J. (2007). «40th Anniversary Briefing Paper: Food availability and our changing diet». Nutrition Bulletin, 32, 187-249.

Ramsden, C. E. et al. (12 de abril de 2016). «Re-evaluation of the traditional diet-heart hypothesis: analysis of recovered data from Minnesota Coronary Experiment (1968-73)». British Medical Journal, 353, i1246.

## Los azúcares añadidos (capítulo 7)

«Sugar By Half», http://www.sugarbyhalf.com.

*2015-2020 Dietary Guidelines for Americans* (2015).

Erickson, J. y Slavin, J. (12 de diciembre de 2015). «Are restrictive guidelines for added sugars science based?». Nutrition Journal, 14, 124.

Organización Mundial de la Salud. (2015). *Ingesta de azúcares para adultos y niños*. Ref.: OMS: WHO/NMH/NHD/15.2

## El almidón (capítulo 8)

Aller, E. E. J. G. *et al.* (14 de marzo de 2011). «Starches, sugars and obesity». *Nutrients*, 3, 341-369.

Brand-Miller, J., Foster-Powell, K. y McMillan-Price, J. (2004). *The Low GI Diet Revolution: the definitive science-based weight loss plan*. EUA: Marlowe and Co.

Brinkworth, G. y Taylor, P. (2017). *The CSIRO Low-Carb Diet*. Clayton (Australia): CSIRO Publishing.

De Giorgio, R., Volta, U. y Gibson, P. R. (Enero de 2016). «Sensitivity to wheat, gluten and FODMAPs in IBS: facts or fiction?». *Gut*, 65 (1), 169-178.

Keenan, M. J. *et al.* (13 de marzo de 2015). «Role of resistant starch in improving gut health, adiposity, and insulin resistance». *Advances in Nutrition*, 6 (2), 198-205.

Khan, T. A. y Sievenpiper, J. L. (Noviembre de 2016). «Controversies about sugars: results from systematic reviews and meta-analyses on obesity, cardiometabolic disease and diabetes». *European Journal of Nutrition*, 55 (supl. 2), 25-43.

## Las frutas y verduras (capítulo 9)

Crowe, F. L. *et al.* (Agosto de 2012). «Dietary fibre intake and ischaemic heart disease mortality: the European Prospective Investigation into Cancer and Nutrition-Heart study». *European Journal of Clinical Nutrition*, 66 (8), 950-956.

Key, T. J. *et al.* (Septiembre de 1996). «Dietary habits and mortality in 11,000 vegetarians and health conscious people: results of a 17-year follow up». *British Medical Journal*, 313 (7060), 775-779.

Mihrshahi, S. *et al.* (Abril de 2017). «Vegetarian diet and all-cause mortality: evidence from a large population-based Australian cohort –the 45 and Up Study». *Preventative Medicine*, 97, 1-7.

Produce for Better Health Foundation, State of the Plate. (2015). *2015 Study on America's Consumption of Fruit & Vegetables*. http://www.PBHFoundation.org.

Wang, X. *et al.* (29 de julio de 2014). «Fruit and vegetable consumption and mortality from all causes, cardiovascular disease, and cancer: systematic review and dose-response meta-analysis of prospective cohort studies». *British Medical Journal*, 349, g4490.

## El colesterol (capítulo 10)

Cholesterol Treatment Trialists' (CTT) Collaboration *et al.* (11 de abril de 2015). «Efficacy and safety of LDL-lowering therapy among men and women: meta-analysis of individual data from 174,000 participants in 27 randomised trials». *The Lancet*, 385 (9976), 1397-1405.

Endo, A. (Octubre de 2008). «A gift from nature: the birth of the statins». *Nature Medicine*, 14 (10), 1050-1052.

Varbo, A. y Nordestgaard, B. G. (Noviembre de 2016). «Remnant Cholesterol and Triglyceriderich lipoproteins in atherosclerosis progression and cardiovascular disease». *Arteriosclerosis, Thrombosis, and Vascular Biology*, 36 (11), 2133-2135.

### La presión arterial (capítulo 11)

James, Paul A. *et al.* (5 de febrero de 2014). «Evidence-based guideline for the management of high blood pressure in adults report from the panel members appointed to the Eighth Joint National Committee (JNC 8)». *JAMA*, 311 (5), 507-520.

Johnson, N. B. *et al.* (31 de octubre de 2014). «CDC National Health Report: leading causes of morbidity and mortality and associated behavioral risk and protective factors —United States, 2005-2013». *Morbidity and Mortality Weekly Report, Suppl.*, 63 (4), 3-27.

Mohammad, H. *et al.* (10 de enero de 2017). «Global burden of hypertension and systolic blood pressure of at least 110 to 115 mm Hg, 1990-2015». *JAMA*, 317 (2), 165-182.

World Health Organization. «Global burden of disease». http://www.who.int/healthinfo/global_burden_disease/GlobalHealthRisks_report_part2.pdf

### El aire fresco (capítulo 12)

Acuff, L. *et al.* (Junio de 2016). «Third-hand smoke: old smoke, new concerns». *Journal of Community Health*, 41 (3), 680-687.

Couraud, S. *et al.* (30 de marzo de 2012). «Lung cancer in never smokers —A review». *European Journal of Cancer*, 48 (9), 1299-1311.

Li, C. *et al.* (Febrero de 2016). «Long-term exposure to ozone and life expectancy in the United States, 2002 to 2008». *Medicine (Baltimore)*, 95 (7), e2474.

Royal College of Physicians. (Febrero de 2016). «Every breath we take: the lifelong impact of air pollution». *Report of a working party*. Londres: RCP.

### La luz solar (capítulo 13)

Chua, J. y Wong, T. Y. (1 de diciembre de 2016). «Myopia: The silent epidemic that should not be ignored». *JAMA Ophthalmololgy*, 134 (12), 1363-1364.

Doblhammer, G. y Vaupel, J. W. (27 de febrero de 2001). «Lifespan depends on month of birth». *Proceedings of the National Academy of Sciences*, USA.

Holick, M. F. (2014). «Sunlight, ultraviolet radiation, vitamin D and skin cancer: how much sunlight do we need?». *Advances in Experimental Medicine of Biology*, 810, 1-16.
Sánchez, G. *et al.* (25 de julio de 2016). «Sun protection for preventing basal cell and squamous cell skin cancers». *Cochrane Database of Systematic Reviews*, 7, CD011161.
Tosini, G. *et al.* (24 de enero de 2016). «Effects of blue light on the circadian system and eye physiology». *Molecular Vision*, 22, 61-72.

### El resfriado común (capítulo 14)
Ackerman, J. (2010). *Ah-Choo! The Uncommon Life of Your Common Cold.* Twelve.
Eccles, R. y Weber, O. (2009). *Common Cold.* Birkhäuser.
Hendrie, C. A. y Brewe, G. (Febrero de 2010). «Kissing as an evolutionary adaptation to protect against human cytomegalovirus-like teratogenesis». *Medical Hypotheses*, 74 (2), 222-224.

### Los accidentes (capítulo 15)
Kim, E. *et al.* (Diciembre de 2017). «Vision zero: a toolkit for road safety in the modern era». *Injury Epidemiology*, 4 (1), 1.
Martin, T. L. *et al.* (Septiembre de 2013). «A review of alcohol-impaired driving: the role of blood alcohol concentration and complexity of the driving task». *Journal of Forensic Science*, 58 (5), 1238-1250.
Moyer, V. A. *et al.* (7 de mayo de 2013). «Vitamin D and calcium supplementation to prevent fractures in adults: U.S. Preventive Services Task Force recommendation statement». *Annals of Internal Medicine*, 158 (9), 691-696.
Robertson, M. C. y Gillespie, L. D. (3 de abril de 2013). «Fall prevention in community-dwelling older adults». *JAMA*, 309 (13), 1406-1407.

### El estrés (capítulo 16)
Grandner, M. A. (Marzo de 2017). «Sleep, Health, and Society». *Sleep Medicine Clinics*, 12 (1), 1-22.
Pedersen, C. B. *et al.* (Mayo de 2014). «A comprehensive nationwide study of the incidence rate and lifetime risk for treated mental disorders». *JAMA Psychiatry*, 71 (5), 573-581.
Peters, A. y McEwen, B. S. (Septiembre de 2015). «Stress habituation, body shape and cardiovascular mortality». *Neuroscience and Biobehavioural Reviews*, 56, 139-150.
Steptoe, A. y Kivimaki, M. (3 de abril de 2012). «Stress and cardiovascular disease». *Nature Reviews Cardiology*, 9, 360-370.
Tawakol, A. *et al.* (25 de febrero de 2017). «Relation between resting amygdalar activity and cardiovascular events: a longitudinal and cohort study». *The Lancet*, 389 (10071), 834-845.

## El amor (capítulo 17)

Alexander, B. y Young, L. (2014). *Química entre nosotros: amor, sexo y la ciencia de la atracción*. España: Alianza Editorial.

Casey, E. S. (1997). *The Fate of Place*. Berkeley (California), EUA: University of California Press.

Gardner, J. y Oswald, A. (Noviembre de 2004). «How is mortality affected by money, marriage, and stress?». *Journal of Health Economics*, 23 (6), 1181-1207.

Sifferlin, A. (23 de febrero a 2 de marzo de 2015). «Do married people really live longer?». *Time*, 185 (6-7), 94-96.

# Sobre el autor

Merlin Thomas es licenciado en Medicina y Cirugía, tiene un doctorado y es miembro del Real Colegio Australiano de Médicos. Es profesor de Medicina en la Universidad de Monash (Melbourne), médico e investigador científico. Sus investigaciones están centradas principalmente en la diabetes y sus complicaciones, y en encontrar medios prácticos para controlarla, pero también está interesado en todos los aspectos de la medicina preventiva y el envejecimiento. Ha publicado más de trescientos artículos en muchas de las revistas médicas más importantes del mundo, así como varios libros, entre ellos *Understanding Type 2 Diabetes* [Comprender la diabetes tipo 2] y *Fast Living, Slow Aging* [Vivir deprisa, envejecer despacio]. Es reconocido internacionalmente como orador, líder de opinión, maestro y narrador de historias en el ámbito médico.